中国式现代化医院是指在中国共产党的领导下，紧密服务国家发展战略，具有先进的医疗体系、科技体系与管理体系，能有效满足人民日益增长的美好生活需要的医院。

————蔡秀军

《中国式现代化医院高质量发展的探索之路

——浙江大学医学院附属邵逸夫医院创新发展三十年》

编 委 会

主　编：蔡秀军

执行主编：陈艺成

编　委：

饶克勤	董恒进	王小合	陈晓伟	李拓宇	雷李楠
孙　涛	黄　昕	孙　斐	陈君芳	丁国庆	张松英
虞　洪	宋章法	黄　嚣	庄一渝	鲁建华	戴秀兰
周道扬	翁晓川	王家铃	沈水珍	王青青	梁　霄
吴胜军	张　雷	韩　钢	戴立萍	岑　栋	潘　飞
徐俊杰	王筝扬	戴　胜	潘红英	施剑斌	叶进明
林　辉	丁　勇	刘　翔	徐玉莲	倪志颖	许剑红
袁玉华	陈文军	詹一蕾	孟鸿楷	申　靖	朱心宇
李莎莎	崔　璐				

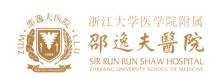

中国式现代化医院
高质量发展的探索之路

——浙江大学医学院附属邵逸夫医院
创新发展三十年

蔡秀军 主编

人民出版社

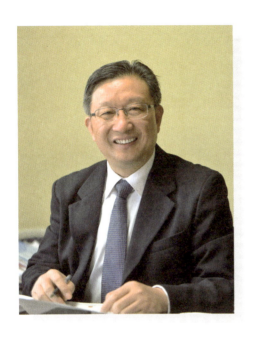

　　蔡秀军　主任医师,教授,博士生导师。现任全国政协常委、浙江省政协副主席,民进中央常委、民进浙江省委员会主委,浙江大学医学院附属邵逸夫医院院长,中国医学科学院学术咨询委员会学部委员,微创器械创新及应用国家工程研究中心主任,中华医学会外科学分会副主任委员,中国医师协会外科医师分会微创外科医师委员会主任委员,中国医学装备协会转化医学分会会长,浙江省医学会外科学分会主任委员等职务。多年来一直在医疗、教学、科研、管理一线工作。曾获全国争先创新奖 1 项、国家科技进步二等奖 2 项、国家技术发明二等奖 1 项、教育部科技进步一等奖 1 项、浙江省科技进步一等奖 3 项、浙江省技术发明一等奖 1 项、浙江省科学技术奖重大贡献奖 1 项。入选“新世纪百千万人才工程”国家级人选,是教育部长江学者特聘教授、卫生部有突出贡献中青年专家、国家“万人计划”科技创新领军人才,获何梁何利基金科学与技术创新奖、谈家桢生命科学奖（临床医学奖）、吴阶平医药创新奖,也是“白求恩式好医生”、全国优秀医院院长、第四届医学界“价值医疗泰山奖（年度医疗管理奖）”获得者。

序 一

党的二十大报告明确提出到 2035 年基本实现中国式现代化，并提出了建成健康中国的目标。公立医院作为提供健康促进与医疗服务的主力军，其现代化建设与高质量发展不仅事关健康中国战略目标的实现和我国医药科技发展水平的提升，更直接关系着广大人民群众看病就医的体验，影响着人民群众的获得感、幸福感、安全感。

党的十八大以来，在以习近平同志为核心的党中央坚强领导下，我们持续深化公立医院体制机制改革，推动优质医疗资源扩容和区域均衡布局，持之以恒加强公立医院内涵建设，推动公立医院高质量发展。经过不断努力奋斗，公立医院服务体系不断完善、服务能力得到明显提升。在取得成绩的同时，应该清醒地看到我们的工作中仍然存在着一些差距和不足，需要我们着力破题解决。从人民群众需求看，群众多层次、多样化、个性化、人性化的医疗健康服务需求不断释放，我国人口老龄化问题日趋严重、多重疾病负担并存、健康影响因素相互交织的复杂情况长期存在。从公立医院自身发展看，宏观层面，医疗服务体系建设协同性有待提升，医疗资源城乡、区域间布局和发展仍不平衡，各级医院功能定位需进一步精准化；微观层面，公立医院内部还存在管理模式粗放、盲目扩张，面向重大疾病诊治"卡脖子"关键技术攻关能力偏低，优势临床学科群较少，创新活力不足等问题。针对这些问题，围绕新时代新征程中国式现代化医院建设的重要命题，探讨在党和政府领导下，公立医院如何更好地坚持以人民健康为中心，加强以科技创新为核心要素的新质生产力发展，强化全生命周期医疗健康服务体系建设，实现服务方式、管理模式、资源配置的转变与跃升，推动医疗质量、医疗效率、人才素质的提高与能级，对于助力卫生健康事业现代化、推进健康中国建设具有重要意义。

浙江大学医学院附属邵逸夫医院以其三十年发展历程为研究样本，率先开展中国式现代化医院建设的理论研究，为中国式现代化医院建设提供了鲜活且可供参考的实践案例。在这本书中，浙江大学医学院附属邵逸夫医院向我们展现了始终面向人民群众的就医需求，不断改善患者体验、持续提升医疗质量的战略定力，厚植以患者为中心的医院文化，始终坚守给患者真诚、信心和爱的服务理念，以及全体员工面对挑战机遇攻坚克难、善作善成的生动图景。从中我们可以感悟到，人民健康的护佑需要举卫生健康全系统之力，中国式现代化医院的建设需要每一位卫生健康工作者迎难而上、勇立潮头的"冲劲"，需要久久为功、不忘初心的"韧劲"，需要革故鼎新、精益求精的"巧劲"，并扎实走好高质量发展的每一步。

"涓流虽寡，浸成江河；爝火虽微，卒能燎野"。在全面建设社会主义现代化国家的历史征程中，公立医院要始终坚持党对卫生健康工作的全面领导，始终坚守以人民健康为中心的理念，强化系统思维，坚持问题导向、目标导向，以功成不必在我、功成必定有我的责任担当，助力推动卫生健康事业高质量发展，为实现人的全面发展、社会全面进步筑牢健康根基，为实现中华民族伟大复兴中国梦而奋楫笃行！

国家卫生健康委员会　曹雪涛

序 二

党的二十大报告深刻阐述了中国式现代化的中国特色、本质要求和重大原则，是对推进中国式现代化的最高顶层设计。长期以来党中央始终坚定不移地聚焦现代化建设和高质量发展，以中国式现代化全面推进强国建设、民族复兴。人民健康是社会主义现代化的重要标志，中国式现代化归根到底是人的现代化，中国式现代化内在要求卫生健康事业现代化。公立医院则是夯实人口健康基础、保障人民身心健康的重要支撑力量，应坚持"健康至上、生命至上"理念，积极推动医疗科技创新，持续改善医疗服务，为人民群众提供更加优质、高效的医疗服务。

在邵逸夫医院三十年的发展中，可以看到公立医院高质量发展建设的缩影——在医疗技术革新、管理模式探索、人文服务提升和科技创新突破等方面走出了一条独具特色的发展道路。在医疗技术方面，率先抓住微创外科发展机遇，在微创治疗与腔镜技术领域开创了多项新技术和新术式。在医院管理方面，作为中西方文化碰撞的医学试验田，开创了一系列烙印鲜明的创新管理服务模式："门诊不输液""病房不加床""一人一诊室"等服务模式，提升服务质量和患者体验；设立"入院准备中心"实现床位高效调度，破解"住院难"问题；构建"平疫结合"病房体系，为突发公共卫生事件应对提供范例。这些管理实践和制度不仅被国家卫健委所采纳，也为公立医院高质量发展提供了可复制的"邵医方案"。在人文关怀方面，不仅强调以患者为中心，更是将服务目标投向了员工。从直通地铁的医院门户到连接医院所有大楼的连廊，无不展现了对员工和患者的共同关怀，更是连续9年"最佳雇主"的印证。在科技创新方面，医院始终拥抱创新的浪潮，首创区块链技术应用医疗文书与科研数据，实现刀刃向内的自监管。多年深耕医工结合，孵化了多项创新成果，比如蔡秀军院长提出的"可降解支架的研制与支架法空腔脏器吻合术的创建及应用"正是"临床—科研—转化—临床"全链条创新的生动体现。

蔡秀军院长不仅是一位医术高超的医者，其创新思维更是在临床和管理中一以贯之。打开这本书，三十年的创新发展承载着邵医人的锐意进取与卓越发展，也呈现了对中国式现代化医院的深刻理解与思考，为医院管理提供了值得反复研究和探讨的鲜活案例。我相信这本理论探索与实践经验的"智慧结晶"，展现了邵逸夫医院如何以制度创新破解医改难题、以技术突破攀登医学高峰、以人文温度诠释医者初心、以科技创新响应国家战略的担当与追求，值得品读。三十年的发展历程也印证了公立医院高质量发展的核心逻辑：唯有坚持公益性、强化创新力、厚植人文情，方能践行"健康所系，性命相托"的医学誓言，实现卫生健康事业发展新高度。

在"健康中国"和"深化医改"双重推进的历史战略期，应始终坚持以人民为中心，坚持问题导向、目标导向，加快培育卫生健康领域新质生产力，以制度创新释放发展活力，以数字赋能提升服务效能，全方位构建覆盖全生命周期的健康服务网络，为人民群众提供更加精准智能、便捷可及的高质量健康服务，奋力谱写卫生健康现代化的新篇章。

清华大学医院管理研究院　张宗久

序　三

勇当先行者　谱写新篇章
奋力打造中国式现代化医院

　　刚刚胜利闭幕的全国两会上，党中央和国务院再次强调以中国式现代化全面推进强国建设、民族复兴伟业。我在医疗卫生领域学习和工作多年，也参访过国际上多家顶级医院，正如马克思主义中国化的历程一样，生搬硬套、全盘引入国外的发展经验这条路必定是走不通的，我一直在思考如何取长补短，建设具有中国特色的现代化医院，发挥标杆示范作用，增进民生福祉。党的二十大报告中系统阐述了中国式现代化理论，中国式现代化在卫生健康领域该如何落地生根、持续推进，公立医院如何主动顺势而为、勇于担当等话题成为了当下的讨论热点。我的观点与之不谋而合，在欣喜的同时感受到身上又多了一份主人翁的担子，于是对于中国式现代化医院的研究就此应运而生。勇立潮头，百舸争流，千帆竞发，奋楫者先。借鉴大兴调查研究之东风，我们组织了研究团队调研国内外现代化医院的发展现状，访谈研究领域内权威的专家学者，组织召开系列专题研讨会，与其说这是一项摸着石头过河的工作，我更愿意形容此为开路架桥的工程。显然这项工程不是一蹴而就、一劳永逸，厚积薄发、砥砺奋进应是常态，中国式现代化前景壮阔，中国式现代化医院大有可为！

　　浙江大学医学院附属邵逸夫医院是一家年轻的医院，就时间跨度而言，创立至今仅有短暂的三十年。但是，他从一出生就肩负着探索中国式现代化医院建设方向的特殊使命。三十年里，在浙江省人民政府、浙江大学、浙江省卫生健康委等各级领导与社会各界的关爱下，在邵逸夫先生夫妇与美国罗马琳达大学的鼎力相助下，邵逸夫医院不断守正创新，锐意进取，开拓探索，走出了一条中国式现代化医院的高质量发展之路。三十年的发展历程中，我们包容兼并，破解了"中国传统医院管理模式"与"西方现代化医院管理模式"如何融合的困境；取长补短，探索出中国式现代化医院的发展模式。党委领导下的委员会制度、法人治理结构、全员聘用制度、全人照护理念、首推 Attending 负责制、首家"门诊不输液"、首家"全院不加床"、首家设立入院准备中心……这些独特的管理模式与中国国情相结合让年轻的邵逸夫医院成为探索中国式现代化医院建设的先行者，成就了邵逸夫医院在短短三十年内取得了五次蝉联"国考"A++、"国考"第九的佳绩，连续七年被评为最佳雇主单位。同时也被国内众多医疗机构争相复制成功，并且融入国家多项医疗卫生政策，为创建中国式现代化医院贡献了新思路、新动能、新作为。

　　在我看来，这本书的出版是一场时间紧、任务重的"攻坚战"，衷心地感谢各位专家教授的智力支持，各位编写人员的辛苦付出以及各界的协调帮助，同时如果各位读者在阅读中发现任何错误和问题，请及时与我们联系提出批评和改进建议。

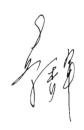

目 录

第一篇

理论篇

全球卫生发展现状

自 20 世纪 90 年代以来，全球化的纵深发展给公共卫生带来越来越多的挑战，原有的国际卫生体系局限性逐渐暴露，已不能适应更为复杂的卫生挑战，逐渐被全球卫生取代。全球卫生是把增进健康、实现全世界人人都享有公平的健康置于首位的学习、研究和实践的领域。① 全球卫生关注具有全球意义的健康问题、健康决定因素，以及解决这些健康问题和决定因素的全球卫生治理和全球卫生外交。

近年来，全球卫生的发展取得了巨大的进步，但仍面临很多问题。我们经历了传染病如艾滋病（HIV/AIDS）、传染性非典型肺炎（SARS）以及新型冠状病毒（COVID-19）的冲击，这些事件不仅震撼了全球卫生体系，也彻底改变了我们对卫生安全的认知。传染病的威胁不再仅仅是某个地区或国家的问题，而是一个横贯全球的挑战，需要国际社会共同协作、共享信息和资源。与此同时，随着生活水平的提高和医疗技术的不断创新，非传染性疾病成为卫生领域的新焦点。心血管疾病、糖尿病、癌症等疾病的不断增加，使我们意识到卫生工作不仅仅是传染病防控的问题，更是关乎健康生活方式和系统性医疗服务的全面提升。全球卫生面临的挑战远不止于此。卫生不平等成为制约各国卫生事业发展的一道严峻难题，发达国家和发展中国家之间、城乡之间存在明显的卫生差距。这不仅是一场卫生危机，更是一场社会公正的考验。

---

① Koplan J.P., Bond T.C., Merson M.H., et al., "Towards a Common Definition of Global Health", *Lancet*, 2009, Vol.373, No.9679, pp.1993-1995.

一、全球疾病负担

全球疾病负担（Global Burden of Disease，GBD）研究是利用死亡率、患病率及伤残调整寿命年等指标，对全球范围内影响健康的主要疾病、伤害和相关危险因素所导致的死亡和伤残进行的综合性健康评价。在过去 20 年间，全球卫生的整体情况经历了快速转型，人口快速增长、期望寿命增加、人口老龄化、儿童死亡率降低。因此，全球疾病负担也从早死逐渐转为伤残，早死和伤残的主要原因也从传染性疾病转为了非传染性疾病。虽然全球在减少疾病负担方面已取得一定进步，全球健康的整体状况在不断改善，但新的挑战仍旧存在。

根据世界卫生组织报道，2019 年全球前十位死亡原因分别是：缺血性心脏病、中风、慢性阻塞性肺疾病、下呼吸道感染、新生儿疾病、气管癌 / 支气管癌 / 肺癌、阿尔茨海默病和其他痴呆症、腹泻病、糖尿病和肾病。在当前全球十大死因中，有 7 个是非传染性疾病。而在 2000 年十大死因中，非传染性疾病仅占 4 个。与 2000 年相比，艾滋病和结核病这两个传统的传染病不再是前十位死因，道路交通伤害也跌出死因前十位，取而代之的是阿尔茨海默病等痴呆病、糖尿病和肾病。2000 年和 2019 年的死因首位均为缺血性心脏病，在过去 20 年中，它所导致的死亡人数大幅增加——增幅超过 200 万。在过去 20 年，尽管下呼吸道感染死亡总数有所下降，但它仍是传染病类别中死亡人数最多的疾病。[①]

以伤残调整生命年计算，2019 年全球疾病负担前十位分别是：新生儿疾病、缺血性心脏病、中风、下呼吸道感染、腹泻病、道路交通伤害、慢性阻塞性肺疾病、糖尿病、结核病、先天性异常（见表 1-1）。从 2000 年到 2019 年，艾滋病和腹泻病等传染病导致的残疾调整生命年下降了 50%，糖尿病的伤残调整寿命年（DALY）增加了 80% 以上，阿尔茨海默病的伤残调整寿命年增加了一倍多。[②]

下面将主要从传染性疾病的疾病负担、非传染性疾病的疾病负担、妇女儿童健康、老龄化与老年健康、伤害与暴露等方面介绍全球疾病负担面临的挑战。

---

①　*Global Health Estimates: Leading Causes of Death*，see https://www.who.int/data/gho/data/themes/mortality-and-global-health-estimates/.

②　*Global Health Estimates: Leading Causes of DALYs*，see https://www.who.int/data/gho/data/themes/mortality-and-global-health-estimates/.

表 1-1　2019 年和 2000 年全球疾病负担

2019 年					2000 年				
顺位	原因	DALYs（千）	% DALYs（占所有原因DALYs的百分比）	DALYs/10 万	顺位	原因	DALYs（千）	% DALYs（占所有原因DALYs的百分比）	DALYs/10 万
1	新生儿疾病	201821	8.0	2618	1	新生儿疾病	297160	11.1	4840
2	缺血性心脏病	180847	7.1	2346	2	下呼吸道感染	183011	6.8	2981
3	中风	139429	5.5	1809	3	腹泻病	161009	6.0	2623
4	下呼吸道感染	105652	4.2	1371	4	缺血性心脏病	144055	5.4	2346
5	腹泻病	79312	3.1	1029	5	中风	125790	4.7	2049
6	道路交通伤害	79116	3.1	1026	6	结核病	92632	3.5	1509
7	慢性阻塞性肺疾病	73981	2.9	960	7	艾滋病	83652	3.1	1363
8	糖尿病	70411	2.8	913	8	道路交通伤害	74574	2.8	1215
9	结核病	66024	2.6	857	9	慢性阻塞性肺疾病	68134	2.5	1110
10	先天性异常	51797	2.0	672	10	疟疾	62194	2.3	1013

（一）传染性疾病的疾病负担

近 20 年来，全球范围内严重威胁人类健康的传染性疾病的疾病负担处于下降趋势，主要疾病负担由传染性疾病逐渐转为非传染性疾病，但是在不少国家和地区，尤其是中低收入国家，传染病的疾病负担依旧严重。2019 年世界卫生组织全球卫生数据显示，疟疾、艾滋病和结核病三大传染病仍旧是低收入国家疾病负担前十位的疾病，分别为第四位、第六位和第八位。这些传染病既会在国家、地区间传播，也会由全球化带来的交通贸易便利，在全球范围内快速蔓延，在短时间内扩散、暴发和大流行，造成各国、各地区及全球公共卫生安全问题。

典型的传统传染病疟疾、艾滋病和结核病，它们的疾病负担在全球范围内呈下降趋势，但仍然面临巨大挑战，疾病负担在各国、各地区分布不均衡。自1981年美国报道第一例艾滋病患者以来，艾滋病迅速在全球传播和流行。目前，全球90%的艾滋病患者和感染者生活在发展中国家，以静脉吸毒和异性性行为为主要传播途径。非洲是艾滋病流行的重灾区，约占全球艾滋病患者的2/3（2560万）。根据联合国艾滋病规划署数据，截至2022年年底，全球有3900万名艾滋病感染者，其中2980万人正接受抗逆转录病毒治疗；2022年新发130万艾滋病感染者，63万人死于艾滋病相关疾病。与2010年相比，艾滋病的发展势头得到明显控制：非洲东部和南部国家/地区艾滋病新感染人数减少了57%；接受抗逆转录病毒治疗的人数从2010年的770万增加到2022年的2980万，增加近4倍；2022年全球82%的艾滋病感染孕妇和哺乳期妇女获得了抗逆转录病毒治疗，高于2010年的46%；新发艾滋病感染儿童人数减少了58%，是自20世纪80年代以来的最低数字。

1. 主要的传染性疾病

艾滋病防控面临的重要挑战仍旧存在。2022年，大约920万患者未获治疗，其中包括66万名艾滋病感染儿童。众多妇女和女孩受到艾滋病的威胁，全球每周有4000名年轻妇女和女孩感染艾滋病，尤其是在撒哈拉以南的非洲地区。近1/4（23%）的新增艾滋病感染发生在亚洲和太平洋地区，自2010年以来，东欧和中亚新增艾滋病感染增长了49%，中东和北非增长了61%。[①]艾滋病自被发现至今以惊人的速度在全球传播蔓延，给全世界带来了极大的疾病经济负担。1996年全世界投入艾滋病防治的资金不足3亿美元，而到2007年，这一数字已猛增至100亿美元。研究显示，受艾滋病影响的家庭大多为低收入、文化程度较低的家庭，他们缺乏足够的技能和资源，而艾滋病的出现往往加剧了贫困。在美国使用高效抗逆转录病毒疗法（HAART）治疗的艾滋病患者每人每年所需医疗费用为75300美元[②]，而

---

① *UNAIDS Leads the World's Most Extensive Data Collection on HIV Epidemiology, Programme Coverage and Finance*, see https://www.unaids.org/en/topic/data.

② Kahn J.G., Haile B., Kates J., et al., "Health and Federal Budgetary Effects of Increasing Access to Antiretroviral Medications for HIV by Expanding Medicaid", *American Journal of Public Health*, 2001, Vol.91, No.9.

意大利平均每人直接医疗费用 13923.5 美元。①

结核病发病率呈下降趋势，但下降速度变缓，疾病负担依旧沉重。2022 年，全球估算约有 1060 万人感染结核病，其中有 750 万人被诊断为肺结核患者。全球不同国家结核病流行的严重程度差异较大。30 个结核病高负担国家占全球所有发病总数的 87%，其中印度（27%）、印度尼西亚（10%）、中国（7.1%）、菲律宾（7.0%）、巴基斯坦（5.7%）、尼日利亚（4.5%）、孟加拉国（3.6%）和刚果（3.0%）等 8 个国家占全球发病总数的 2/3 以上。2022 年，全球结核病死亡人数为 130 万，是仅次于新型冠状病毒感染的世界第二大单一传染源死因，造成的死亡人数几乎是艾滋病的 2 倍。在 2022 年新发结核病患者中合并 HIV 病毒感染者为 67.1 万；耐药结核病（MDR/RR–TB）患者 41 万。耐药结核病仍然是一项全球公共卫生危机。由于治疗不及时或依从性差，有些患者对利福平、乙胺丁醇等一线结核病药物产生了耐药，不得不使用二线药物治疗，这大大增加了治疗周期、治疗经济负担和死亡风险，也对社区控制结核病造成更大挑战。②2020 年，全球一共有 15 万人开始耐多药/利福平耐药结核病的治疗，相比 2019 年下降了 15%，2018 年开始接受治疗（到 2020 年完成治疗）的人里面只有不到六成的人治疗成功。与此同时，结核病患者面临沉重的经济负担，47% 的结核病患者因为结核病诊疗出现了自负费用超过家庭总收入 20% 的灾难性支出情况，而这一情况在耐药/耐多药患者中达到了 87% 的水平。

疟疾是影响全球健康的重要传染病（见图 1–1）。最新的全新疟疾报告显示，2022 年全球约有 2.49 亿例疟疾病例，比 2021 年增加 500 万例；约 60.8 万人死于疟疾，较 2021 年（61 万）基本持平。30 多亿人的健康受到疟疾威胁，特别是在非洲，全球 94% 的疟疾病例（2.33 亿例）、95% 的疟疾致死病例（58 万例）发生在世卫组织非洲区域。在全球各方努力下，疟疾传播在全球范围内得到遏制。世界卫生组织《2023 世界疟疾报告》显示，2022 年全球疟疾发病率总体较 2000 年下降了 28%。但在最近 20 年，疟疾发病率呈现了下降后再次上升的趋势。2000 年至 2014

---

① Garattini L., Tediosi F., Di Cintio E., et al., "Resource Utilization and Hospital Cost of HIV/AIDS Care in Italy in the Era of Highly Active Antiretroviral Therapy", *AIDS Care*, 2001, Vol.13, No.6.

② *Global Tuberculosis Report 2023: Top Findings and Messages*, see https://www.who.int/publications/m/item/top-findings-and-messages-gtb2023.

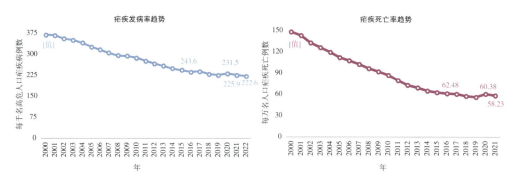

图 1-1　全球疟疾发病率和死亡率趋势

年，尽管病例数的趋势有所波动，但病例数总体上从 2.43 亿例减少到 2.3 亿例；自 2015 年以来，疟疾病例有所上升，其中 2019 年至 2020 年，每年病例数增幅最大，高达 1100 万例。

尽管国际社会在抗击疟疾工作中取得了长足进步，如在非洲国家推广了两种安全有效的疟疾疫苗，但全球抗疟进程在全球气候变化、耐药性和研发资金缺口等方面仍面临着许多挑战和阻力。2011 年，一篇文章统计了 55 项相关研究，发现平均每诊断一个疟疾病人要花 4.32 美元，治疗一个轻症平均花费 5.84 美元，而治疗一个重症要花 30.26 美元。而全球范围内用于疟疾基础研究和产品开发的资金量仍未达到实现《2016—2030 年全球疟疾技术战略》里程碑所需的 8.51 亿美元；2021 年，约 6.26 亿美元用于疟疾相关研发，比 2020 年减少 5400 万美元，这也是自 2018 年以来，投入资金连续第三年出现下降。面对这些挑战，世界卫生组织制定了 2024—2030 年的抗疟新战略，旨在通过创新方法、战略性信息分享和针对具体情况的支援来解决阻碍疟疾防控进展的核心问题。①

除了上述的传统传染病，新发传染病不断出现，对全球卫生构成了严重挑战，并对社会和经济产生了广泛影响。新发传染病的原因可能是人类导致的社会和环境的改变，它们在全球化日益加深的今天得以暴发并快速蔓延。近年来，国际新发、烈性传染病疫情发生的频率大大加快，影响日益加大，个别病种还在全球大流行，而且在短期内得到控制的可能性不大，给全球应对和防控带来了挑战。如埃博拉病毒在非洲地区暴发，引起重症出血热，传播迅速，死亡率高；又如新冠疫

---

①　*World Malaria Report 2023*, see https://www.who.int/publications-detail-redirect/9789240086173.

情的全球大流行，截至 2023 年 3 月 11 日，全球报告超过 7.59 亿新冠病毒感染确诊病例和近 690 万新冠病毒感染死亡病例，报告的死亡病例中，有 43% 来自美洲地区。

2. 全球控制传染性疾病的政策与行动

在全球化的时代，食品、货物、人口在全球范围内快速流动，使得疾病极易传播，面对传染病等公共卫生威胁任何国家已无法独善其身。2003 年肆虐 30 多个国家的 SARS 病毒、在全球传播的艾滋病、屡次出现的禽流感、2014 年肆虐非洲的埃博拉疫情以及 2019 年年末开始全球大流行的新冠疫情，都揭示了全球在公共卫生安全领域的相互依赖日渐加深，任何一个国家都无法单独应对所有的公共卫生威胁，必须要在全球层面上寻求解决方案。全球卫生治理为当今世界解决国际和跨国卫生事件或传染病问题的有效途径和机制，通过具有约束力的国际规则制度，解决全球性突发公共卫生事件或传染病防控等问题，以维持正常的国际政治经济秩序。

全球控制传染病的政策或国际行动具有不同的表现形式，如"同一世界，同一健康"策略，全球疫情警报与反应网络，全球抗击艾滋病、结核病和疟疾基金项目等。

2008 年世界卫生组织联合其他一些组织机构提出了"同一世界，同一健康"的战略合作框架，旨在"人—动物—环境"等多界面应对流感等新发和再发人畜传染病的流行风险。2010 年 7 月，联合国和世界银行发布了《关于禽流感和流行性流感的第五份全球进展报告》，强调必须采取"同一健康"作为国家和地区组织机构应急准备和能力建设的一项重要工作机制，以应对禽流感等瘟疫的大流行，而不应仅仅通过紧急措施重点控制禽流感。①2011 年，第一届同一健康大会召开，联合国粮农组织、世界动物卫生组织与世界卫生组织发布三方合作概念书，决定以狂犬病、流感和抗生素耐药三大卫生问题为核心，在全球开展"同一健康"行动。

为抗击艾滋病、结核病和疟疾三种给人类带来严重灾难的疾病，全球抗击艾滋病、结核病和疟疾基金于 2002 年创立（以下简称"全球基金"），旨在通过筹集和合理配置资源，从资金、技术和地域覆盖等方面加强受援国家抗击三大传统传染病

---

① 廖春晓、李立明：《"同一健康"的发展与实践》，《中华流行病学杂志》2022 年第 7 期。

的能力。[①] 自 2002 年全球基金成立以来，全球基金投资的艾滋病、结核病和疟疾预防和治疗干预措施的覆盖面迅速增加，因全球基金贡献而生命得到挽救的患者超过 5900 万人。2022 年，在全球基金项目支持下，有 2450 万例艾滋病患者和 670 万例结核病患者接受治疗，并有 2.2 亿顶抗疟蚊帐被分发用于防治疟疾。[②] 新冠疫情暴发后，全球基金随即投入抗疫行动，紧急融资 100 亿美元，用于向受援国投放防护用品、呼吸机、药品和诊断试剂等。

（二）非传染性疾病的疾病负担

非传染性疾病又称慢性病，是全球面临的最主要健康挑战之一。非传染性疾病的主要类型包括心脑血管疾病、肿瘤、慢性阻塞性肺疾病和糖尿病。这类疾病的成因复杂，主要危险因素包括烟草使用、不健康饮食、运动不足和有害使用酒精等。2022 年 9 月 21 日，世界卫生组织发布报告称，目前非传染性疾病导致全世界近 3/4 的死亡，心脏病、癌症和糖尿病等非传染性疾病已然超过传染病，成为"全球头号杀手"。根据 2019 年全球疾病负担数据，1990—2019 年全球传染性疾病的死亡率逐年递减，其中的低及中低社会人口指数国家降幅最为显著，约为 65%，然而，非传染性疾病的死亡率却不断攀升，成为威胁人类的主要公共卫生问题之一。全球非传染性疾病的死亡率由 1990 年的 495 人 /10 万人增长至 2019 年的 543 人 /10 万人，涨幅约为 10%（见图 1-2）。此外，中社会人口指数及中低社会人口指数国家也有较大幅度变化，涨幅分别约为 30% 和 19%。[③④]

非传染性疾病造成了全球范围内最高的疾病负担。2000 年，全球 61% 的死亡（3100 万人）归因于非传染性疾病，到 2019 年该比例增加至 74%（4100 万人）（见图 1-3）。2019 年，心血管疾病（1790 万人）、癌症（930 万人）、慢性呼吸系统疾病（410 万人）、糖尿病（200 万人）四种主要慢性病导致了约 3330 万人死亡，相比 2000 年，增加了 28%。

[①] Olufadewa I.I., Adesina M.A., Oladele R.I., et al., "Global fund: Analyzing 10 Years of Bridging Health Inequalities", *The International Journal of Health Planning and Management*, Vol.36, No.2, 2021.

[②] *The Global Fund to Fight AIDS, Tuberculosis and Malaria*, see https://www.theglobalfund.org/en.

[③] *Global NCD Compact 2020-2030*, see https://www.who.int/initiatives/global-noncommunicable-diseases-compact-2020-2030.

[④] *Global Burden of Disease (GBD)*, see https://www.healthdata.org/research-analysis/gbd.

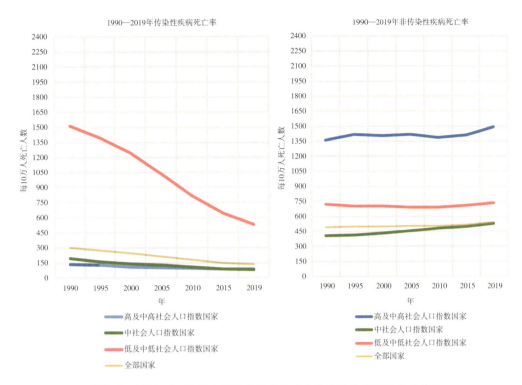

图 1-2　1990—2019 年全球传染性疾病及非传染性疾病死亡率趋势图

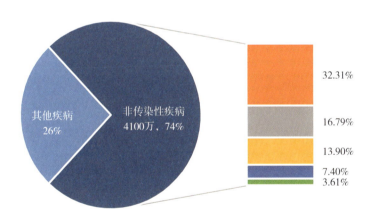

图 1-3　2019 年全球疾病死亡构成及非传染性疾病的种类构成

非传染性疾病导致的死亡绝对数量的增加，主要是人口增长和老龄化所驱动。在个体层面上，全球范围内死于非传染性疾病的总体风险一直在下降。2000年至 2019 年，四种慢性病的年龄标化死亡率，下降最大的是慢性呼吸系统疾病（下降 37%），其次是心血管疾病（27%）和癌症（16%），糖尿病反而略有增加（3%）。①

2011 年 9 月，联合国针对非传染性疾病召开了会议，192 个国家与会。非传染性疾病已经替代传染性疾病，成为全球最主要的致病和致死的因素。全球范围内，除了撒哈拉以南的非洲地区，非传染性疾病负担已经超过传染性疾病。在非洲，非传染性疾病的患病率也在快速增长，预计到 2030 年也将像其他地区一样，超过传染病、孕产妇疾病、围产期疾病等，成为最常见的致死原因。

1. 主要的非传染性疾病

心血管疾病，主要包括缺血性心脏病、中风、心力衰竭、外周和主动脉疾病、心律失常和瓣膜病，是全球死亡的主要原因，也是全球健康损失的主要原因。高血压、高胆固醇、吸烟和糖尿病等危险因素使许多人面临罹患心脏病和中风的风险。全球范围内，心血管疾病导致数百万人死亡，影响其生活质量，仅在 2022 年，心血管疾病就导致全球约 1980 万人死亡，相当于损失了 3.96 亿年的生命和另外 4490 万年的健康寿命损失年。②③

癌症是另一大导致死亡的非传染性疾病。在全球 204 个国家 / 地区，2019 年约有 2360 万癌症新发病例和 1000 万癌症死亡病例，共导致 2.5 亿伤残调整寿命年。癌症是导致伤残调整寿命年、死亡和过早死亡损失寿命年的第二大原因，仅次于心血管疾病。④ 环境因素、生活方式和基因都与癌症的发生有关。吸烟、不良饮食和暴露于致癌物质是癌症发病的重要因素。全球性的癌症负担呈上升趋势，对医疗资源和经济构成了严重的压力。

慢性呼吸系统疾病，尤其是慢性阻塞性肺疾病，对全球呼吸健康构成了威胁。吸烟、空气污染和职业暴露是这些疾病的主要风险因素。患有呼吸系统疾病的人们面临呼吸困难、疲劳等问题，对其日常生活产生了负面影响。

---

① "World Health Statistics 2023", *Monitoring Health for the SDGs*, 2023.

② Mensah G.A., Fuster V., Roth G.A., "A Heart-Healthy and Stroke-Free World: Using Data to Inform Global Action", *Journal of the American College of Cardiology*, Vol.82, No.25, pp.2343-2349, 2023.

③ Mensah G.A., Fuster V., Murray C.J.L., et al., "Global Burden of Cardiovascular Diseases and Risks, 1990-2022", *Journal of the American College of Cardiology*, Vol.82, No.25, pp.2350-2473, 2023.

④ Kocarnik J.M., Compton K., Dean F.E., et al., "Cancer Incidence, Mortality, Years of Life Lost, Years Lived With Disability, and Disability-Adjusted Life Years for 29 Cancer Groups From 2010 to 2019", *JAMA Oncology*, Vol.8, No.3, pp.420-444, 2022.

糖尿病是遗传因素和环境因素长期共同作用所导致的慢性、全身性及代谢性疾病。糖尿病的患病率正在全球范围内上升。全球共有 5.21 亿糖尿病患者，年龄标化患病率为 6.1%，其中 96.0% 为 2 型糖尿病。2021 年，全球范围内糖尿病导致了 3780 万过早死亡损失寿命年和 4140 万伤残损失健康生命年，即共导致了 7920 万伤残调整寿命年，其中 95.4% 来自 2 型糖尿病。[①] 不良的生活方式、不健康的饮食和缺乏运动是糖尿病的主要风险因素。糖尿病会导致许多并发症，如心血管疾病、肾脏疾病和失明。最新《IDF 全球糖尿病地图（第 10 版）》数据显示，全球医疗支出中，因 20—79 岁成年人糖尿病导致的费用从 2007 年的 2320 亿美元增加到 2021 年的 9660 亿美元，据估计到 2030 年，糖尿病相关的医疗费用将达到 1 万亿美元。在美国，糖尿病的支出占总的卫生健康支出的 1/4，每年 2370 亿美元用于直接医疗费用，因糖尿病导致的生产力下降造成高达 900 亿美元的经济损失。从 2007 年到 2017 年，糖尿病的总经济成本上升了 60%，其中 61% 的糖尿病支出用于 65 岁及以上人群，主要由医保支付，糖尿病患者一生的医疗费用中 48%—64% 是用于治疗心脏病、中风等糖尿病相关并发症。

非传染性疾病影响深远，不仅损害患者及其家庭成员的身心健康，增加直接和间接医疗成本和卫生保健系统的负担，而且降低劳动者生产力，最终影响人类经济和社会的可持续发展。国际经济论坛（World Economic Forum，WEF）预计至 2030 年，非传染性疾病将总耗费 47 万亿美元。在中低收入国家，非传染性疾病产生的经济负担占疾病总数的 80%，而 25% 的非传染性疾病患者为小于 60 岁的人群。大约半数的经济负担是由心血管疾病造成的，包括中风、缺血性心脏病、外周性血管疾病。所有国家和地区都受到非传染性疾病的影响，低收入和中低收入的国家受到的影响尤其深。

2. 非传染性疾病的防控策略与行动

非传染性疾病是发病率、致残率和死亡率高，严重危害人类健康和耗费社会资源的疾病，但同时也是可预防可控制的疾病。如何降低非传染性疾病的负担，促进全球人民健康是摆在我们面前的挑战。预防控制非传染性疾病主要涉及两大方面：

---

① Li Y., Teng D., Shi X., et al., *Prevalence of Diabetes Recorded in Mainland China Using 2018 Diagnostic Criteria from the American Diabetes Association: National Cross Sectional Study*, BMJ, 2020.

一是如何管理已经患病的人；二是如何最大限度地预防没有患病的人得病。预防非传染性疾病又分为两大策略，即针对易感的、有明确危险因素的高危人群的策略和针对全人群的预防与控制危险因素和促进健康的策略。

为应对非传染性疾病日益严峻的防控形势，联合国于 2011 年召开了第一次预防和控制非传染性疾病问题联合国大会高级别会议。该会议讨论了非传染性疾病预防和控制问题及由此带来的在发展和其他方面的挑战以及社会经济的影响，特别是对发展中国家的影响。第二次会议于 2014 年召开，各国在会上承诺于 2015 年制定本国非传染性疾病目标。第三次预防和控制非传染性疾病高级别会议 2018 年在纽约联合国总部举行。与会代表达成一份政治宣言草案，即在 2030 年之前，将因非传染性疾病过早死亡的人数降低 1/3，宣言草案写入了联合国 2030 年可持续发展议程中的相关目标。

世界卫生组织于 2000 年通过了《预防和控制非传染性疾病全球战略》，旨在应对非传染性疾病对全球特别是中低收入国家造成的日益沉重的负担。该战略提出了减少过早死亡和改善生活质量的目标，提出了为实现该战略而应当采取的三项行动目标，即阐述非传染性疾病流行状况和原因；通过健康促进和初级预防措施减少主要风险因素；加强对患病人群的卫生保健服务。为了支持全球战略的落实，世界卫生组织随后 10 多年间制定了若干指导性文件。2008 年 5 月，世界卫生组织通过了《2008—2013 年预防控制非传染性疾病全球战略行动计划》。该计划到期后，世界卫生组织又于 2013 年通过了《2013—2022 年预防控制非传染性疾病全球行动计划》。该行动计划的重点是心血管疾病、癌症、慢性呼吸系统疾病和糖尿病四类发病率和死亡率最高的非传染性疾病。

全球许多国家也开展了预防和控制非传染性疾病的策略与行动。美国作为全球最发达的国家之一，对非传染性疾病的防控时间较久，举措众多，如禁烟、禁盐、限制反式脂肪、减少含糖饮料消费的宣传、餐厅标示热量等；对非传染性疾病防治的研究也走在前列，美国各类医学专门机构发布的非传染性疾病的防治指南具有国际影响力，如癌症预防的营养与运动指南、糖尿病诊疗指南、卒中一级预防指南等。

（三）特殊人群的疾病负担

特殊人群一般是指由于特殊的个体生理条件或社会经济因素所致的健康风险

较高或患病风险较大的人群，如儿童、青少年、流动人口、孕产妇、老人等。儿童代表着全球的未来，是社会可持续发展的基础，确保儿童获得良好的卫生保健并能健康成长应得到全球所有人的共同关注；妇女由于其特殊的生理特征并担负着生育重任而具有比男性更高的健康风险，尤其是低、中收入国家的女性；人口老龄化既是人群健康改善的结果，同时又产生了新的健康问题，即老年人健康问题。

下面将从儿童、妇女和老年人的健康和疾病负担展开叙述。

1. 儿童健康

总体而言，全球在保护儿童生存方面取得了重大进展。5 岁以下儿童死亡率从 1990 年的每 1000 名活产中死亡 93 人下降到 2021 年的 38 人，下降了 59%。自 1990 年以来，全球大多数地区以及 200 个国家中的 162 个至少将其 5 岁以下儿童死亡率减半。在所有国家中，有 46%（92 个国家）在同一时期将其 5 岁以下儿童死亡率至少减少 2/3，其中 39 个国家是低收入或低中等收入国家，表明虽然儿童死亡的负担在全球分布不均，但即使在资源有限的环境中，提高儿童生存率也是可能的。①

儿童在生存机会方面继续面临广泛的地区和收入差距。撒哈拉以南的非洲仍然是世界上 5 岁以下儿童死亡率最高的地区，每 1000 名活产婴儿中有 73 人死亡。2021 年，撒哈拉以南非洲地区每 14 名儿童中就有 1 名在 5 岁之前死亡，比高收入国家出生的儿童风险高 15 倍；而世界平均水平在 2001 年是 1/14。国家之间，儿童生存方面的差距也比比皆是，在死亡率最高的国家出生的儿童在 5 岁之前死亡的风险大约是死亡率最低的国家的 67 倍，死亡率超过每 1000 名活产 100 人死亡的所有五个国家都在撒哈拉以南非洲。

随着人口结构的变化，撒哈拉以南非洲的儿童死亡负担最重。2021 年，全球约 83% 的 5 岁以下儿童死亡发生在两个地区：撒哈拉以南非洲（58%）和南亚（26%）。由于儿童人口的增长和人口分布向高死亡率地区的转移，撒哈拉以南非洲发生的全球 5 岁以下儿童死亡比例从 1990 年的 31% 增加到 2021 年的 58%，预计

① "Child Mortality//UNICEF DATA"，https://data.unicef.org/topic/child-survival/under-five-mortality/.

未来几十年将进一步增加。

要在世界范围内消除可预防的儿童死亡，就需要对特定年龄的儿童死亡原因采取有针对性的干预措施。尽管在防治儿童疾病方面取得了重大进展，但传染病仍然非常普遍，特别是在撒哈拉以南非洲，这些传染病对贫困环境中的儿童影响尤为严重。在全球范围内，包括早产、肺炎、腹泻和疟疾在内的传染病仍然是5岁以下儿童死亡的主要原因（见图1-4），还有早产和产时相关并发症。此外，营养不良的儿童，特别是患有严重急性营养不良的儿童，死于这些常见儿童疾病的风险更高。在低收入和中等收入国家，获得挽救生命的干预措施对于确保死亡率稳步下降至关重要。

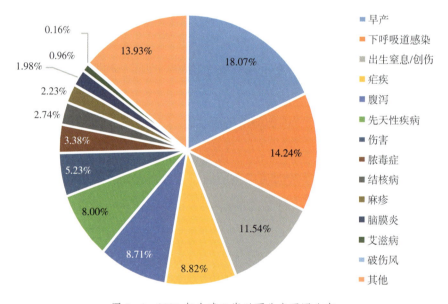

图 1-4 2021 年全球 5 岁以下儿童死因分布

2. 妇女健康

世界女性面临着各种健康问题和疾病负担，这些问题涉及多个方面，包括生理、社会和经济因素。妇女特殊的健康问题主要有孕产妇死亡、性传播疾病、宫颈癌和乳腺癌、不安全流产以及针对妇女的暴力等。

在过去的十几年里，由于提高孕产妇卫生保健、增加对妇女教育的关注、改善卫生基础设施以及提升生育医疗水平等因素，全球孕产妇死亡率有所下降。世界卫生组织《孕产妇死亡率趋势》报告指出，2020年全球孕产妇死亡人数为28.7万，这与联合国可持续发展目标2016年生效时的30.9万相比仅略有下降，但每天约有 800 名妇女死于怀孕和分娩相关原因。^① 孕产妇死亡率在不同地区存在显著差异。一些发展中国家的孕产妇死亡率仍然较高，主要受到贫困、教育水平低、医疗资源匮乏等多种因素的影响。从总数上看，孕产妇死亡仍然主要集中在世界贫穷的地区和受冲突影响的国家。2020 年，约 70% 的孕产妇死亡发生在撒哈拉以南的非洲。在面临严重人道主义危机的 9 个国家中，孕产妇死亡率是世界平均水平的两倍多（每 10 万活产中有 551 例孕产妇死亡，而全球为 223 例）。

女性独特的生殖系统特点、罹患性病后临床症状不明显、患病后无法得到及时有效的治疗，使女性更容易受性病的影响。人乳头状瘤病毒是一种常见的性传播病毒，几乎所有性活跃的女性都可能感染。高危型人乳头状瘤病毒感染与宫颈癌的发生关联密切，是女性中最常见的性传播疾病之一。淋病由淋球菌引起，女性感染淋病的症状可能较轻或无症状，但如果不及时治疗，可能导致盆腔炎和不孕。艾滋病是由人类免疫缺陷病毒感染引起的，感染者免疫系统受损，更容易患上其他感染和疾病。在全球，女性中艾滋病感染者的比例逐渐增加。

在世界范围内，造成女性与癌症相关的伤残调整寿命年损失的主要原因是乳腺癌，其次是 TBL 癌症（气管、支气管和肺癌）、结直肠癌、宫颈癌和胃癌，第六是卵巢癌。2020 年，乳腺癌是全球发病率最高的癌症，确诊了 230 万新病例，较 2019 年新增 30 万，占所有癌症病例的 11.7%。它也是全球第五大癌症死亡原因，造成了 68.5 万人死亡。在女性群体中，乳腺癌患者占癌症总病例的 1/4，占癌症死亡的 1/6，是大多数国家发病率（185 个国家中的 159 个）与死亡率（110 个国家）排名第一的癌症。乳腺癌发病率最高的地区是澳大利亚/新西兰、西欧（比利时是发病率最高的国家）、北美和北欧，最低的是中美洲、东非和中非以及中南亚。宫颈癌是女性第四常见癌症，也是癌症死亡的第四大原因，2020 年全球新增 60.4 万例，死亡 34.2 万例。宫颈癌是 23 个国家中最常见的癌症，36 个国家的癌症死亡首要原因，其中绝大多数国家位于撒哈拉以南非洲、美拉尼西亚、南美和东南亚。相对来讲，北美、澳大利亚/新西兰和西亚（沙特阿拉伯和伊拉克）的发病率和死亡

① Lucero Prisno D.E., Shomuyiwa D.O., Kouwenhoven M.B.N., et al., "Top 10 Public Health Challenges to Track in 2023: Shifting Focus Beyond a Global Pandemic", *Public Health Challenges*, Vol.2, No.2, 2023.

率要低得多。①②

3. 老年人健康

　　当今世界，由于医疗水平的提高、生活水平的提升和生育率的下降等多种因素的综合影响，世界人口老龄化的进程比过去明显加快。在全球范围内，老龄化现象已经变得越来越普遍，所有发达国家和发展中国家都面临这一问题，对社会、经济和医疗体系产生深远的影响。根据联合国的定义，在发达国家，65 岁及以上人口被定义为老年人；在发展中国家，60 岁及以上人口被定义为老年人。自 2015 年后，全球老年人口占比增速由每年小于 0.1% 增至 0.2%，劳动年龄人口占比自 2014 年达峰值 65.6% 之后则逐步下降。换言之，全球人口年龄结构将逐渐从金字塔型走向橄榄型。预计到 2024 年，全球将进入 65 岁及以上老年人口占比超过 14% 的老龄化社会结构之中。2021 年，全世界 65 岁及以上老年人口已达 7.59 亿。

　　随着老年人口的增加，社会结构和劳动力市场也发生变化。劳动力短缺和社会保障压力增加是老龄化带来的挑战之一。人口老龄化还影响了家庭结构，增加了对长期护理和社会福利的需求。政府和社会机构需要调整政策和提供更多支持，以应对老龄化带来的种种问题。在健康方面，人口老龄化是老年人口疾病负担增加的主要原因，在低收入和中等收入国家尤为明显。同时，人口老龄化也是导致与年龄密切相关的一些疾病（如高血压、脑卒中、阿尔茨海默病、慢性阻塞性肺疾病和糖尿病等）增长的主要原因。这也意味着对医疗和长期护理服务的需求增加。同时，心理健康问题和社交孤立也成为老年人面临的重要问题。

　　根据全球疾病负担，全球疾病总负担的 23% 来源于 60 岁及以上老年人群。全球低收入和中等收入地区老年人群人均伤残调整寿命年较高。来自老年人口（≥ 60 岁）的疾病负担比重在高收入国家最高，但是由于心血管疾病、感官、呼吸道和传染性疾病的人均负担增加，低收入和中等收入地区的人均伤残调整寿命年比高收入国家高出 40%。

---

①　Kocarnik J. M., Compton K., Dean F. E., et al., "Cancer Incidence, Mortality, Years of Life Lost, Years Lived With Disability, and Disability-Adjusted Life Years for 29 Cancer Groups From 2010 to 2019", *JAMA Oncology*, 2022, Vol.8, No.3, pp.420-444.

②　Sung H., Ferlay J., Siegel R.L., et al., "Global Cancer Statistics 2020: Globocan Estimates of Incidence and Mortality Worldwide for 36 Cancers in 185 Countries", *CA: A Cancer Journal for Clinicians*, Vol.71, No.3, 2021.

造成老年人疾病负担的主要原因是心血管疾病（占 60 岁及以上老年人总负担的 30.3%）、恶性肿瘤（15.1%）、慢性呼吸系统疾病（9.5%）、肌肉骨骼疾病、神经和精神疾病、传染性和寄生虫病、意外伤害、糖尿病、消化系统疾病、呼吸道感染以及感觉器官疾病。虽然这些疾病排名顺序的先后在不同收入地区的差别不大，但传染病和寄生虫病在低收入和中等收入地区的比重更为突出，神经和精神疾病以及肌肉骨骼疾病在高收入地区的比重更为突出。由于低收入和中等收入地区心血管疾病、慢性呼吸系统疾病和传染性疾病的人均负担增加，所以低收入和中等收入地区老年人的人均疾病负担（每千人的伤残调整寿命年是 827 年）高于高收入地区（每千人的伤残调整寿命年是 590 年）。[1]

为了应对老龄化带来的种种挑战，社会应该加强老年人的社会参与，提高他们的生活质量。同时，政府和社会应该制定更加灵活和全面的社会保障和医疗政策，确保老年人能够享受到充分的照顾和支持。总的来说，老龄化是一个全球性的趋势，需要社会各界共同努力，制定全面的政策和提供适当的服务，以应对老龄化所带来的多方面挑战。

4. 全球促进特殊人群健康的政策与行动

在联合国千年发展目标中，第四个目标是与儿童健康有关，即到 2015 年将 5 岁以下儿童死亡率在 1990 年的基础上降低 2/3。第五个目标则与女性健康相关，具体是指通过推广专业助产保健降低孕产妇死亡率；通过改善避孕方式使用、产前保健、青少年生殖保健和未满足的计划生育需求，以实现妇女普遍享有生殖健康。2010 年，联合国发布《促进妇女儿童健康全球战略》，旨在大力推动改善妇女和儿童健康的行动，降低孕产妇和 5 岁以下儿童死亡率，实现相关千年发展目标。该战略强调，为了保障妇女儿童健康需要增进融资，加强政策，改善服务提供，迫切需要在如下关键领域采取行动：（1）支持国家主导的卫生计划，通过增加可预见和可持续的投资给予支持；（2）综合提供卫生服务和拯救生命的干预措施，使妇女儿童能够在需要时和在适当地点获得预防、治疗和护理；（3）加强卫生系统，配备足够数量和技术熟练的卫生骨干队伍；（4）以革新方法开展融资、产品开发和提供优质

---

[1]　Prince M.J., Wu F., Guo Y., et al., "The Burden of Disease in Older People and Implications for Health Policy and Practice", *Lancet*, Vol.385, No.9967, 2015.

高效的卫生服务；（5）改进监测和评估，确保所有行为者对结果负责。2015 年 9 月，各国领导人在联合国召开特别峰会，通过了"可持续发展目标"，提出到 2030 年，将孕产妇死亡率降低到 70/10 万以下，消除可预防的孕产妇死亡、新生儿死亡、婴儿死亡以及 5 岁以下儿童死亡。

世界卫生组织采取多方位的措施来促进老年人健康。世界卫生组织从 2006 年开始在全球包括中国在内的 6 个国家开展"全球老龄化与成人健康研究"（SAGE），以更好地了解老龄化对健康的影响。关爱老人城市规划是世界卫生组织希望通过建立城市网络来应对老龄问题，包括室外空间和建筑、交通、住房、社会参与、尊重与社会包容、公民参与和就业、沟通和信息以及社区支持和卫生服务等方面。同时，世界卫生组织还提出"积极的老年生活"方针。

几乎所有的发达国家都运用社会手段保障老年健康，政府在保障老年健康方面发挥重要作用。在美国，政府承担了为老年人和低收入人群建立保险制度的责任，并通过税收筹资提供支持。在实施全民医疗保险制度的英国、加拿大等国家，其老年人也在该体制中享受相应的待遇。在德国、日本等实施社会保险体制的国家，参保人到老年后可不缴纳保费而享受一般性的社会保险待遇。另外，在此基础上还设立老年补充性特殊险种，由政府提供资金扶持。一些欧盟国家还通过支持家庭照料（非正式照料）缓解社会老年照料压力；瑞典通过大力发展社区照料等低成本照料方式来控制费用。政府提供多方面的社区服务，使每个老年人尽可能长时间地居住在自己家中或由社区照料，其老年人长期照料费用的 80% 都是由政府提供的。

二、健康公平性

在过去几十年间，世界各国的健康水平取得了巨大进步，如人均期望寿命的增长、母婴和儿童死亡率的下降等。然而，无论是发达国家与发展中国家之间，还是各国内部不同社会经济阶层之间，或是不同种族和性别之间，人群健康状况都存在着明显差异。例如，95% 的结核病死亡发生在发展中国家；非传染性疾病导致的过早死亡 87% 发生在中、低收入国家；美国非裔人口仅占 13%，却占新感染 HIV 人群的近一半。健康不公平是全球卫生发展中日益凸显的重要问题。

　　人均期望寿命、孕产妇死亡率及 5 岁以下儿童死亡率是衡量健康公平性的关键指标。从收入水平分类来看，2021 年低收入、中等收入、高收入国家（世界银行标准界定）的平均期望寿命分别为 62.5 岁、70.1 岁、80.3 岁。高收入国家普遍进入了长寿时代，低收入国家平均预期寿命比全世界平均水平低 8.5 岁，远低于高收入国家 17.8 岁。孕产妇死亡率是贫富间差异最大的指标，每年 99% 的孕产妇死亡发生在发展中国家；在 5 岁以下儿童死亡率方面，在最贫困的 20% 的家庭中出生的儿童 5 岁前死亡的概率是最富裕的 20% 的家庭中出生的儿童的 2 倍。

　　除了疾病负担以外，健康不公平还体现在卫生服务和药品可及性上。在中、低收入国家，基本卫生服务在贫困偏远地区缺乏。在这些地区，卫生人力、设备、药品等的投入都不足；服务覆盖因为收入、教育程度和地理位置等而不同，城市居民得到较好覆盖；富裕人群能获得相对昂贵的服务，而贫困群体通常不能。此外，解决药品可及性问题对维护和发展健康公平意义重大，不管是在发达国家，还是在发展中国家，都可能存在药品可及性的问题。在发展中国家，这个问题尤其突出。药品可及性问题主要在两个层次上体现：获得现有药品的要求（现有药品可及性）和尽快研发出新药的要求（新药可及性）。对于发展中国家的众多患者来说，虽然很多疾病理论上是可以预防、治疗甚至治愈的，但仍然有患者因为无法承担药品费用，或无法获取安全有效的药品而患病或死亡。近几年来，一些发达国家的医药制剂公司利用发展中国家提供的传染性疾病病原体标本来研发疫苗，并以专利权的名义高价出售给发展中国家。据世界卫生组织估计，这种做法可使得发达国家至少 1/5 的人口享用到最新的疫苗，而在大多数发展中国家，只有不到 1/20 的人口能享用这些先进的研究成果。

　　发达国家与发展中国家在卫生领域面临着不同的挑战。发达国家的卫生挑战：（1）老龄化社会带来的压力：许多发达国家面临人口老龄化的挑战，这导致慢性病的负担增加，医疗服务需求上升。老年人口群体的健康护理和长期护理需求对卫生系统提出了更高的要求。（2）非传染性疾病激增：发达国家普遍存在生活方式变化，如高脂肪、高糖分的饮食和久坐的工作生活方式，导致慢性疾病，如心血管疾病、糖尿病和癌症患病率上升。这对卫生体系提出了挑战，需要加强健康教育和促进健康的社会环境。（3）精细化医疗技术的推广：虽然发达国家在医疗技术方面领先，但也面临推广和普及的问题。新的治疗方法和药物的高成本以及医疗资源分布不均，使得部分患者难以获得最新的医疗服务。

发展中国家的卫生挑战：(1)基础卫生设施不足。在许多发展中国家，基础卫生设施的缺乏仍然是一个严峻的问题。许多地区缺乏清洁水源、卫生设备和卫生教育，这导致了可预防疾病的传播。(2)医疗资源匮乏。发展中国家面临医疗资源短缺的问题，包括医生、护士、医疗设备和药物，这导致了医疗服务的不平等分配，特别是在偏远和贫困地区。(3)传染病的流行。一些发展中国家仍然面临传染病的威胁，如疟疾、艾滋病和结核病。这些疾病在贫困地区传播迅速，卫生系统的薄弱使得对其的防控更加困难。

早在 1978 年世界卫生组织在阿拉木图宣言中就提出了通过改善和加强健康相关的公共服务和社会政策，以实现"2000 年人人享有健康"的目标。2000 年联合国制定的"千年发展目标"，也涵盖了核心的"健康社会决定因素"，各国政府对此做出了庄严承诺，个人的健康很大程度上受到社会因素的影响，包括教育、就业状况、收入状况、性别和种族。如果这些目标实现，将极大促进全球人口健康，缩小健康差距。2011 年 10 月，世界卫生组织总干事在巴西举办的"健康问题社会决定因素世界大会"上，呼吁国际社会、各国政府、非政府组织、市民社会和私人组织共同努力，多部门合作，致力于解决社会因素相关的健康问题，提高全人类的健康和健康公平。

现代化医院的发展涉及多个方面，包括技术、管理、服务和患者体验等。现代化医院越来越倾向于采用电子健康记录（EHRs）和其他数字化工具，以提高患者信息的共享和访问效率，减少纸质记录的使用。远程医疗和电子健康服务的发展使患者能够远程咨询医生、监测生理数据，提高医疗服务的可及性和便利性。医疗领域越来越多地利用大数据和人工智能来提高疾病诊断、治疗方案制定的准确性，以及提高医院运营效率。医疗设备和传感器的广泛应用，通过物联网技术实现设备之间的互联互通，提高医疗监测和管理的效率。医院越来越注重提升患者体验，包括提供更便利的挂号系统、更友好的医疗环境、更有效的沟通和更全面的医疗信息。医疗设备的智能化程度不断提高，包括智能手术机器人、智能监护设备等，以提高手术精准度和患者监测效果。医院引入现代管理理念和技术，如供应链管理、智能排班系统、数据分析等，以提高医院运营效率和降低成本。这些变化共同推动着现代化医院朝着更高效、更智能、更人性化的方向发展。随着科技的不断进步，我们可以期待医疗领域在未来取得更多创新和进步。

在全球卫生的背景下，全球合作与支持的重要性显得尤为重要。通过加强全球卫生合作，国际社会共同努力，建立更加有效的合作机制，以解决全球卫生体系面临的共同挑战。

全球卫生事业的进展不仅反映了人类当前的健康状况，同时折射出人类对健康需求不断增长和对卫生健康事业高品质发展的渴望。全球卫生在各国、各地区的不均衡发展与人们对健康的需求和追求共同为医疗机构现代化建设、合理而有差异性的服务模式以及医疗服务内容的发展方向提供了客观依据。这也凸显了构建人类卫生健康共同体的重要性和必要性。在这过程中，人类对卫生的追求不仅关乎个体健康，更涉及全球卫生共同体的形成和繁荣，为实现全人类健康福祉奠定了基础。

（董恒进　浙江大学）

全球现代化医院发展趋势

一、现代化医院概论

（一）医院的发展历程

根据全国科学技术名词审定委员会术语在线的解释，医院是诊断、治疗、预防保健与紧急救治各类疾病患者并设立住院床位的医疗场所。[①] 现代化是人类社会从工业革命以来所经历的一场急剧变革，这一变革以工业化为推动力，导致传统的农业社会向现代工业社会的全球性大转变过程。[②] 两者结合，显然现代化医院是一个动态变化的、有地域性和社会特点的名词，准确把握现代化医院的内涵和外延需要从医院的发展历程去把握。

从人类的发展史看，全球医院的发展历程经历了三个时期，分别是经验医学时期的古代医院（19 世纪中叶之前）、实验医学时期的近代医院（19 世纪中叶至 20 世纪中叶）和现代医学时期的现代化医院（20 世纪中叶至今）（见图 1-5）。[③]

1. 经验医学时期的古代医院

经验医学时期的古代医院曾经是教堂的附设机构。公元 325 年，基督教第一次

---

① 全国科学技术名词审定委员会：《术语在线（医院）》，2014 年 1 月 1 日，见 https://www.termonline.cn/wordDetail?termName=%E5%8C%BB%E9%99%A2&subject=19d72b2526a911eea5c1b068e6519520&base=1。

② 全国科学技术名词审定委员会：《术语在线（现代化）》，2014 年 1 月 1 日，见 https://www.termonline.cn/wordDetail?termName=%E7%8E%B0%E4%BB%A3%E5%8C%96&subject=5fc38f5126af11eea59cb068e6519520&base=1。

③ 文历阳：《医学导论》，人民卫生出版社 2004 年版，第 110 页。

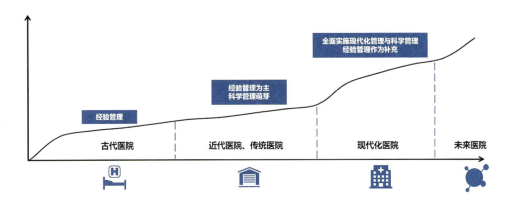

图 1-5　医院及医院管理发展阶段

大公会议（尼西亚会议）规定，只要建立教会之处必须要配备慈善场所，凡建教堂之处都要有医护馆舍。① 最早的医院是巴勒斯坦地区凯撒利亚城门旁边建立的第一所基督教医护所（医院），后来逐渐推广至欧洲的罗马城、巴黎等地。进入中世纪，在欧洲大陆，凡教堂必有医护所。12 世纪后，医院拥有了更大的独立权，1204 年，罗马建立了第一家正式的医院圣灵医院（Hospital of the Holy Ghost）。14 世纪后，随着欧洲麻风病人减少，许多麻风病院逐渐转为普通医院，医师逐渐由非神职人员担任，医院规模也得到一定的扩张。②

在此阶段，医院具有以下特点：一是医院具有明显的宗教色彩，筹资与服务供给依赖教会，为教会推广宗教的工具之一，医院虽有发展但发展缓慢。二是医院主要用于收治和隔离传染病患者，为社会贫困群体和受伤军人提供诊疗服务，兼具医疗、隔离、慈善等多重功能。三是医疗服务供给以个体行医为主，医院为补充，数量、规模和场所条件均欠佳。

2. 实验医学时期的近代医院

19 世纪中叶，随着欧洲文艺复兴逐步深入，实验科学快速发展，医学也得到了长足的进步，并逐步从经验医学转为实验医学。在此期间，受益于社会经济发展、就医需求增加和医学技术进步，医院的内涵和外延发生了巨大的变化，例如 19 世纪中叶护理学的创建与医院医护体系的发展、1889 年医院首次建设临床实验室、1896 年医院使用 X 光片诊断疾病、1901 年血型应用于临床输血实践、1903 年心电

---

①　Keast D., "Immunosuppression and Cancer", *The Lancet*, 1969, p.944.

②　Paterson G.R., Neilson J.B., Roland C.G., "History of Medicine", *Can Med Assoc J*, 1982, p.948.

图的应用、1929 年脑电图的应用等。系列科学突破与技术应用拓展了医学的范畴，也助力医院成为大型专业组织，拥有个体行医不具备的规模优势与技术优势。[①]

因此，实验医学时期的近代医院相较于经验医学时期的古代医院呈现如下突出特征：一是医院已取代个体医疗成为医疗服务供给的主要形式，但个体医疗仍是医疗服务供给的重要补充；二是大类专业分工出现但专科分工仍较粗，医药护技管初步出现，呈现现代医院雏形；三是医学模式也从神灵主义医学模式、自然哲学医学模式、机械论医学模式进入生物医学模式，认为任何疾病都是生物机制的紊乱，都可以在器官、细胞和生物大分子上找到形态、结构和生物指标的特定变化，追求因果性规律，用"观察、假设、求证、结论"的逻辑来解释、诊断、治疗和预防疾病；四是医院管理上逐渐采用标准化管理方式。

3. 现代医学时期的现代化医院

20 世纪医学技术出现三大革命：20 世纪 30 年代到 50 年代的磺胺抗菌作用被发现、人工合成及大规模临床应用；20 世纪 70 年代 CT、MR 等技术的发明与应用带来的无创性诊断新局面；20 世纪 70 年代后期陆续制造的生长抑素、人胰岛素、人生长激素等生物制品开拓了生物学治疗的新概念。与之相伴的，则是"疾病谱"和"死因谱"的重要变化，慢性非传染性疾病已取代传染病和寄生虫病，成为威胁人类健康的主要疾病。技术进步、"疾病谱"和"死因谱"的转变进一步推动医学模式转变为"生物—心理—社会医学模式"。作为一种多因多果、立体网络式的医学模式，其指导医务人员从多元的角度理解健康和疾病的原因，多方位地探索疾病治疗和疾病预防的手段。亦即具有整体性、系统性、多元性的特点。[②] 在此基础上，我国进一步将其凝练为"全方位全周期医学模式"，在"大卫生大健康"理念下去理解全生命周期健康，以及所需求的全方位全周期健康服务。[③]

医学模式的转变也促使医院从实验医学时期的近代医院向现代医学时期的现代化医院转变，其内涵和外延进一步发生了变化：一是大型医院高度分工、多科协作，不断拓展医疗服务的边界；二是医院功能多样化，涵盖预防、医疗、康复、教

---

① 张大庆：《医学史十五讲》，北京大学出版社 2020 年版，第 57 页。

② Katlein França, Torello Lotti, "The History of Medicine: Challenges and Successes", *Wien Med Wochenschr*, 2017, p.1.

③ 沈颜虹等：《医学导论》，人民卫生出版社 2021 年版，第 151 页。

学、科研、健康促进等；三是医院"围墙"被打破，从院内服务向院外服务延伸，从以疾病为中心转向以健康为中心，从单体医院发展为整合式医疗服务体系；四是数字化、信息化、智能化深刻改变医院运转底层逻辑；五是现代管理理论逐步取代单纯的经验管理，管理的科学性和精细化程度显著提升。

值得注意的是，医院管理模式的先进性是衡量医院发展阶段的重要标志，古代医院以经验管理为主，因此时任领导者的个人经验很大程度上决定了该院的发展水平，领导层的更换对医院的整体影响也极为显著。19世纪末，泰勒提出科学管理理论，指出要达到最高的工作效率的重要手段是用科学化的、标准化的管理方法代替单纯的经验管理。[1] 随着科学管理理念逐渐融入医院管理实践，到近代医院产生了科学管理萌芽，到现代化医院已全面实施科学管理，并进一步发展为包括医院章程、决策和民主管理、医疗质量安全管理、人力资源管理、财务资产管理、绩效考核、人才培养培训管理、科研管理、后勤管理、信息管理、医院文化建设等要素的现代化医院管理模式。同样地，现代化医院管理模式的全面实施也成为现代化医院的重要标志。[2]

（二）现代化医院的内涵与外延

医院的内涵是指医院所具备的医疗技术、服务质量、管理运营等方面的本质特征，以及医院所承担的使命和责任。而医院的外延则是指医院所涵盖的服务范围、规模、学科建设、科研水平、国际化程度等方面。结合"现代化"这一名词本身蕴含的变化特点和先进特点，以及医院发展历程，我们可以得到以下现代化医院内涵与外延的定义：

现代化医院的内涵是指具备先进的医疗设备、高水平的医疗团队、科学的管理体系、高效的服务流程和以患者为中心的服务理念的医院。现代化医院的外延是指具备广泛的医疗服务范围包括各类疾病的诊断和治疗、具备较高的学科水平和科研能力、具备较好的韧性以应对突发公共卫生事件以及经济社会危机等冲击的医院。

现代化医院是个动态变化的概念，它既是一个结果又是一个过程。从过程角度

---

[1]　Taylor F.W., *The Principles of Scientific Management*, 1911, pp.13-23.

[2]　Chen Chang-zhong, "Discussion of the Model of Equipment Management in Modern Hospital", *Information of Medical Equipment*, 2005.

出发，其本质是生产力的发展以及人民对健康的持续追求，催生出新的健康需求，而生产力的发展反过来又将满足这些健康需求，这反映在对先进的医疗设备、高水平的医疗团队的动态追求中。与此同时，生产力决定生产关系，生产力的发展必然深刻改变生产关系，这反映在对科学的管理体系、高效的服务流程和以患者为中心的服务理念的不断实践与发展中。以科学的管理体系为例，现代化医院必然要迈过古代医院的经验管理阶段以及近代医院的科学管理阶段，进入到现代管理阶段，以从更高的角度去审视医务人员以及各生产要素与医院之间的关系、医院与医疗体系和所处社会之间的关系，实现最佳管理。

（三）全球现代化医院的评价指标

基于现代化医院的内涵与外延，现代化医院的评价指标体系可分为两大部分，分别是现代化医院内涵层面的医疗质量、服务质量、先进设备、管理水平等，以及现代化医院外延层面的诊疗体系、科研水平、医院韧性、社会责任等。评价维度与指标示例见表1-2。通过对国际现代化医院的特征和水平进行全面评价，将有助于医院发现不足和改进提高，同时也可以借鉴其他国际现代化医院的成功经验，为我国医院的发展提供参考。

表1-2 现代化医院的评价维度与指标示例

定义	维度	指标示例
内涵	医疗质量	技术水平、诊疗效果、感染控制
	服务质量	服务态度、服务流程、患者满意度
	先进设备	先进医疗设备配备、固定资产投入
	管理水平	管理体系、管理效率、运营状况
外延	诊疗体系	医院定位、运行情况
	科研水平	科研成果、科研项目、科研人才
	医院韧性	平急结合、平急转换能力
	社会责任	社会责任履行情况、社区服务

（四）全球现代化医院治理结构与运营管理模式

现代化医院治理结构有狭义与广义之分，狭义指医院内部组织结构的激励机制以及权力的相互制衡，其主要着眼点在于解决委托—代理问题。而广义的医院治理结构不限于对医院内部组织结构的研究，而是关于控制权和剩余索取权分配的一整套法律、文化和制度性安排。运营管理模式与医院治理结构紧密相关，某种意义上，现代化医院的治理结构旨在确保医院的运营与管理符合规范与标准，提高医疗质量和效率，促进医院的可持续发展。同时，通过建立科学的管理体系和决策机制，增强医院的抗风险能力和市场竞争力。

2003 年，世界银行 *Innovations in Health Service Delivery*：*The Corporatization of Public Hospitals* 报告中，按照决策权、市场暴露、剩余索偿权、问责和社会功能等 5 个影响因素对医院决策与行动的影响程度，将医院治理结构划分为 4 种模式：私有化、法人化、自主化与预算化。[①] 治理结构的不同直接导致运营管理模式的差异，进而影响医疗成本与公益性、服务质量与效率、问责与监管。但不同的治理结构与运营管理模式并无绝对的好坏之分，只有是否适合本国国情与医院发展需要的差异。

一般而言，参考公司法人治理结构，构建现代化医院治理结构是多数发达国家探索现代化医院建设过程的治理结构模式。其构成包括董事会制度、院长负责制、监事会制度、管理层次、医疗团队和支持部门。[②] 其中医院设立董事会，负责制定医院的发展战略、监督医院的运营管理、审批重大事项等。董事会成员通常由医院投资者、管理层和外部专家组成。院长是医院的最高管理者，负责医院的日常运营和管理。院长通常由具有丰富医疗和管理经验的专业人士担任。同时，医院设立监事会，负责监督医院的运营管理、财务状况等，并向董事会反馈意见和建议。通过顶层设计，实现"管办分离"和"委托—代理"视角下的多方激励相容、利益相关。

而在国际现代化医院的运营管理模式方面，构建医管分工协同机制与内生绩效改善动力机制的运营管理模式是主流医院的选择。[③] 在该模式下，医院发展目标和

---

①　Preker, Alexander S., "Innovations in Health Service Delivery: The Corporatization of Public Hospitals", *Open Knowledge Repository Beta*, 2003.

②　Robert A.G., Monks N.M., "Management: Performance", *Corporate Governance*, 2012, pp.347-414.

③　Morten, Skjrshammer, "Co-operation and Conflict in A Hospital: Interprofessional Differences in Perception and Management of Conflicts", *J Interprof Care*, 2001, Vol.15, No.1, pp.7-18.

利益将通过治理结构层层下沉至每一位职工，在明确的医管分工协同机制作用下，最大化医务人员劳动价值，实现个人专业化成长与集体价值。[1]

二、现代化医院发展的新挑战

现代化医院建设只有进行时，没有完成时。随着生产力的发展、生产关系的动态调整，医疗服务的供给与需求出现了显著变化，也给现代化医院发展带来了新的挑战。概述之，系列挑战可归纳为技术进步呼吁诊疗方式迭代、健康需求上升呼吁服务模式创新、卫生费用上升呼吁医院成本控制。

（一）技术进步呼吁诊疗方式迭代

科学理论与技术发明的突破加深了学界和业界对生命科学与医学的认识，医疗相关领域的科技进展也被运用至医疗领域助力医疗技术迭代升级。当前，医疗前沿科技呈现如下特征：一是基因组测序成本大幅降低，为疾病机制研究、疾病发生发展提供了海量数据和信息。二是临床研究与创新药开发推动了个体化治疗不断走向临床应用。三是数据科学的发展与应用，生物信息技术水平不断提高，成为医疗服务创新及个体化医疗体系的技术保障。四是信息工程与生物技术的深度交叉融合，为医疗服务创新及个体化医疗体系的发展带来新机遇。[2]

医疗技术的进步为患者带来了更高效、准确的诊疗手段。例如分子病理诊断应用分子生物学技术，从基因水平上检测细胞和组织的分子遗传学变化，协助病理诊断和分型、指导靶向治疗、预测治疗反应及判断预后。目前多国已将该技术广泛应用于肿瘤的风险评估、诊断分型、治疗方案选择的指导（靶向治疗、免疫治疗，乃至化疗和放疗）、预后判断、复发监测等肿瘤诊治的多个环节，显著提高了癌症的生存期。根据美国癌症协会和美国国家癌症研究所联合发布的《国家癌症数据

---

[1]　Don-Hee Lee, Kanghwa Choi, "An Empirical Study on the Efficient Hospital Service Operation Management for the Reduction of Medical Errors", *Journal of the Korean Society for Quality Management*, 2010, p.38.

[2]　饶克勤、张宗久、王波：《精准医学创新研究与产业发展报告（上册）》，清华大学出版社2022年版，第50页。

2023 年度报告》，由于技术的迭代升级，早期筛查的普及和治疗方法的不断改进，自 1991 年以来，美国癌症死亡率持续下降，总体下降了 33%，避免了约 380 万人因癌症死亡。其中，肺癌作为美国因癌症死亡的第一大类，由于戒烟运动、靶向治疗和免疫治疗的发展，肺癌生存期显著延长，驱动整体癌症死亡率的下降：从 2005 年到 2020 年，男性肺癌死亡率每年下降了 3.1%，其中 2014—2020 年这一速度更是加快到了 5.3%；与此同时，女性肺癌死亡率也从每年下降 1.8% 加速至每年下降 4.3%。这种显著的下降直接推动了癌症整体死亡率的降低。[①]

技术的迭代也在重塑医疗团队协作的方式，不同于以往医疗团队需要通过繁重的纸面书写材料进行团队沟通和工作交接，随着医院内信息系统和物联网的发展，越来越多的医疗数据可以实时上传，医疗团队的各个成员可以实时调阅患者全诊疗周期的健康信息并在系统上及时沟通，群策群力，这一转变促进了患者医疗照护质量的提高。超过 30% 的美国医院已通过 HIMSS EMRAM 六级及以上评审，据美国卫生资源和服务管理局通过调查美国医疗机构中的 6 项卫生信息技术能力指标和 16 项医疗照护质量指标（12 项过程措施、3 项结果措施、1 项综合措施）的关联性，发现更好的卫生信息技术能力，可以重塑医疗团队的协同方式，提高医疗团队各成员的参与度，提升患者的整体医疗照护质量。[②]

值得注意的是，不同地区和医疗机构在技术引进与应用方面存在明显差异，现代化医院往往基于现代化的管理理念和科学发展模式，更倾向于及时引进前沿技术，及时迭代诊疗方式，这也促进了患者向该类医院聚集；[③] 同样地，无法随着技术更新而迭代诊疗方式的医院，也面临着患者流失的风险。[④]

---

① Siegel R.L., Miller K.D., Wagle N.S., et al., "Cancer Statistics 2023", *CA Cancer J Clin*, 2023, Vol.73, No.1, pp.17-48.

② Kranz A.M., Dalton S., Damberg C., et al., "Using Health IT to Coordinate Care and Improve Quality in Safety-Net Clinics", *Jt Comm J Qual Patient Saf*, 2018, Vol.44, No.12, pp.731-40.

③ A.Gelijns, E. Halm, "The Diffusion of New Technology: Costs and Benefits to Health Care", *Institute of Medicine (US) Committee on Technological Innovation in Medicine*, pp.355-357.

④ Devaraj S., OW T.T., Kohli R., "Examining the Impact of Information Technology and Patient Flow on Healthcare Performance: A Theory of Swift and Even Flow (TSEF) Perspective", *Journal of Operations Management*, 2013, Vol.31, No.4, pp.181-92.

（二）健康需求上升呼吁服务模式创新

生产力的发展不仅带来技术突破与应用，也极大提高了民众生活水平，民众对健康的需求也呈现出快速增长的趋势。一是需求量的提升，从 1990 年到 2019 年，全球年住院人次从 6.8 亿人次增加至 9.3 亿人次，提高了 36.76%。[①] 从 1990 年到 2016 年，全球门诊量从 248.0 亿次增加到 393.5 亿次。[②] 二是需求结构的变化，由于老龄化程度的加深，慢性非传染性疾病所占比重逐步提升，人们不仅关注疾病的治疗，更重视预防保健、健康管理和康复服务。传统的医疗模式和服务体系已无法满足这种多元化的需求。根据多家跨国咨询公司的测算，除传统的医疗服务以外，2018 年到 2024 年，预计全球远程医疗市场规模由 380.46 亿美元增至 1038.97 亿美元。[③]2023—2030 年医疗保健咨询市场的年复合增长率预计为 8.3%[④]，长期护理市场的年复合增长率预计为 6.62%。[⑤] 三是健康需求品质总体提高，全球大量地区医疗卫生服务向高层次医疗机构集中的势头明显。四是需求短期变化程度上升，由于新发、突发大规模呼吸道传染病等公共卫生事件的发生，全球健康需求产生更大不确定性，要求医疗服务模式具备平急结合、快速切换扩容的韧性，并兼顾效率效益和安全性。

尽管随着技术进步与社会发展，医疗技术水平已得到极大的提升，但健康需求不断上升，优质医疗卫生资源内涵不断变化，整体来看，优质健康服务供给与需求之间的矛盾依然突出。一是全球优质人力资源严重不足，由于培养周期长、激励机制缺失、执业环境恶化等因素的影响，优质卫生技术人员数量并没有与医

---

① Nekliudov N., Hamilton E., Pasovic M., et al., "Global Inpatient Utilization from 1990 to 2020: Effects of the COVID-19 pandemic", *Eur J Public Health*, 2023, Vol.33 (Suppl 2).

② Moses M.W., Pedroza P., Baral R., et al., "Funding and Services Needed to Achieve Universal Health Coverage: Applications of Global, Regional, and National Estimates of Utilisation of Outpatient Visits and Inpatient Admissions from 1990 to 2016, and Unit Costs from 1995 to 2016", *The Lancet Public Health*, 2019, Vol.4, No.1, pp.e49-e73.

③ Mr W., Global Telehealth Market Size, Status and Forecast 2020-2026, 2020.

④ Devices M., Healthcare Consulting Services Market Size, Share & Trends Analysis Report, Grand view Research, 2021.

⑤ Devices M., Healthcare Consulting Services Market Size, Share & Trends Analysis Report, Grand view Research, 2023.

疗需求同步增加。[①] 二是布局结构失衡，全球卫生不公平性问题依然严峻，即使在全民健康覆盖的国家，也很少能实现公平获得卫生服务。三是服务模式亟待转型升级，服务体系碎片化仍然严重，无法始终如一地衡量对患者重要的健康指标，无法持续改善患者的生活质量和整体功能。[②] 四是不够重视患者的心理，往往无法有效地让患者及其家人参与护理过程或提供同理心护理。[③] 多重因素作用下，现有医疗卫生服务体系和现代化医院难以应对群众健康需求规模不断扩大、需求层次不断提升、需求内容日益多元化的挑战。因此，推动医疗服务模式的创新势在必行。

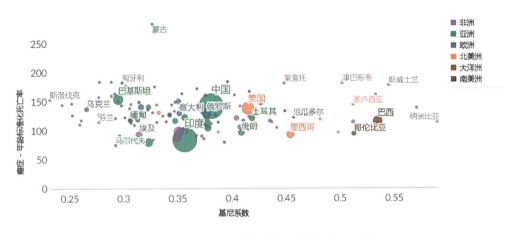

图 1-6　癌症死亡率与收入不平等（2020 年）

数据来源：卫生计量与评估研究所全球疾病负担平台[④]；世界银行贫困与不平等平台[⑤]。
注：为便于国际比较，图中癌症死亡率以每 100000 人的死亡人数进行衡量，并针对年龄进行了标准化。基尼系数用于衡量收入不平等的程度，系数范围从 0 到 1，数值越高表示不平等程度越高。

①　Zimlichman E., Nicklin W., Aggarwal R., et al., "Health Care 2030: The Coming Transformation", *Catalyst non-issue content*, 2021, Vol.2, No.2.

②　Black N., "Patient Reported Outcome Measures Could Help Transform Healthcare", *BMJ: British Medical Journal*, 2013, Vol.346, No.167.

③　Rozenblum R., Lisby M., Hockey P.M., et al., "Uncovering the Blind Spot of Patient Satisfaction: An International Survey", *BMJ Qual Saf*, 2011, Vol.20, No.11, pp.959-65.

④　Washington U.O., "Cause of Death or Injury", *Institute for Health Metrics and Evaluation*, 2020.

⑤　Bank T.W., "Poverty and Inequality", *Poverty and Inequality Platform*, 2020.

（三）卫生费用上升呼吁医院成本控制

临床诊疗方式的迭代、健康需求不断提升以及人口结构变化，极大提升了卫生费用[1]，也对各国的医疗卫生筹资体系带来极大的考验，倒逼医院进行成本控制。[2] 例如，Reinhardt 通过研究美国医疗支出小组调查（MEPS）数据发现，美国 65 岁或以上的人均卫生支出往往是年轻人的 3 到 5 倍。[3] 沃尔多（Waldo）等通过分析医保支出数据发现，老年人的人均医疗保健支出是非老年人的 4 倍。[4] 与此同时，虽然一些新技术（例如疫苗）确实可以降低短期支出，但研究表明，一般来说，医学技术进步会导致支出增加。许多研究者认为，医疗技术的进步占年度支出增长的一半到 2/3[5]，且使用新技术新项目越多，医疗成本上升速度越快。[6] 尤其由于健康保险的普及，民众面对新技术的财务障碍更少，提高了对医疗新技术的需求，使得医疗机构更有动力为患者提供昂贵的医疗服务。并且，技术迭代和服务质量提升带来的卫生费用上升不仅限于该技术在当下产生的直接成本，还包括人员培训、保险、耗材和空间。[7] 此外，一项新技术也会对其他卫生服务的利用产生影响，例如新的成像设备可能会导致增加其他测试的利用，以确认本来不会出现的诊断假设，诱发原本不会考虑的治疗。平均寿命的延长也必然导致卫生照护费用的上升。[8]

---

[1]　Fisher C.R., "Differences by Age Groups in Health Care Spending", *Health Care Financ Rev*, 1980, Vol.1, No.4, pp.65-90.

[2]　Polder J.J., Bonneux L., Meerding W.J., et al., "Age-specific Increases in Health Care Costs", *Eur J Public Health*, 2002, Vol.12, No.1, pp.57-62.

[3]　Reinhardt U.E., "Does the Aging of the Population Really Drive the Demand for Health Care?", *Health Aff (Millwood)*, 2003, Vol.22, No.6, pp.7-39.

[4]　Waldo D.R., Sonnefeld S.T., Mckusick D.R., et al., "Health Expenditures by Age Group, 1977 and 1987", *Health Care Financing Review*, 1989, Vol.10, pp.11-20.

[5]　Nichols L., "Can Defined Contribution Health Insurance Reduce Cost Growth?", *EBRI issue brief / Employee Benefit Research Institute*, 2002, Vol.246, pp.1-15.

[6]　De Meijer C., Wouterse B., Polder J., et al., "The Effect of Population Aging on Health Expenditure Growth: A Critical Review", *Eur J Ageing*, 2013, Vol.10, No.4, pp.353-61.

[7]　Weinstein M.C., Read J.L., Mackay D.N., et al., "Cost-effective Choice of Antimicrobial Therapy for Serious Infections", *Journal of General Internal Medicine*, 1986, Vol.1, No.6, pp.351-63.

[8]　Banta H.David, Thacker Stephen B., "Assessing the Costs and Benefits of Electronic Fetal Monitoring", *Obstet Gynecol Surv*, 1979, Vol.34, No.8, pp.27-42.

在此背景下，全球卫生费用增速已超过 GDP 增速，2020 年全球医疗支出占 GDP 的 10.89%，其中美国占 GDP 比重约 18.82%，英国占 11.94%，中国占 5.59%。[①] 在增长速度方面，根据 2019 年 2 月世界卫生组织在日内瓦发布全球卫生支出报告称，全球卫生支出呈快速上升趋势，中低收入国家表现尤为明显，其卫生支出年均增长 6%，高收入国家年均增长率为 4%。[②] 随着新技术和疗法的迭代加速，预计未来的卫生支出将进一步增加，健康筹资的可持续性面临考验。[③]

面对医疗费用上升的压力，各国对于成本控制的需求更为迫切。纵观世界各国政策发展趋势，各国政府控制医疗成本的主要方式有四大类：一是通过价格调节，直接设定或限制服务价格或价格增长。二是对医疗保健支出设定了总体预算限制，让提供者和支付者决定如何将支出保持在预算之下。三是设置支出增长目标，它对在规定时期内可以增长的支出设定了限制，再次让提供者和支付者决定是否通过限制价格、数量或两者的增长来实现目标。四是通过医保支付方式改革，例如"按治疗事件支付"(Episode of Care)，按疾病诊断相关分组（DRG）付费等在越来越多的国家开展试点，促使医疗机构在保障诊疗质量的同时，重新审视其运营模式，以精细化管理和运营模式来控制成本。[④]

在过去的 30 年中，国内外研究者已经对医疗保健成本控制开展大量研究并开发了多种测算模型。应用在医疗机构测算模型多侧重于成本结构和成本效益分析。近年来，众多现代化医院已经采取了许多科学的管理方式来控制成本，包括精细化的会计方法、全面预算管理、优化采购方式等。有效的成本控制措施能够显著降低医院的运营成本，提高经济效益和社会效益。然而同样值得注意的是，当前仍有许多医院在成本控制方面存在诸多问题，如缺乏系统性管理，缺乏卫生经济学评估以及成本意识淡薄等，大量医疗机构仍采用粗放型管理方式，其成本控制意识和能力

---

① Leusder M., Porte P., Ahaus K., et al., "Cost Measurement in Value-based Healthcare: A Systematic Review", *BMJ Open*, 2022, Vol.12, No.12, p.68.

② 世界卫生组织：《各国卫生支出增多，自付医疗费用过高》，2019 年 2 月 20 日，见 https://news.un.org/zh/story/2019/02/1028861。

③ Zimlichman E., Nicklin W., Aggarwal R., et al., "Health Care 2030: The Coming Transformation", *Catalyst non-issue content*, Vol.2, No.2.

④ Mathauer I., Wittenbecher F., "Hospital Payment Systems Based on Diagnosis-related Groups: Experiences in Low- and Middle-income Countries", *Bull World Health Organ*, 2013, Vol.91, No.10, pp.46-56.

仍然有待提升。①

三、现代化医院发展的新趋势

现代化医院发展面临技术进步、健康需求上升、卫生费用上升等外部挑战，外部挑战也将倒逼医院迭代诊疗方式、创新服务模式、加强成本控制。回归医院最本质的功能，现代化医院的发展趋势也必将是在做好诊断、治疗、预防保健与紧急救治各类疾病患者的基础上，借助技术进步与体系重塑，更好践行"全方位全周期医学模式"，优质高效价廉地达成医院的内涵与外延。

（一）以人为本新理念

技术进步与社会发展促进医学模式转变，在"生物—心理—社会医学模式"和"全方位全周期医学模式"的指导下，现代化医院发展越来越注重"人"的要素。以人为本的医疗服务模式意味着医院需要重新思考和定位其与患者之间的关系。在以往的医疗模式中，医院往往以疾病为中心，医务人员为在短时间内为更多患者提供服务，只能简单地将医疗服务视为一种流水线式的标准品，而忽视了患者的心理、情感和社会需求。但随着技术进步带来医疗领域单位生产率的提高，以及人们对医疗服务质量的要求不断提高，医院需要更加注重患者的整体体验，从生理到心理，从个体到社会，全方位地关心和照顾患者。以人为本意味着在医疗服务的全过程中，将患者的需求和体验置于首位，让患者、家属和所在社区共同参与诊疗服务（见图1-7）。患者、患者家属及所在社区既是卫生服务的受益人，也是参与者，如果其充分信任服务体系，服务体系也能够以人性化、一体化的方式，根据他们的需求和偏好提供服务。这一趋势不仅是医疗领域进步的体现，也是社会文明和发展的必然要求。

并且，现代化医院在服务流程设计上更加注重患者的感受，广泛采用的一站式服务、预约挂号、自助查询等，极大地减少了患者的等待时间和不便。同时，人性

---

① HO S-J K., Chan L.Y., Tompkins D.L., "Capital Budgeting and Entrepreneurial Organizations: A Survey of Hospital Practices", *The Journal of Entrepreneurial Finance*, 2003.

智能预约及上传记录
- 通过移动终端上传数据，在线沟通后由系统推荐医生并预约
- 自动生成日历并发送就诊信息
- 云平台维护个人健康档案

实时监测及提醒
- 可穿戴设备或远程体感仪器实时检测记录，自动预警，提醒就诊

用药提醒及远程随访
- 移动终端适时提醒用药，接收定制化健康咨询、信息及服务推送
- 利用远程医疗平台提供定期网络随访及医疗咨询

自动就诊报告
- 云平台自动搜集就诊信息及数据，生成本次就诊报告
- 报告录入个人健康档案，通过移动终端随时进行查阅

自动分诊及候诊
- 通过证件、人脸或指纹识别确认身份，自动分诊
- 移动终端提示具体地点、等候情况等

便捷式检查
- 移动终端接收检查项目，提示地点及等候情况
- 通过证件、人脸或指纹识别确认身份，自动进行检查
- 检查结果自动生成电子报告

无等候入院、佩戴智能手环
- 住院管理系统提醒入院准备
- 患者入院，床位及检查一切准备就绪
- 佩戴智能手环进行身份识别、数据录入和定位追踪

精准检查、用药
- 移动终端提示当天全部检查项目安排、注意事项并进行流量及等候时间通知
- 智能手环适时提醒检查用药，进行身份校对及护士呼叫

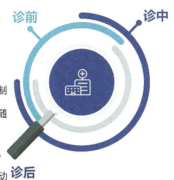

图 1-7　以人为本的就医流程

化的病区设计、隐私保护措施以及多样化的健康宣教活动，都让患者感受到被尊重和关爱。例如，我国浙江以"最多跑一次"改革为工作抓手，有序推进全省医院转型升级，走出了一条特色鲜明的道路。尤其是"看病少排队""付费更便捷"等35项就医便民举措，"浙医互认""浙里急救""浙里护理""浙里健康 e 生"等系列重大应用，赢得了广大人民群众的口碑。

此外，以人为本的发展趋势也体现在对患者的个体化关怀上。现代化医院越来越强调个体差异和精准治疗。医院需要针对患者的具体情况，提供定制化的诊疗方案和康复计划。这不仅有助于提高治疗效果，还能进一步增强患者对医院的信任和满意度。例如，梅奥医疗集团在提供顶尖医疗服务的同时，还为压力较大的患者针对性提供复原力训练，通过动物辅助疗法、芳香疗法、瑜伽等方式，帮助患者减轻压力和紧张。该院的实践结果表明，这一做法可以减轻面临或正在康复的心脏手术、乳腺癌、结肠手术和其他手术患者的疼痛、焦虑和紧张。[1]

最后，以人为本的发展趋势也体现在以患者为中心开展跨学科合作上，由于现代医学问题往往涉及多个领域，需要不同专业背景的医生共同协作。为了给患者提

① Baalmann M., MüLLER L., AFAT S., et al.,"Patient-centered vs. Employee-centered Radiology: Does this Pose A Conflict?",*Radiologie (Heidelb)*, 2023, Vol.63, No.9, pp.5-6.

供更全面、高效的医疗服务，多学科会诊、加速康复外科等模式在现代化医院中开展得愈发广泛。在单纯诊疗活动的基础上，众多医院还不断强调医患沟通协作。例如，克利夫兰把患者视为健康恢复的推动者之一，并为其提供相应的培训和支持，包括使用辅助信息技术手段为患者开展远程健康监测与健康宣教，在提高患者依从度的同时，全方位地关心和照顾患者，构建更加和谐、信任的医患关系。①

（二）精准高效新医疗

为患者"看好病"是医疗的本质和初心，患者来到医院的本质诉求是治疗疾病，尽快康复。传统的诊疗服务往往采用一刀切的方法，对所有患者采取相同的治疗手段。但采取精准医学手段的现代化医院，往往通过先进的检测技术和个性化评估，为每位患者提供定制化的诊疗方案，使治疗方案更加符合患者的具体情况，从而提高治疗效果，减少不必要的副作用和并发症。随着基因测序、分子诊断、个体化药物研发、大数据和人工智能等领域的发展，为精准的医疗服务提供了强有力的支持，医院能够深入了解疾病的本质和变化规律，从而为患者提供更加精准的诊断和治疗建议。例如，MD 安德森癌症中心运用人工智能评估肝病诊断分级；广州市妇女儿童医疗中心与美国加州大学圣迭戈分校合作，利用深度学习算法处理电子病历数据，多种常见儿科疾病诊断准确率已与经验丰富医生相当。

因此，精准高效的医疗手段是现代化医院的重要发展趋势。现代化医院必须突出医疗的本质和初心，坚持差异化、特色化导向，广泛应用人工智能、大数据、机器人等，强化以临床问题为导向的有组织的科研攻关和技术创新，积极发展精准医疗、价值医疗、同质医疗，打造各具特色的学科专科品牌矩阵，提升"看得好病"的硬核实力。

值得注意的是，要跟上技术的迭代，不仅需要引进设备，还需要培训人员，提高配套管理能力等，对医疗机构提出了极高的要求。在此背景下，全球现代化医院的发展呈现出差异化、特色化和以问题为导向的特征。在资源有限的情况下，以差异化的技术突破为切入点，例如，卡罗林斯卡大学医院作为众多诊疗技术突破的

---

① Narayan A.K., Miles R.C., Milton A., et al., "Fostering Patient-Centered Equitable Care in Radiology: AJR Expert Panel Narrative Review", *AJR Am J Roentgenol*, 2023, Vol.221, No.6, pp.1-9.

诞生之地，仍在技术迭代中引领诊疗技术的创新与应用。过去，该院的研究者们发现了对观测与治疗恶性肿瘤等疾病尤为重要的血沉，发明用于神经外科无创治疗的伽马刀，开创并不断改进立体定向放射治疗（SBRT）等。[①] 如今，该院在众多学科保持诊疗技术引领地位，是世界范围内，治疗严重心脏病最好的医院之一，也被公认是欧洲机器人外科手术的领导者，尤其是大幅度地减少了前列腺癌和膀胱癌患者的手术时间，深受民众的信赖。[②]

（三）数智融合新基建

以新一代信息技术、新能源、新材料、生物医药、绿色低碳等交叉融合为特征的新一轮科技革命和产业变革正在加速医疗卫生服务创新，医疗卫生服务也为新技术应用提供丰厚的土壤，技术变革与医疗卫生服务融合共生。随着医疗健康领域数字化转型快速推进，服务理念、服务模式、服务手段、服务流程都发生质的变化。

纷繁的业务端应用应基于科学可靠稳定的基础设施建设之上。杂乱的医疗数据只是"数据大"而非"大数据"，科学的数据治理，以及跨机构互联互通，将为未来医疗机构的数智融合发展奠定宝贵的基础。由于缺乏科学的数字化转型新基建规划，众多医疗机构缺乏数据治理基本框架，面临着数据孤岛、重复建设，数据可用性和可迁移性差的问题。[③] 因此，为了实现医疗机构数字化转型的安全性和可持续性，需要医疗机构以信息网络为入口、数字平台为支撑、数据融通为核心，为后续应用提供基本支撑，不断提升数据治理能力。

在医疗机构数字化转型的众多基础建设工作中，数据治理是确保数据质量、安全性、可靠性和一致性的关键。通过数据治理，医院能更好地进行数据分类、数据质量检测、数据安全保障等工作。这样各科室在利用数据时，不仅能确保数据的准

①　Dąbrowski Z., Skotnicki A., "The History of Discovery of The Meaning of Erythrocyte Sedimentation Rate (ESR) in the Human Pathology (in the 150th birth anniversary of the Polish phisician and scientist, Edmund Biernacki)", *Przegl Lek*, 2016, Vol.73, No.5, pp.3-8.

②　Paul R., Hodges B.D., "The Karolinska Institutet Prize for Research in Medical Education: A history", *Medical Teacher*, 2020, Vol.42, No.6, pp.57-62.

③　NG M.Y., Youssef A., Miner A.S., et al., "Perceptions of Data Set Experts on Important Characteristics of Health Data Sets Ready for Machine Learning: A Qualitative Study", *JAMA Network Open*, 2023, Vol.6, No.12, p.92.

确性和可信度，也能避免数据泄露等风险。例如，悉尼 Adventist Hospital 自行开发电子病历系统及虚拟数据中心，集成逻辑校验规则，通过移动应用为医务人员及患者提供"秒级"数据读取与数据质量校验。

与此同时，数据标准化建设能使医院数据更具可比性和通用性，需要制定和实施一套统一的数据标准。这不仅方便医院内部的数据整合和交换，也有助于各医院间的数据共享和对比。例如，欧盟多家医院积极开展基于统一交换格式的国家电子健康记录，就数据采集、存储、传输、使用等操作建立规范，扩大卫生数据的跨境交流。英国国家医疗服务体系（NHS）成立"NHSX"部门推进英国医疗卫生系统数字化。[①]

（四）科学精细新管理

在较长的历史发展阶段，医院管理模式以经验管理为主。经验管理的主要特点：一是管理和生产工作主要凭个人经验进行，尚未形成统一的标准和管理办法。二是人力资源的培训通常以师傅带徒弟，代代传授个人经验的办法进行。三是相对更容易受到更换领导层、环境变化其他因素的干扰。随着医院规模逐渐扩大及运行复杂程度逐渐上升，单纯的经验管理已经不能适应新阶段生产力发展的需要，因而医院管理模式开始逐步过渡到科学管理和现代化管理。

在激烈的医疗市场竞争下，医院管理者和研究者们意识到，以系统观的视角和精益管理的理念，建设并落实科学精细的现代化医院管理制度，成为现代化医院高质量发展的基础。该管理体系主要包括两个方面：一是业务技术管理体系，主要涉及医疗、教学和科研。二是经济和经营管理体系，主要涉及人事制度、财务制度、后勤制度、信息管理、绩效管理等。近年来，随着 5G、物联网、大数据和人工智能技术的发展，技术的进步赋予医院精细化管理新的内涵，通过大数据的互联互通和辅助分析，在实现促进医疗团队内部的沟通的同时，辅助医疗决策，进一步优化资源配置。例如梅奥医疗将医疗管理、护理管理、急救、物资管理等多个信息系统打通，医务和管理人员能够一键查看，在系统内及时沟通。并且，该院在电子病历

---

① Halfpenny W., Baxter S.L., "Towards Effective Data Sharing in Ophthalmology: Data Standardization and Data Privacy", *Curr Opin Ophthalmol*, 2022, Vol.33, No.5, pp.18-24.

系统中建立风险预警设置，关键指标通过物联网一键采集，提升关键数据质量，如有风险及时预警，减轻了医务人员的负担。在运营管理方面，四川大学华西医院的手术排班可由大数据分析优化，根据潜在手术时间及难易要求，整合零散的时间表，减少手术室空置，提高手术室运转效率。

值得注意的是，科学管理和现代化管理并不意味着经验管理的对立面，而是以系统的观念、科学的方法来整合和沉淀经验管理的智慧，尤其是重视多学科团队的融合，以问题为导向开展思维的碰撞，确保管理方式贴合实际业务需求，并能持续跟上技术迭代的步伐。例如，美国山间医疗（Intermountain Healthcare）以科学精细的管理创新著称，该机构成立了多个专门临床项目组，由医生、护士、统计师、数据科学家及医学信息、财务和其他职能管理人员共同组成，各项目组在重点疾病领域负责及时发现一线临床和管理问题，开展分析，提出改进建议，进行试点实践并追踪结果。严格的项目组管理及跨职能团队构建，为山间医疗管理的持续迭代提供了重要保障。

（五）产研转化新科研

医疗领域技术水平的提高往往能显著提高疾病的生存率和患者的生活质量，以往的科研突破往往集中于顶尖的头部医院，此类头部医院数量较少，却汇集了极其富余的医疗资源，承担着最主要的临床科研攻关工作。同时，临床一线工作人员在开展日常的临床工作之余，利用业余时间开展科研。此外，医疗机构、实验室和产业界往往是割裂的，大量临床研究者以线性方式实施创新——从实验室到临床试验再到临床实践。然而，即使对于在实验室或试验中取得成功的创新，它们也往往无法提供更好的结果，该机制在一定程度上抑制了更广泛的科研开展和技术突破，临床医生也往往疲于奔命，难以明确当前工作重点是临床或是科研。[①]

随着生产力的提高和技术的发展，医疗机构、实验室和产业界在科研工作上的割裂已经不适应于未来技术快速迭代的发展趋势需要，医疗、科研、产业不断加深融合程度，推动临床成果转化加速。这一趋势的驱动力主要为以下几个方面：一是

---

① Urbach D.R., Govindarajan A., Saskin R., et al., "Introduction of Surgical Safety Checklists in Ontario, Canada", *N Engl J Med*, 2014, Vol.370, No.11, pp.29-38.

技术迭代和应用速度的加快，更多的医疗机构不再是单一的医疗服务提供者，而是成为医学研究和产业化的重要参与者。通过与科研机构和产业界的合作，医院能够加速临床成果的转化，为患者提供更高效、精准的治疗手段。二是随着社会发展和人们健康意识的提高，市场需求对医疗行业提出了更高的要求。患者不仅需要优质的医疗服务，还对医疗技术的创新和治疗效果抱有更高的期望。因此，医院需要加强医学研究和产业化，以满足市场的变化需求。三是面对激烈的市场竞争和医疗支付方式改革下带来的激励机制变化，医院需要不断创新和提升自身实力。通过医学研究和产业化的深入融合，医院能够获得更多的科研成果和技术支持，从而提高医疗质量和服务水平，增强自身的竞争力。

例如，卡罗林斯卡大学医院承担着全瑞典 43% 的医药类学术研究，每年在世界顶级医疗刊物上发表论文超过 4000 篇，在干细胞、神经细胞、流行病学与肿瘤研究等领域走在国际前沿。半个世纪以来，900 万瑞典人的医疗信息被连续、实时地记录在一个庞大的数据库中，作为流行病学等医学研究的基础。承担这一重任的，正是卡罗林斯卡医学院。为了促进产学研的融合，该院与国内外多家医疗机构和科研院所共建实验室和转化医学合作研究平台，并开展交叉领域培养，课程设置跨越多个学科。并建立产学研转化平台，持续鼓励学生开展交叉融合研究与转化，并积极提供配套资源。①

（六）绿色安全新环境

Healthcare's Climate Footprint 指出，医疗机构的碳足迹相当于全球净排放量的 4.4%（约为 20 亿吨二氧化碳当量）。从功能复杂的医疗建筑到长时间运转的大型医疗设备，从种类丰富的能耗方式到药品的采购与供应，医疗机构的碳排放量不可忽视。随着《巴黎协定》的全面实施，碳中和已然成为国际社会关注的焦点，为适应时代发展的需要，医疗机构呈现出从新设计、新建造、新运维等维度实现绿色低碳转型的新趋势。②

---

① 林玉兰等：《瑞典卡罗林斯卡医学院公共卫生硕士的培养特色及启示》，《南京医科大学学报》2019 年第 2 期。

② 马丽娜、王锦茹：《绿色供应链视角下数字技术与环境绩效的关系——基于医疗行业数据的分析》，《社会科学战线》2023 年第 12 期。

一是在设计阶段，充分考虑各功能区域之间的交通组织，优化能源管理和利用，将绿色低碳的理念融入设计的各个方面。并建立全要素、全过程、全参与方的协同工作模式，支撑成本、施工、运维场景在设计阶段前置化模拟。二是在基础建设方面，紧扣"双碳"目标和可持续发展要求，将自然风、阳光和绿色引入医院建筑，形成生态型的微循环系统。三是在运维方面，集成资产、空间、能耗等数据，建立数据资产中心、设备管理中心，将基础主数据、患者主索引、业务数据、运营数据、用户行为数据、运维监控数据以及外部的互联网数据进行全域统一管理，在高效运维管理中实现节能降耗。四是在安全方面，具备科学的平急结合、平急切换设计，符合突发事件应急预案的相关要求。包括灵活的空间布局，科学的流线设计，安全的防护体系，包括建筑结构考虑耐震、耐火等安全性能，设置合理的疏散通道和避难区域，并利用物联网、人工智能等技术，配套火灾报警、疏散指示、应急照明等系统，增强应对突发事件的能力。

格罗宁根大学医学中心是创造绿色安全环境的优秀案例，该院在规划中选择了积极融入城市的方向，建筑师把该规划理念归纳为"City within a city"，即医院院区规划中的交通和建筑布局肌理等多方面都要从整个城市的角度考虑。整个院区对外开放，在西南侧的主城区方向，院区对应主要街道的方向做扩大广场，充分顺应绿化和光照的需要；在东北侧郊区方向，建有市民共享的空间跨越水系。诊疗单元按照模块化设计，便于及时扩容，以应对不同突发事件的应急要求。

（七）整合体系新服务

整合型卫生服务是指"将包括健康促进、疾病预防、治疗和临终关怀等在内的各种医疗卫生服务的管理和服务提供整合在一起。根据健康的需要，协调各级各类医疗机构为病患提供终生连贯的服务"。近年来，卫生整合受到越来越多国家的重视，"管理式保健"、"病例管理"、"慢性病管理"、医疗资源整合（包括水平整合和垂直整合）、医院集团化等多种整合模式不断演化。从全球范围来看，从单体的医疗机构逐渐发展为整合型医疗卫生服务体系的驱动力主要为满足患者需求和提高医疗效率。尤其是疾病谱改变下，对老年人医疗保健、康复护理、生活照料等需求日益增加，需要更多元化的卫生资源支撑，要求高级别的综合医疗机构必须与周围二级、一级医疗机构紧密协作，引导患者合理流动，以引导患者合理就医，降低整体

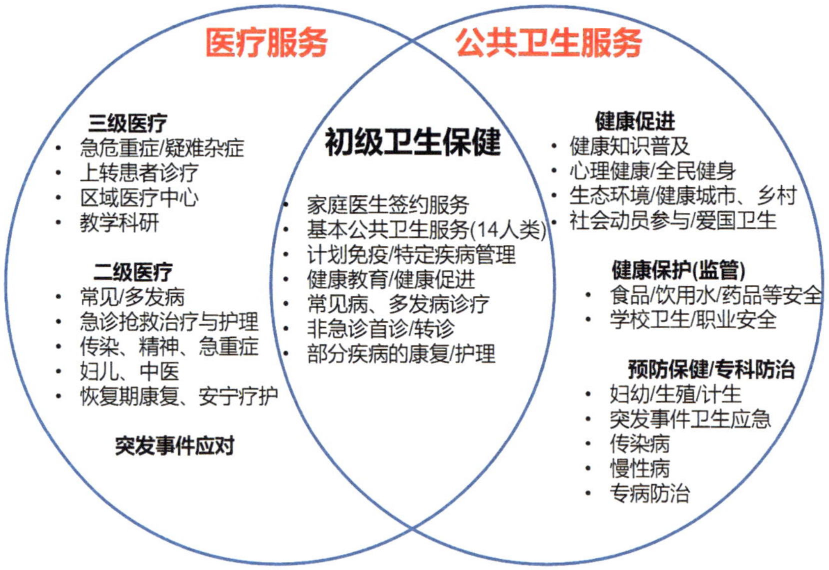

医疗服务　　公共卫生服务

三级医疗
- 急危重症/疑难杂症
- 上转患者诊疗
- 区域医疗中心
- 教学科研

二级医疗
- 常见/多发病
- 急诊抢救治疗与护理
- 传染、精神、急重症
- 妇儿、中医
- 恢复期康复、安宁疗护

突发事件应对

初级卫生保健
- 家庭医生签约服务
- 基本公共卫生服务(14人类)
- 计划免疫/特定疾病管理
- 健康教育/健康促进
- 常见病、多发病诊疗
- 非急诊首诊/转诊
- 部分疾病的康复/护理

健康促进
- 健康知识普及
- 心理健康/全民健身
- 生态环境/健康城市、乡村
- 社会动员参与/爱国卫生

健康保护(监管)
- 食品/饮用水/药品等安全
- 学校卫生/职业安全

预防保健/专科防治
- 妇幼/生殖/计生
- 突发事件卫生应急
- 传染病
- 慢性病
- 专病防治

图 1-8　整合型医疗卫生服务体系与结构

运营成本，减轻患者经济负担。1994 年世界卫生组织举办了"卫生资源整合的会议"（WHO Study Group on Integration of Health Care Delivery），呼吁各国家、地区以及医疗机构，重视资源整合，并指出整合是提高医疗系统对人民需求的反应能力以及资源稀缺条件下的必然选择。

值得注意的是，医疗机构间达到实质上的整合并不容易，要实现这一目标，需要医疗服务需方、供方、支付方三方紧密配合，信息互通，科学分工，激励相容。在国际上，整合模式可以分为纵向整合与横向整合，其中纵向整合指的是同类机构、不同层级以服务内容和流程为导向的纵向整合与配套激励机制设置。横向整合指的是不同机构、同一层级间以需求（服务内容和流程）为导向的整合或同一机构内部不同部门间以人为中心的内部横向整合。

20 世纪末，美英德等国家根据老龄化与健康转型提出整合型服务体系，并对卫生服务体系进行重组整合，此类整合往往以纵向整合为主，将基层医院与大型综合类医院整合起来，加强基层首诊。日本、以色列建立以社区为基础的老年整合服务体系，当疾病进展加快时，为从社区转诊到综合类医院的人群提供相应绿色通道，急性期结束后再回到社区。2015 年，世界卫生组织发布 PCIHC 全球战略，将健康促进、疾病预防、治疗康复和临终关怀等各种服务进行整合，根据健康需求，为患者提供全生命周期的连续性服务。国际医疗卫生服务体系整合案例见表 1-3。

表 1-3　国际医疗卫生服务体系整合案例

	山际油区 （美国）	巴斯克地区 （西班牙）	西北伦敦地区 （英国）	特拉福德 （英国）
整合目标	①提高服务质量； ②降低医疗费用	为患者，尤其是慢病患者，提供以人为本的整合型服务	①降低急诊入院； ②为糖尿病患者和特种疾病患者提供更多院外服务	为患者提供连续的医疗服务
临床整合	①按病种分为8个临床项目； ②制定临床指南和服务路径（实时信息系统和决策工具帮助医生遵循路径）并每2年修订	①多种慢病临床路径的设计和实施； ②引入病例管理护士和联络护士进行病例管理和服务协调	①制定临床路径和"金标准"； ②为患者制定个人医护计划； ③建立基金，鼓励医师为院外患者提供社区服务	①成立6个跨学科临床小组负责服务包的设计整合； ②国际水平专家领导服务提供，促进医师团队服务能力建设
组织整合	由22家医院、185家医师诊所和1家附属保险公司纵向整合为非营利性组织	合并初级卫生保健机构和医院（根据地域匹配），成立13个整合型卫生服务组织	由2所医院、2所精神病院、3所社区机构、5所社会关怀机构、2个NGO和103个全科医师签署协议构成网络	将社区初级保健机构、急诊机构、专科门诊和诊断服务整合成社区整合型卫生服务组织
系统整合	持续有效的管理：有CEO、CFO、高级发言人和1986年至今的服务提供研究组织主任	筹资机制方面，初级和二级保健机构的资金来源相同	卫生和社会服务组织共同管理，每月一次整合管理委员会会议	成立患者服务协调中心
功能整合	①1986年成立服务提供研究组织提供发展策略、数据统计和提高质量的培训； ②建立数据系统，包括电子病例记录系统和实时数据传递和辅助决策系统等	①对自身进行研究和评估； ②共享信息系统，数据分析：根据预测模型进行人群疾病风险分层，共享电子病例记录	①共享的信息系统； ②整合数据收集和分析平台，可利用预测模型对人群进行危险度分层，分析服务利用，预测入院数据等	①建立所有服务提供者共享的信息系统； ②利用数据分析疾病风险、健康结局和服务利用等，辅助医师实时决策

　　我国也高度重视构建以人为本的整合型医疗卫生服务体系，各地区持续推进以县级医院为龙头、乡镇卫生院为枢纽、村卫生室为基础的县乡村一体化管理改革。通过治理结构改革，充分发挥县级医院的城乡纽带作用和县域龙头作用，强化防治

结合，整合基本公共卫生服务。在管理、服务、责任、利益方面形成县乡村三级医疗卫生机构分工协作机制。

综上所述，现代化医院是个动态变化的概念，它既是一个结果又是一个过程。从内涵把握现代化医院，其是具备先进的医疗设备、高水平的医疗团队、科学的管理体系、高效的服务流程和以患者为中心的服务理念的医院。从外延把握现代化医院，其是具备广泛的医疗服务范围包括各类疾病的诊断和治疗、具备较高的学科水平和科研能力、具备较好的韧性以应对突发公共卫生事件以及经济社会危机等冲击的医院。当前，技术进步呼吁诊疗方式迭代、健康需求上升呼吁服务模式创新、卫生费用上升呼吁医院成本控制，系列挑战对现代化医院的发展提出了更高的要求。整体来看，现代化医院发展趋势呈现以人为本新理念、精准高效新医疗、数智融合新基建、科学精细新管理、产研转化新科研、绿色安全新环境、整合体系新服务等特点。而这些发展特点也暗含了现代化医院必须回归医院最本质的医疗服务供给的功能，现代化医院的发展趋势也必将是在做好诊断、治疗、预防保健与紧急救治各类疾病患者的基础上，借助技术进步与体系重塑，更好践行"全方位全周期医学模式"，以患者为中心，以需求为导向，为患者提供优质高效可及的健康服务。

（杨菁　浙江大学医学院附属邵逸夫医院；饶克勤　清华大学）

中国卫生健康事业时代使命

一、新时期中国卫生健康事业的改革与发展

进入 21 世纪以来，随着工业化、城镇化和人口老龄化不断加速，卫生健康事业面临着心脑血管疾病、糖尿病、癌症等慢性非传染性疾病负担不断增加，新发传染病和结核病、艾滋病、肝炎等重大传染病的双重挑战。面对我国健康国情和健康需求的变化，2009 年，中共中央、国务院发布了《关于深化医药卫生体制改革的意见》，明确我国目前医药卫生体制改革进入攻坚克难、啃硬骨头的深水区，需要加快体制机制创新，建立新时期人民健康所需要的医药卫生服务体系，以改革为动力解决医疗、医保、医药和与之适应的机制体制问题。党和政府历来重视人民的健康问题，党的十八届五中全会首次提出"健康中国"战略，2016 年 10 月颁布《"健康中国 2030"规划纲要》，把保障人民健康放在到国家优先发展的战略位置，不断完善健康促进政策，推进健康中国建设，并在"十四五"规划中把建成健康中国明确为发展战略目标。建成健康中国的战略目标为深化医疗卫生体制改革指明行动方向，深化医疗卫生体制改革的制度机制建设为建成健康中国提供体制支撑，二者相辅相成，朝着为人民提供全方位全周期健康服务和人人享有基本医疗卫生服务的总目标不断迈进，推动中国式现代化中卫生健康领域的发展，夯实中华民族伟大复兴的健康基础。

（一）深化医疗卫生体制改革进程

当时，我国医疗卫生存在着以下突出问题：首先，人口老龄化不断加速，医疗负担增加，2009 年，我国 65 岁以上的老年人占比为 8.5%，60 岁以上的老年人占

比为 12.5%①，已达到国际对老龄化社会的标准（7%，10%），并且老龄人口的医疗需求和医疗费用高于人群平均水平。其次，面临传染性疾病和非传染性疾病双重挑战，疾病防治难度大，心脑血管疾病、恶性肿瘤等慢性病负担快速增加，结核病、艾滋病等部分传染病发病率居高不下，SARS、禽流感等至少 10 余种传染病在我国局部流行，公共卫生事件频发。再者，医疗卫生资源分布不均，基层医疗卫生资源配置薄弱，城乡之间、地区之间的差距较大。最后，我国卫生费用增长速度远超 GDP 增长速度，医疗市场化改革导致医疗机构行为逐利化，并且当时我国基本医疗保险覆盖不足，居民个人支付负担沉重。面对突出的看病难、看病贵的问题和逐渐恶化的群众健康状况，党的十六届六中全会和党的十七大明确提出要坚持公共医疗卫生的公益性，并作出了一系列部署。2009 年 3 月，中共中央、国务院印发《关于深化医药卫生体制改革的意见》和《医药卫生体制改革近期重点实施方案（2009—2011 年）》，标志着新一轮医疗体制卫生改革的开始。②

在 10 余年的医药卫生体制改革中，根据时间和发展阶段，可分为四个阶段：

第一个阶段：2009—2011 年，以五项重点改革任务为主要内容。《关于深化医药卫生体制改革的意见》和《医药卫生体制改革近期重点实施方案（2009—2011 年）》正式印发，体现了党的十七大精神，坚持公共医疗卫生公益性，并首次提出把基本

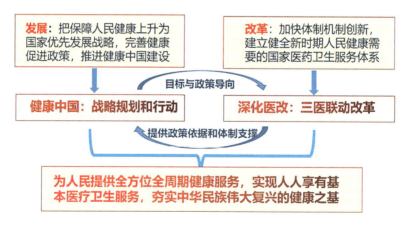

图 1-9　健康中国与深化医疗卫生体制改革的关系

①　民政部门户网站：《2009 年民政事业发展统计公报》，2010 年 6 月 10 日，见 https://www.mca.gov.cn/n156/n189/c93347/content.html。

②　魏子柠：《将中国医改进行到底》，中国协和医科大学出版社 2019 年版。

医疗卫生制度作为公共产品向全民提供，实现人人享有基本医疗卫生服务，明确了深化医疗卫生体制改革的总体方向和基本框架——"一个目标、四个体系、八项支撑"和五项重点改革任务，一个目标为建立覆盖城乡的基本医疗卫生制度，四个体系为公共卫生服务、医疗服务、医疗保障、药品供应保障体系，八项支撑指加强和完善管理、运行、投入、价格、监管、科技与人才、信息、法制，五项重点改革任务为"四项基本一项试点"，即基本医疗保障制度、国家基本药物制度、基层医疗卫生服务体系、基本公共卫生服务均等化和公立医院改革试点。

第二个阶段：2012—2015 年，以三项重点改革任务为重要内容。《"十二五"期间深化医药卫生体制改革规划暨实施方案》印发，标志着深化医疗卫生体制改革中的五项重点改革任务转变为三项重点改革任务——健全全民医保体系、巩固完善基本药物制度和基层医疗卫生机构运行新机制、深化公立医院改革。这是对五项重点改革任务的继承和发扬，是根据我国新的发展形势和要求进一步地深化和拓展，是在之前探索的基础上全面推进改革。

第三个阶段：2016—2020 年，以建设"五项制度"为重要内容。在全国卫生与健康大会上，习近平总书记提出了"以基层为重点，以改革创新为动力，预防为主，中西医并重，将健康融入所有政策，人民共建共享"的新时代卫生健康的工作方针。2017 年，《"十三五"深化医药卫生体制改革规划》颁布，明确提出要在五项制度建设取得新突破——建立科学合理的分级诊疗制度、科学有效的现代医院管理制度、高效运行的全民医疗保障制度、规范有序的药品供应保障制度、严格规范的综合监管制度，同时要统筹推进人才培养使用和激励评价机制、多元办医格局、公共卫生服务体系等相关领域改革。

第四个阶段：2021 年至今，以支撑国民健康发展为重要内容。"十四五"期间，医疗卫生体制改革不断向深水区迈进。2022 年，国务院办公厅印发《"十四五"国民健康规划》，明确把改革融入卫生健康体系的建设，从公共卫生服务能力、重大疾病危害控制和消除、医疗卫生服务质量持续改善、医疗卫生相关支撑能力和健康产业发展水平不断提升、国民健康政策体系等方面分别提出相应的目标，并从健康水平、健康生活、健康服务、健康保障、健康环境、健康产业这六个方面构建了指标监测体系，从而能够更为客观地评价我国人民健康发展水平和健康中国战略的实施进程。

（二）"健康中国"战略实施历程

健康中国战略是规划蓝图，推进健康中国建设则是战略实施的全过程。党的十八大以来，人民健康被放在优先发展的地位上，党对卫生健康工作的认识提升到了新的高度。党的十八届五中全会作出了"推进健康中国建设"的重要决策，党的十九大从国家整体发展战略层面统筹提出健康中国战略，健康中国战略是我国实现中国式现代化的发展战略之一，党的二十大再次强调推进健康中国建设是增进民生福祉、提高人民生活品质的重要内容和战略举措。截至2023年，根据目前的政策和发展情况，健康中国建设可分为两个阶段：

第一个阶段：2016—2020年，明确提出推进健康中国建设到实现全面建成小康社会。2016年颁布的《"健康中国2030"规划纲要》提出2030年要达到的阶段性的核心目标，围绕健康的主要因素协同发力，提出普及健康生活、优化健康服务、完善健康保障、建设健康环境、发展健康产业等五项重点任务，并确立了可测量的相关指标。2019年，印发《国务院关于实施健康中国行动的意见》，通过采用关口前移的干预策略和低成本—高健康绩效的现实途径，针对我国当前重大疾病、重点因素、重点人群，以十五项行动为突破点，协同政府、社会、个人三方参与。2020年，我国全面建成小康社会，也标志着健康中国建设进入新的历史方位。

表1-4 健康中国建设主要指标

领域	指标	目标值		
		2015年	2020年	2030年
健康水平	人均预期寿命（岁）	76.34	77.3	79.0
	婴儿死亡率（‰）	8.1	7.5	5.0
	5岁以下儿童死亡率（‰）	10.7	9.5	6.0
	孕产妇死亡率（1/10万）	20.1	18.0	12.0
	城乡居民达到《国民体质测定标准》合格以上的人数比例（%）	89.6（2014年）	90.6	92.2
健康生活	居民健康素养水平（%）	10	20	30
	经常参加体育锻炼人数（亿人）	3.6（2014年）	4.35	5.3

续表

领域	指标	目标值		
		2015 年	2020 年	2030 年
健康服务与保障	重大慢性病过早死亡率（%）	19.1（2013 年）	比 2015 年降低 10%	比 2015 年降低 30%
	每千常住人口执业（助理）医师数（人）	2.2	2.5	3.0
	个人卫生支出占卫生总费用的比重（%）	29.3	28 左右	25 左右
健康环境	地级及以上城市空气质量优良天数比率（%）	76.7	＞ 80	持续改善
	地表水质量达到或好于Ⅲ类水体比例（%）	66	＞ 70	持续改善
健康产业	健康服务业总规模（万亿元）	—	＞ 8	16

资料来源：《"健康中国 2030"规划纲要》。

　　第二个阶段：2021 年至今，明确提出全面推进健康中国建设，到 2030 年建成健康中国。2021 年 3 月，《中华人民共和国国民经济和社会发展第十四个五年规划和 2035 年远景目标纲要》（以下简称"'十四五'规划"）中，明确提出我国处于全面推进健康中国建设阶段，从构建强大的公共卫生体系、深化医药卫生体制改革、健全全民医保制度、推动中医药传承创新、建设体育强国和深入开展爱国卫生运动 6 个章节作出部署。2022 年 4 月，《"十四五"国民健康规划》中，明确提出到 2035 年建立基本实现社会主义现代化相适应的卫生健康体系的远景目标。同年，在党的二十大报告中，再次强调了推进健康中国建设的重要性。2023 年，《健康中国行动 2023 年工作要点》中，在健全完善工作机制、制定印发政策文件、扎实推进重点工作、组织开展特色活动等四方面进行部署，确保我国的健康中国建设稳步推进，各项任务目标如期实现。

（三）推进健康中国建设的成就

　　我国人民健康水平实现大幅度提升，主要健康指标居于中高收入国家前列并且城乡居民健康状况差异进一步缩小。1949—2022 年，我国人口从 5.4 亿增长到 14.1 亿左右，其中 65 周岁及以上人口为 20978 万人，约占 14.9%[1]，人均预期寿命

---

[1]　中华人民共和国国家卫生健康委员会：《国家卫生健康委员会 2022 年 7 月 5 日新闻发布会——介绍健康中国行动实施以来进展与成效》，2022 年 7 月 5 日，见 http://www.nhc.gov.cn/xwzb/webcontroller.do?titleSeq=11458&gecstype=1。

从 35 岁增加到 77.93 岁①；孕产妇死亡率为 15.7/10 万，其中：城市 14.3/10 万，农村 16.6/10 万，婴儿死亡率 4.9‰，其中：城市 3.1‰，农村 5.7‰，主要健康指标居于中高收入国家前列。

表 1-5　健康水平主要指标进展

指标	2010 年	2015 年	2020 年	2021 年
平均期望寿命（岁）	74.8	76.3	77.9	77.93
婴儿死亡率（‰）	13.1	8.1	5.4	5.0
5 岁以下儿童死亡率（‰）	16.4	10.7	7.5	7.1
孕产妇死亡率（1/10 万）	30.0	20.1	16.9	16.1

资料来源：国家卫生健康委网站历年我国卫生健康事业发展统计公报。

医疗卫生服务资源不断丰富，建成了世界上规模最大的卫生服务体系。医疗机构数量持续提升，医疗卫生机构由 2012 年的 96.2 万个增长为 2022 年的 103.3 万个，卫生人员总数也在不断增加，2022 年，我国每千人执业（助理）医师数为 3.15 人，每千人注册护士数为 3.71 人，医护比增加到 1∶1.18，与发达国家差距

（单位：万人）

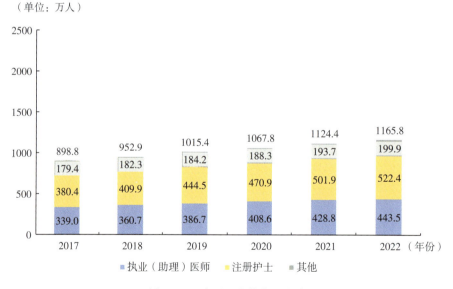

图 1-10　全国卫生技术人员数

———————

①　国家卫生健康委网站：《2022 年我国卫生健康事业发展统计公报》，2023 年 10 月 12 日，见 https://www.gov.cn/lianbo/bumen/202310/content_6908685.htm。

日渐缩小。

医疗保障水平大幅提高，建成了覆盖全民的基本医疗保障网。截至 2022 年，我国基本医疗保险参保总人数达到 13.5 亿，参保覆盖面稳定在 95% 以上，个人卫生支出占卫生总费用的比重由 2012 年的 34.34% 下降为 2022 年的 27.0%。

表 1-6　2018—2022 年我国基本医疗保险情况

领域	指标	2018 年	2019 年	2020 年	2021 年	2022 年
全国基本医疗保险	参保总人数（万人）	134452	135436	136100	136424	134570
	基金总收入（亿元）	21090	23335	24639	28710	30698
城镇职工基本医保	参保人数（万人）	31673	32926	34423	35422	36242
	基金收入（亿元）	13259	14884	15625	18968	20637
	基金支出（亿元）	10505	11817	12834	14863	15158
	基金结余（亿元）	18605	21850	25324	29409	35004
城乡居民基本医保	参保人数（万人）	89741	102510	101677	101002	98328
	基金收入（亿元）	6974	8451	9014	9742	10061
	基金支出（亿元）	6285	8128	8115	9148	9273
	基金结余（亿元）	4333	5062	6050	6712	7537

资料来源：国家医疗保障局网站。

织牢世界规模最大的公共卫生防护网，促进基本公共卫生均等化，专业公共卫生机构由 12083 个增长为 12436 个，实施基本公共卫生均等化制度，基本公共卫生服务经费人均财政补助标准由 2011 年的 25 元提高至 2022 年的 84 元。

我国城乡居民健康素养提升显著，2015—2022 年，全国城市居民健康素养水平从 10.25% 增长到 27.78%，2022 年东、中、西部地区居民健康素养水平分别为 31.88%、26.70% 和 22.56%，均超过规划纲要中 2020 年的 20% 的目标值，其中东部地区已率先完成 2030 年目标。① 中国居民三个方面健康素养水平和六类健康问题素养水平持续提升，截至 2022 年，基本知识和理念素养水平为 41.26%，健康生活方式与行为素养水平为 30.63%，基本技能素养水平为 26.00%，六类健康问题素养水平由高到低依次为：安全与急救素养 58.51%、科学健康观素养 53.55%、健康信息素养 39.81%、慢性病防治素养 28.85%、传染病防治素养 28.16% 和基本医疗素养 27.68%。

表 1-7　2022 年中国居民健康素养水平城乡和地区分布

组别	分类	健康素养水平（%）
城乡	城市	31.94
	农村	23.78
地区	东部	31.88
	中部	26.70
	西部	22.56
全国		27.78

资料来源：《2022 年中国居民健康素养监测情况》，见 http://www.nhc.gov.cn/xcs/s3582/202308/cb6fa340a2fd-42b6b7112310b2e1830a.shtml。

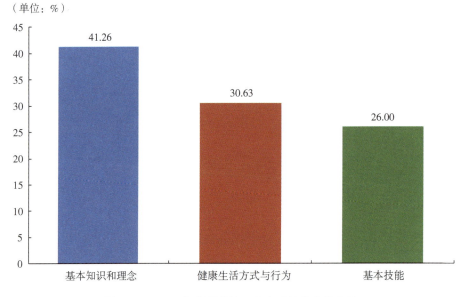

（单位：%）

图 1-11　2022 年中国居民三个方面健康素养水平

① 国家卫生健康委网站：《2022 年全国居民健康素养水平达到 27.78%》，2023 年 8 月 21 日，见 https://www.gov.cn/lianbo/bumen/202308/content_6899405.htm。

（单位：%）

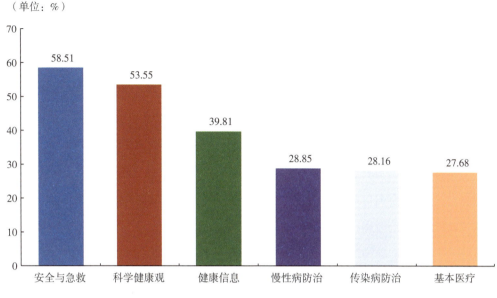

图1-12　2022年中国居民六类健康问题素养水平

二、"建成健康中国"的时代挑战

（一）国家健康水平关系国家发展和人民根本福祉

健康是人类社会永恒的主题，也是社会发展的先决条件，不仅代表了一个国家与社会进步的重要标志，也是国家竞争力的重要组成部分，更是国家可持续发展的推动力。[①] 可以说，不少国家和地区都将人口健康作为国家发展战略来实施和规划。健康发展战略不仅反映一个国家对国民健康的总体价值观和发展愿景，更是当今国际竞争与合作的重要领域。美国早在20世纪90年代就明确提出居民的健康状况是关系国家经济、政治和社会稳定的大事，并启动健康国家战略计划的研究，每10年为一个周期制定计划，不断提高国民的健康水平，其中在"健康国民2030"中更加注重健康和生活质量的社会决定因素，利用经济、教育、医疗保健、社区特征和家庭方面的各项指标来制定未来十年的目标，比如到2023年，79.8%的成年

---

①　王小万、代涛、朱坤：《"健康国家"战略发展的过程与国际经验》，《医学与哲学（人文社会医学版）》2008年第11期。

人自我报告身体健康状况良好或更好，80.1% 的成年人自我报告心理健康状况良好或更好。[①] 2004 年，欧盟针对欧洲的卫生健康领域所面临的挑战，在全社会参与、建立伙伴关系、着眼于居民健康而非疾病、鼓励健康促进、全球化等方面提出"健康欧洲"战略计划；[②] 而加拿大的"健康国家发展战略"中也从提高卫生服务可及性与质量，发展初级卫生保健和预防服务，健康公平，健康与全球化确立了发展目标；在亚洲地区，日本为了解决快速老龄化和医疗费用沉重等问题，提出了"健康日本"发展战略，并提出"2035 年日本通过医疗卫生引领全球"愿景，是在未来疾病谱变化和社会人口结构变化背景下，以控制慢性病、延长国民健康寿命、提高生活质量为目标，适用于全人群，有助于提升经济增长的医疗卫生体系，转变现有医疗保健模式，推动国民关注自身健康的健康战略。[③]

健康国家发展战略，是从国家层面将"个人健康"作为发展战略，这构建了新的社会健康价值理念，创新了卫生改革与发展的传统模式。[④] 基于国民健康的发展战略是通过研究居民健康的决定性因素，维护、促进和提升健康水平所需要的政策与环境，促进全社会的参与，统筹和配置社会资源，将健康因素与社会各项政策有机结合，并且通过筛选不同领域的相关指标建立战略实施评价体系，了解健康战略的实施情况并不断地调整战略目标的过程。每个国家的健康战略都是针对各国国情而制定的健康战略，比如根据经济社会发展情况、医疗卫生服务体系特点和居民健康状况分阶段提出战略目标，保持国民健康水平的不断发展，强化健康产业成为国民经济和社会的支撑。"建成健康国家"应当是在国民健康水平、卫生健康服务体系、健康科技、健康产业等方面显现出强劲综合实力，并且整体发展水平位于世界前列。因此，"建成健康中国"不仅需要满足人民群众高品质美好生活需求，提升国民健康水平，也是社会主义现代化国家建设的要求，是我国实现中国式现代化的

① Lou Nicole, *Healthy People 2030: HHS Prioritizes Socioeconomic Disparities, Overall Well-Being*, 2020 年 8 月 20 日，见 https://www.medpagetoday.com/publichealthpolicy/publichealth/88191#:~:text=%22 Healthy%20People%202030%20prioritizes%20key,a%20new%20tab%20or%20window。

② Ståhl T., Wismar M., Ollila E., et al., *Health in All Policies: Prospects and Potentials, Ministry of Social Affairs and Health*, Health Department, Finland, 2006.

③ 王昊、张毓辉、王秀峰：《健康战略实施机制与监测评价国际经验研究》，《卫生经济研究》2018 年第 6 期。

④ 施小明：《全球国家健康战略概况及对建设健康中国的启示》，《中华预防医学杂志》2016 年第 8 期。

重要目标，关系着我国的国际竞争力和持续发展能力。

（二）多重疾病负担持续增长，人口结构形势严峻

随着工业化、城市化和人口老龄化的加速，居民生产生活方式的变化、生态环境、食品安全等因素对我国居民健康的影响越来越大。从疾病负担上看，我国的疾病影响因素复杂，慢性病共病率增加，不同性别、年龄、区域之间存在差异。我国心脑血管疾病、癌症等慢性病的发病率和死亡率不断上升且呈现低龄化趋势，其死亡人数占居民总死亡人数的比例高达 86.6%，造成的疾病负担占总疾病负担的 70%。[①]2000—2020 年，我国居民心血管疾病死亡率与高血压、糖尿病患病率不断上升[②]，整体癌症粗发病率和死亡率仍呈持续上升趋势，发达国家与发展中国家癌症疾病谱并存，并且存在城乡差异较大、地区分布不均衡的现象。[③] 在精神心理健康方面，我国抑郁症的患病率呈上升趋势，所导致的伤残调整寿命年率增加，从 1990 年的 525.1/10 万人增加到 2017 年的 607.4/10 万人[④]，而且患病率存在年龄与性别差异，大于 55 岁的患病率相较于年轻人群上升，女性比男性抑郁症患病率更高，2017 年女性患病率为 5039.6/10 万人，远高于男性的 2984.9/10 万人。[⑤] 同时，在健康影响因素方面，烟草使用、身体活动不足、超重肥胖、不合理膳食、空气污染等问题仍然普遍。

除了疾病因素，我国面临老龄化和少子化的人口结构挑战。据国家统计局报告，2022 年出现近 60 年以来的首次负增长，出生率从 21 世纪初的 14% 跌至 7%，总和生育率为 1.3，处于严重少子化的阶段；全国 65 周岁及以上老年人口从 1990 年的 6299 万人增长到 2020 年的 19064 万人，占总人口的 13.50%，老年人口抚养

---

① 疾病预防控制局：《解读〈中国防治慢性病中长期规划（2017—2025 年）〉》，2017 年 2 月 14 日，见 http://www.nhc.gov.cn/jkj/s3586/201702/34a1fff908274ef8b776b5a3fa4d364b.shtml。

② Zheng R., Zhang S., Zeng H., et al., "Cancer Incidence and Mortality in China, 2016", *Journal of the National Cancer Center*, Vol.2, No. 1 (2022), pp.1-9.

③ 中国心血管健康与疾病报告编写组：《〈中国心血管健康与疾病报告 2022〉概要》，《中国介入心脏病学杂志》2023 年第 7 期。

④ Huang Y., Wang Y., Wang H., et al., "Prevalence of Mental disorders in China: A Cross-Sectional Epidemiological Study", *The Lancet Psychiatry*, Vol.6, No. 3 (2019), pp.211-224.

⑤ Long H., Zeng X., Liu Q., et al., "Burden of Osteoarthritis in China, 1990–2017: Findings from the Global Burden of Disease Study 2017", *The Lancet Rheumatology*, Vol.2, No. 3 (2020), pp.164-172.

比在 2021 年超过了 20%。老年人伴随的认知、运动、感官功能下降以及营养、心理等健康问题日益突出，将对医疗体系和长期照护体系的需求不断增加。而老龄化、少子化的人口结构对医保基金产生巨大的筹资和支付压力，2021 年医保统计公报显示，当年退休人员的住院率达到 39.5%。职工医保的医疗总费用中退休人员已经占到 58%。因此，我国的卫生健康体系面临着疾病因素复杂、防治需求不均衡的问题，老龄人口健康需求增多，人口结构造成的代际筹资压力等重要挑战。如果这些问题不能得到有效解决，不仅严重影响人民健康，而且制约经济发展，影响社会和谐稳定。

（三）经济增长转向高质量发展，健康需求推动健康经济增长

当前，我国经济已经从高速增长阶段转向高质量发展阶段。过去，我国经济增长主要依靠大规模的要素投入，追求速度、规模增长，在国际产业链价值链中仍处于中低端，付出的资源环境代价过高。现今，我国面临要素资源约束加剧，要素价格攀升，劳动年龄人口规模下降，比较优势减弱等亟待解决的问题。[1] 因此，今后传统要素上的数量扩张型增长要让位于质量效益型红利，即传统要素上的效率提升和新要素的产生，要依靠创新驱动经济发展，走高质量发展之路。当前，我国在卫生健康领域的主要矛盾为人民日益增长的健康需求与不平衡不充分的发展之间的矛盾，矛盾主要方面为健康经济发展的不平衡不充分，表现在区域性差异和结构性差异。区域性差异，是指我国东西中部地区的健康产业发展水平不平衡，城乡之间能够有效满足居民健康需求的资源不足，同时存在差异。结构性差异，指健康产业结构升级相对滞后于居民消费结构升级，供求存在错位，需要加大传统健康产业改造升级，更好地满足居民个性化、层次化的健康需求。

从全球新兴产业发展来看，随着医疗技术的发展与经济水平不断提高，人口健康寿命得到延长，生产生活方式转变，各个国家都面临着老龄化、亚健康等问题，催生出大量的健康需求。养老方面，美国以养老社区为核心带动了房地产开发运营和信托基金等产业的发展，日本"银发经济"推动医养结合、社区与机构互补的养

---

① 林江：《深刻把握经济高质量发展的内涵要义》，2023 年 9 月 20 日，见 http://theory.people.com.cn/n1/2023/0920/c40531-40081356.html。

老模式发展；亚健康问题激发居民对保健品的需求，2018 年，我国保健品市场规模达 402 亿美元，成为全球第二大保健品市场①，同时，对健身、保健、按摩、心理疏导等服务需求旺盛，2019 年我国休闲保健服务业年产值高达 2000 亿元。大健康产业以满足全人群全生命周期健康需求不断扩展，从疾病前端的预防保障和疾病后端的养护康复双向延伸，与医疗卫生服务、医药制造、健康管理、健康保险、养老服务、健康旅游、体育等各个产业深度融合，促使经济不断增长。当前，大健康产业已经成为全球规模最大、发展速度最快的新兴产业之一，2018 年美国健康产业占 GDP 的比重为 17.5%，加拿大、日本、韩国等国家在 10% 左右，成为拉动经济增长的重要力量。②

（四）科技革命带来新机遇，建设健康科技创新高地

新一轮科技革命，信息技术、人工智能、生物技术的革新与卫生健康领域深度融合，在防范公共卫生风险和健康挑战、重塑医疗模式和引领未来经济产业格局中的作用不断增强。目前我国高端医学诊疗设备元器件严重依赖进口，创新药物自主保障能力较弱，符合我国人群特征的临床诊疗指南和规范很大程度上引用国外研究成果，生物信息数据等基础性研究资源，必需关键原材料、大型和尖端科学仪器依赖国外情况严重，实验室基础设施国产化比例较低，自主科研创新能力薄弱。生命安全和生物安全领域的重大科技成果是国之重器，是现代化建设必须补齐的短板。

"建成健康中国"必须面向人民生命健康加快科技创新，整合优化各类创新资源要素，构建健康科技创新体系，提升创新体系整体效能，解决好各自为战、转化率不高等突出问题，提升原始创新和集成创新能力，补上短板弱项、攻克一批保障人民健康的"卡脖子"问题，扭转以跟踪为主的局面，发挥后发优势，开辟新赛道，在一些关键领域实现"弯道超车"。依托国家医学中心等高水平医院打造国家生命健康领域战略科技力量，实施前瞻性、战略性重大科技项目，建立医研企协同创新模式，建立核心技术攻关体制，建立完善创新成果转化机制，形成中国的制度、标

---

①　Euromonitor International, *World Market for Consumer Health Product*, 2023 年 10 月，见 https://www.euromonitor.com/world-market-for-consumer-health/report。

②　李欢、张城彬：《国际大健康产业发展路径研究》，《卫生经济研究》2021 年第 3 期。

准，提高国产药品、医疗器械和疫苗国际竞争力，使我国成为孵化全球生命健康科技成果和吸引全球高端创新人才的高地。

三、"建成健康中国"未来愿景

（一）"建成健康中国"与中国式现代化的关系

"建成健康中国"是中国式现代化的重要根基。健康是促进人全面发展的必然要求，也是经济社会发展的重要基础。随着生命科学发展与医学技术的进步，极大地丰富了疾病治疗和健康促进的手段，人群健康水平大幅度提升。从国际上看，联合国千年发展目标将健康作为全球发展议程的重要内容，发布的人类发展指数中三大核心指标，反映健康水平的人均期望寿命位列第一；美国、日本、欧盟、加拿大等国家和地区都相继研究制定了健康战略规划[①]，体现了健康对于综合国力和可持续发展能力的重要性。目前，我国已经全面建成小康社会，"建成健康中国"就是进一步提升民族身心健康素质，实现更高水平的国民健康，为促进人的全面发展和实现中国式现代化筑牢健康根基。因此，"建成健康中国"是社会主义现代化国家的标志性事业，也是实现中国式现代化的重要根基。[②]

"建成健康中国"是中国式现代化目标的重要组成。"建成健康中国"是一个总体目标，推进健康中国建设是一个动态过程。党的十八届五中全会首次明确提出"推进健康中国建设"，以全民健康促进全民小康，并把健康中国作为实现全面小康社会和中华民族伟大复兴中国梦的重要内容。党的十九届五中全会第一次提出"建成健康中国"。"十四五"规划中将"建成健康中国"作为到 2035 年基本实现社会主义现代化远景目标的重要组成部分。党的二十大报告中，再次重申了这一目标要求。2022 年 7 月 5 日，介绍健康中国行动实施以来进展与成效新闻发布会上，明确提出"到 2035 年'建成健康中国'，到 2050 年建成与社会主义现代化国家相适应的健康国家"的目标。可以说，"建成健康中国"与中国式现代化的战

① 王昊、苏剑楠、王秀峰：《健康优先的基本内涵与实践经验》，《卫生经济研究》2020 年第 2 期。

② 王秀峰：《"建成健康中国"的内涵与保障机制——基于对党的二十大精神的学习与思考》，《卫生经济研究》2023 年第 3 期。

略目标高度契合，是实现第二个百年奋斗目标和中华民族伟大复兴中国梦的重要部分。

（二）"建成健康中国"的建设路径

"建成健康中国"不仅要符合国际健康国家建设的特点，更要满足我国的国情特点。从中国式现代化和"建成健康中国"的核心内容来看，两者密切相关，相辅相成。因此，结合中国式现代化的特征剖析"建成健康中国"的建设路径。

1. 以分层分类为发展模式支撑人口规模巨大的现代化

当前，全球进入现代化国家的有 20 多个，总人口在 10 亿左右，而我国总人口高达 14 多亿，规模超过现有现代化国家人口总和，在迈向现代化进程中面临着巨大的挑战，艰巨性、复杂性前所未有。[①] 除此以外，我国各地发展基础不同，存在优质卫生健康资源分布不均、地区之间配置不均衡、不同阶段健康问题交织复杂度高等问题。我国卫生健康现代化进程中，既面临高龄化、少子化、慢性病负担沉重、精神卫生等发达国家共同健康问题，也依然存在传染病、地方病、寄生虫病等发展中国家普遍健康问题，并且环境卫生、职业卫生、食品卫生等问题依然突出。鉴于此，我国卫生健康现代化道路势必是具有中国特色的中国发展之路，需要以高效的发展方式来满足人民健康需求，用有限资源解决好 14 亿多人口的健康问题，也需要分层分类确立发展目标，通过资源充足地区对稀缺地区进行帮扶攻坚，充分利用互联网技术实现优质医疗资源的扩容。因此，"建成健康中国"具有规模性，需要以人民健康为中心，走高质量发展道路，分层分类梯度推进。

2. 以促进健康公平为目标实现全体人民共同富裕的现代化

健康是人自由全面发展的基础，也是共同富裕的基本前提[②]，健康公平是社会公平的重要组成，实现全体人民共同富裕的现代化就是要着力维护和促进社会公平正义，兼顾效率与公平，坚决防止两极分化。农村仍然是健康中国建设的短板，基础设施和服务水平落后于城市，需要瞄准"农村基本具备现代生活条件"目标，将卫生健康工作的重心放到农村去，人力投入、物力配置、财力保障加大对乡村倾斜

---

① 习近平：《中国式现代化是强国建设、民族复兴的康庄大道》，《求是》2023 年第 16 期。

② 王秀峰、吴华章、甘戈：《卫生健康在共同富裕中的地位作用与主要任务》，《卫生经济研究》2022 年第 2 期。

力度，推进城乡医疗卫生一体化发展。适应共同富裕建设中的新变化，以人民健康为中心，坚持卫生健康事业的公益性，把破解卫生健康不平衡、不充分发展问题作为"建成健康中国"的重要任务，以基本公共卫生服务均等化、基本医疗服务均质化和优质医疗卫生资源配置均衡化为目标，落实政府责任，健全基本医疗卫生服务体系，提高卫生健康服务质量，加大卫生健康设施设备、人才队伍建设，加快优质医疗资源扩容和区域均衡布局，促进健康公平。[①]

3. 以身心协调为要义发展物质文明和精神文明相协调的现代化

物质富足、精神富有是社会主义现代化的根本要求。中国式现代化既要物质财富极大丰富，也要大力发展社会主义先进文化，促进物的全面丰富和人的全面发展。由于经济社会等物质文明发展迅速，居民工作生活节奏较快，心理对人的健康影响愈发明显，需要把心理健康和精神卫生放在与身体健康同等重要的位置，加强民众心理健康知识教育和心理疾病科普工作，加强对抑郁症、焦虑症等常见精神障碍和心理行为问题的干预，遏制人数逐年增多的趋势。"建成健康中国"通过培育健康文化促进国民身心健康协调发展，促进人的全面发展。在健康中国行动的引领下，加强疾病知识、健康问题的科普工作提升国民健康素养，加大对健身设施和场所的建设，营造全民健身氛围，提升国民主动健康能力，促使全体人民形成文明健康的行为习惯和生活方式，形成社会健康风尚，培育身心健康的国民，以社会健康文化丰富社会主义先进文化。

4. 以可持续性为核心实现人与自然和谐共生的现代化

人与自然是生命共同体，良好的生态环境是人类生存与健康的基础，社会可持续的发展能力离不开良好的生态环境，以可持续性为核心建设环境健康，绘制人与自然和谐共生的美丽图景。建设环境健康，需要落实党委、政府保护责任，建立严格的生态环境保护制度，健全环境与健康评估监测机制，推进城乡环境卫生综合治理，持续加大生态系统的有效保护力度。当前，我国提出的碳达峰、碳中和（以下简称"双碳"）目标，将显著地改善人类健康，在卫生健康领域迎来新的战略机遇期。[②]"双碳"目标的实施有助于环境健康的建设，产生的绿色、安全、清洁的

---

① 李滔、王秀峰：《健康中国的内涵与实现路径》，《卫生经济研究》2016年第1期。
② 方海：《碳达峰、碳中和：中国卫生健康系统的战略机遇》，《中华医学杂志》2022年第2期。

水源、空气和食物，会降低疾病的发病和死亡。"双碳"目标本身所改善的气候变化和空气质量，将产生直接的健康效益。有研究显示，中国采取积极的大气污染控制措施，并在 2060 年实现碳中和，全国 78% 的人口 $PM_{2.5}$ 年均暴露水平低于 10 微克/立方米，从而极大降低呼吸道、心血管、神经系统等疾病负担。[①] 因此，在卫生健康领域，必须坚持可持续发展理念，积极实现"双碳"目标，加强健康环境的建设。

5. 以兼容并包为原则走和平发展道路的现代化

"建成健康中国"具有包容性，吸引全球卫生健康资源要素，参与全球健康治理，构建人类卫生健康共同体。健康问题的世界特征决定了解决健康问题，离不开全世界的合作，仅凭一个国家独立解决或者医疗卫生部门是无法应对当前复杂的健康挑战，需要采取跨国跨部门的全球性行动来共同应对。[②] 中国式现代化坚持独立自主、自力更生，在坚定维护世界和平与发展中谋求自身发展，又以自身发展更好维护、促进世界和平与发展。"建成健康中国"要求在面对传染病、慢性病等层出不穷的全球性健康难题，加强国际合作，提升重大疾病和传染病防治水平，推进规则规制、管理标准等制度型开放，参与全球卫生治理；走和平发展的道路，强化国际合作促使内外联动，吸引全球卫生健康资源要素，面向人民健康加强原创性、引领性科技攻关，强化国家战略科技力量，从而推进全球健康事业发展，构建人类卫生健康共同体，提升我国健康影响力，维护和促进世界各国人民的健康水平。

四、公立医院在"建成健康中国"中的使命

公立医院是我国医疗卫生服务体系的主体，也是"三医"协同发展和治理的重要交汇点，其改革发展目标与健康中国战略全面实现密不可分，健康中国重要战略机遇期与深化医药卫生体制改革迈入深水区协同推进。2016 年，《"健康中国 2030"规划纲要》明确提出，"全面建成体系完整、分工明确、功能互补、密

---

① Cheng J., Tong D., Zhang Q., et al., "Pathways of China's PM2. 5 Air Quality 2015–2060 in the Context of Carbon Neutrality", *National Science Review*, Vol.8, No. 12 (2021).

② 吴宁、石丹阳：《新时代中国特色社会主义健康中国》，《社会科学家》2022 年第 12 期。

切协作、运行高效的整合型医疗服务体系"。2021 年,《国务院办公厅关于推动公立医院高质量发展的意见》印发, 明确了公立医院高质量发展的目标、方向、举措, 是"十四五"期间中央全面深化改革重点任务的顶层设计和高位推动, 标志着公立医院进入高质量发展阶段。公立医院床位数占到医院床位数的 70% 以上, 总入院人数占医院总人数的 80% 以上, 公立医院的发展质量和服务水平直接关系人民群众的健康水平, 是我国卫生健康领域现代化的重要组成部分。因此, 探讨公立医院在"建成健康中国"中的使命, 为公立医院高质量发展提供科学指引。

(一) 贯彻全生命周期理念, 主动衔接整合型医疗服务体系

在健康中国建设的背景下, 为人民群众提供全方位全生命周期的健康服务是"建成健康中国"的主要任务之一。世界卫生组织在 2008 年就提出整合型服务体系的概念, 通过卫生体系内不同层级机构间协作, 根据人们生命不同阶段的需要进行健康促进、疾病预防、诊断、诊疗、疾病管理、康复和姑息治疗等连续性服务的提供和管理。[①] 2023 年, 中共中央办公厅、国务院办公厅印发《关于进一步完善医疗卫生服务体系的意见》, 分阶段提出医疗卫生服务体系的目标, 明确提出到 2035 年, 要建成体系完整、分工明确、功能互补、连续协同、运行高效、富有韧性的整合型医疗卫生服务体系。公立医院作为我国医疗卫生服务的主体, 必须要贯彻"大健康、大卫生"的理念, 从以治疗为中心转向以健康为中心, 将为人民群众提供全生命周期的医疗服务扩大为全生命周期的健康服务, 将健康促进的理念融入到医院的建设与服务中。其次, 要依据区域卫生规划与当地实际健康需求, 对内科学规划床位规模发展 一院多区, 促进优质资源扩容和区域化均衡布局, 对外制定错位协同发展战略, 促成区域内不同医疗机构的良性发展。另外, 公立医院要注重平急结合, 加强防范化解重大疫情和突发公共卫生风险能力, 主动衔接医防协同机制。最后, 健全与疾病预防、康复、长期护理等不同健康服务体系的分工协作机制, 形成共同为人民群众提供全生命周期健康服务的局面, 提升医疗卫生服务公平性、可及性, 促进人民群众健康水平显著提升。

---

① 　王欣、孟庆跃:《国内外卫生服务整合评价方法概述》,《中国公共卫生》2016 年第 9 期。

（二）以价值医疗为导向，提升公立医院服务和管理能力

价值导向型医疗（value-based healthcare）是指以患者为中心，充分考虑患者在医疗全流程中的需求和体验，通过监控患者群体的医疗效果，控制消耗的医疗资源和成本，为患者提供更高价值的医疗服务。[①] 价值医疗的核心主要是降低医疗成本，提升医疗质量和效率，具有创新性、整合性、精细化、可及性和信息化的特征[②]，符合公立医院高质量发展的目标。首先，这种医疗服务模式要求公立医院要从患者的需求出发，重视患者体验与医患沟通，有利于推动多学科合作为患者提供诊疗的一站式服务。加强国家医疗中心和区域医疗中心建设，形成良好的辐射带动作用，面向人民健康主要问题和影响因素，加强学科前沿技术发展引领临床专科建设，更好地解决患者疾病救治问题，加强多学科联合平台建设，为患者提供一站式服务，改善就医体验。其次，在价值医疗的理念下，注重医疗服务的成本与效果，医院必须从以前粗放型发展转向精细化管理。除了管理的精细化以外，利用精准医学等技术推动医疗服务模式创新。公立医院应利用自身优势，结合大数据、人工智能等信息化手段，面向影响人民健康的重大疾病开展临床研究，加强硬件设施和激励机制的配套支持，大力推动精准医学、精准健康等领域前沿技术的突破。

（三）以数智融合为导向，加强科学技术和服务创新

新一轮科技革命加速演变，人工智能、5G、物联网、区块链等技术不断发展，基因技术、精准医学和手术机器人等高端装备加速推进，对公立医院技术创新、服务模式转变、服务效能提升提供了有力支撑。依托公立医院大力发展互联网医院，利用数字化、智慧化的手段创新医院的服务模式，为患者提供在线便捷高效的服务、随访管理和远程指导，优化患者就医流程，改善患者就医体验。对医院的基础设施进行数智化改造，不仅能提升患者的就医感受，还能减轻医疗工作者的压力，

---

① 蒋海泥、王留明、杜杏利：《新形势下我国价值导向型医疗服务体系构建》，《中国医院》2018年第4期。

② 雷丽蓉、刘志远、伍林生：《论价值医疗助推公立医院公益性的实现》，《卫生经济研究》2019年第10期。

比如病房智慧化改造，能够减轻护理人员重复性劳动，而且能够更加精准实时掌握患者情况，助力医院夯实质量与安全的基石。推动人工智能、物联网、大数据技术与医院诊疗技术和服务的深度融合，加强人工智能化诊疗系统建设，开展高质量的大型队列研究，强化以临床问题为导向的科研攻关和技术创新。利用 5G 和 AR 等技术发展远程医疗，推动优质医疗资源下沉和区域间协调，提升基层医疗服务能力。

（四）以健康需求为导向，构建高质量卫生健康服务体系

高质量意味着不仅要能够及时地满足全人群的健康需求，并且公平地满足不同地区、不同人群之间的健康需求。当前，优质的健康服务供给与需求之间矛盾依旧突出，构建高质量卫生健康服务体系必须加强推动供给侧结构性改革，解决卫生人力资源不足、区域之间健康资源覆盖不均衡、服务体系碎片化等问题。公立医院的高质量发展必须以人民健康为中心，以满足全人群全生命周期的健康需求为导向，主动衔接整合型的健康卫生服务体系。在整体布局中，要突出高水平公立医院的功能定位，主攻疑难病、罕见病、重大特病，把普通慢病和常见病下沉到基层机构，推动分级诊疗中县域医共体、城市医院集团的建设，促使公立医院优质的医疗资源下沉和均衡布局。另外，尤其要关注"一老一小"的卫生服务需求，根据人口结构变化及时调整卫生供给侧结构的升级，增加老年医院、康复医院、儿童医院或者公立医院老年科、儿童保健科等的卫生供给，注重老年人的身心感受，建设老年友好型医院。除此之外，构建高质量的卫生健康服务体系，要坚持中西医并重和优势互补。公立医院应积极探索中西医协同合作的服务模式，发挥中医药在治未病、重大疾病治疗、疾病康复、传染病防治和应急中的重要作用，加强中医药人才培养，实现中医药传承创新与全面复兴。

五、小结

新时期中国卫生健康事业的改革与发展历经了多个阶段，始终坚持以人民为中心，坚持问题导向，聚焦我国医疗卫生体制改革发展中的突出矛盾和重要问题，坚持目标导向，面向健康中国建设中的主要领域和重要任务，取得了不小的成就——

人民健康状况和健康公平性持续改善，中国特色的基本医疗卫生制度不断健全，整合型医疗卫生服务体系不断完善，建成了覆盖人口规模最大的基本医疗保险制度，医疗费用增长控制效果提升。2021 年，我国实现了全面建成小康社会的第一个百年奋斗目标，进入社会主义现代化新征程。党的二十大报告明确提出"全面建成社会主义现代化强国、实现第二个百年奋斗目标，以中国式现代化全面推进中华民族伟大复兴"，在新历史方位上，卫生健康事业的发展时代使命要以中国式现代化理论为指导，坚持人民健康至上的发展理念，全面推进健康中国建设。在建设过程中，公立医院需要主动作为，以治疗为中心转向以健康为中心，贯彻全生命周期理念、以数智融合为助力、以价值医疗为导向，主动衔接整合型服务体系，以人民健康为中心构建全生命周期的高质量健康服务体系，实现"建成健康中国"的战略目标，以卫生健康现代化推动中国式现代化，筑牢中华民族伟大复兴中国梦！

（李莎莎　浙江大学医学院附属邵逸夫医院；饶克勤　清华大学）

中国式现代化与中国式现代化医院

中国式现代化归根到底是人的现代化，促进人的自由全面发展是中国式现代化的题中之义和核心目标。公立医院担负着推动医疗科技发展、引领医学文明进步的重要使命，是夯实人口健康基础，促进以人的身心健康保障人的现代化重要支撑力量。实现中国式现代化的宏伟目标，必然要求建设与之相匹配的现代化医疗卫生体系，其关键环节和首要任务就是建设中国式现代化医院。所谓中国式现代化医院，就是指在中国共产党的领导下，紧密服务国家发展战略，具有先进的医疗体系、科技体系与管理体系，能有效满足人民日益增长的美好生活需要的医院。新时代新使命新征程，建设中国式现代化医院前景光明、责任重大，势在必行、刻不容缓。

一、中国式现代化医院的生成逻辑

党的二十大报告鲜明指出："从现在起，中国共产党的中心任务就是团结带领全国各族人民全面建成社会主义现代化强国、实现第二个百年奋斗目标，以中国式现代化全面推进中华民族伟大复兴。"中国式现代化不是西方现代化理论的中国翻版，亦非发达国家现代化道路的中国再版，而是马克思主义的科学真理同中国具体实际相结合、同中华优秀传统文化相结合的伟大的理论创新和实践创造。中国式现代化医院同中国式现代化具有紧密的理论联系和逻辑关系，是服务支撑中国式现代化的内在要求，是彰显现代化道路中国特色的重要测度，是卫生健康事业现代化发展的时代趋向，是深化实施"健康中国"战略，促进医院治理体系和治理能力现代化的现实必然。

（一）中国式现代化医院是服务支撑中国式现代化的内在要求

中国式现代化是经济、政治、文化、社会、生态等全方位全领域的现代化，医疗卫生体系是社会的重要组成部分，卫生健康事业也是国家现代化建设事业的重要内容，其现代化的发展关乎中国式现代化整体目标的达成。人民健康是民族昌盛和国家强盛的重要标志，中国式现代化不仅是经济社会宏观数据的增长，也要求人们生命生活质量水平的提升。没有人口健康基础，现代化就是一纸空谈、难以为继。中国式现代化医院最本质的价值，就是以夯实人口健康基础为己任，以人民群众的健康需求为核心，追求提供全方位、高质量、可及性的医疗服务，全面保障人民群众的健康权益，有力支撑中国式现代化宏伟目标。因此，中国式现代化医院不仅仅作为一种功能性的医疗机构而存在，更是在中国特色社会主义建设背景下，为满足人民群众健康需求而建设的现代化医院，是衡量和展示中国特色社会主义制度优越性的重要指标和窗口。

（二）中国式现代化医院是卫生健康事业现代化发展的时代趋向

21 世纪是医学科学的世纪。从全球范围看，医学日渐成为科学技术进步的关键领域和大国间软实力竞争的重要场域，医院的现代化发展迎来了前所未有的良好时代境遇。近年来，医学科学和技术的迅猛发展促使人类卫生健康事业发展呈现出一些影响重大的发展态势和革命性的变化：学科深度融合促进医学知识边界不断拓展；大数据、人工智能等新技术的创新发展推动医学科技不断更新迭代；基因组学和生物技术的发展为疾病的诊断和治疗提供了新的可能性；新药研发速度加快，免疫疗法、精准医学等新的治疗方法在一些疾病领域实现了突破性的进展；三维打印技术等医学工程和技术的进步为医疗领域带来了许多新的工具和方法；机器人手术系统对于改进医疗流程、提高手术安全性和准确性发挥了重要作用。在上述背景下，我国卫生健康事业发展必须牢牢把握机遇，紧跟时代、引领潮流。医院是卫生健康事业发展的主要主体和关键一环，卫生健康事业现代化发展必然要求医院的现代化发展。中国式现代化医院就是要以现代化的理念、现代化的科技、现代化的管理、现代化的服务、现代化的文化等不断丰富自身高质量发展的内涵，努力建设成为与国家经济社会发展水平相适应、与人民群众健康需求相匹配的高水平医院。

（三）中国式现代化医院是实施"健康中国"战略的关键步骤

习近平总书记在党的十九大报告中强调，实施健康中国战略，完善国民健康政策，为人民群众提供全方位全周期健康服务。《"健康中国2030"规划纲要》明确指出，"共建共享、全民健康"是建设健康中国的战略主题，要立足全人群和全生命周期两个着力点，提供公平可及、系统连续的健康服务，实现更高水平的全民健康。深化实施"健康中国"战略不仅是推动中国式现代化的重要内容，也是党对人民的庄严承诺。公立医院作为医疗卫生服务体系的主体，要在全面落实新时代卫生与健康工作方针、实施健康中国战略中发挥主力军作用。建设发展好中国式现代化医院，就是要把人民健康放在优先发展的战略地位，把公益性写在医疗卫生事业的旗帜上，把全生命周期健康管理理念贯穿医院规划、建设、管理全过程各环节，解决好人民群众看病就医的急难愁盼问题，面向世界科技前沿、面向经济主战场、面向国家重大需求、面向人民生命健康，加速新技术、新产品、新方案落地，打造领航国家医学发展的国之重器，让人民群众享受更加便捷、高效、优质的医疗服务，推动医疗服务从以疾病为中心向以健康为中心转变，为维护人民生命安全和身体健康作出更大贡献。

（四）中国式现代化医院是推动医院治理现代化的必然选择

医院是社会的重要组成部分，公立医院还在一定程度上承担着国家卫生健康管理的公共职能。国家和社会治理现代化在微观层面上必然要求医院治理的现代化。2017年，国务院办公厅印发的《关于建立现代医院管理制度的指导意见》明确提出了建立现代医院管理制度的要求，强调现代医院管理制度是中国特色基本医疗卫生制度的重要组成部分。推动医院治理现代化具有理论必然性和现实紧迫性。一是提升组织管理效能的需要。通过建立合理的领导体系和决策层级，以及推动信息化和数字化技术应用等手段，可以提高数据管理和决策支持的能力，促进医院运营的科学化、数字化和智能化。二是加强医患关系和患者满意度的需要。现代化的医院治理注重医患关系的建立和维护，提供优质的医疗服务，关注患者的需求和体验。通过加强患者参与和沟通，优化就诊流程和服务质量，可以增强患者对医院的信任和满意度，提升医院的声誉和竞争力。三是有效应对风险挑战的需要。现代性本身蕴藏着风险性，现代化医院不仅面临着来自医院组织内部如医患纠纷风险、廉洁风险等自生性的风险，同时还要抵御人口健康风险等外生性的风险。现代化的医院治理体系和治理能力有助于有效应对各种挑战和风险。通过建立健全内部控制和风险管理机制，加强协同合作和信息共享，医院可以更好地应对危机，保障医疗服务的连续性和稳定性。四是推动医疗行业的改革和发展的需要。促进医院治理现代化对于推动医疗行业的改革和发展具有重要意义，通过在医院内部建立科学规范的治理结构，在外部推动医院与政府、监管机构和其他医疗机构的合作，加强行业互联互通，共同应对行业发展面临的挑战和机遇。

二、中国式现代化医院的理论内涵

　　探索医院建设的中国式现代化道路，不仅应遵循现代化医院建设的普遍规律，还要充分体现中国特色。面向新征程，中国式现代化医院就是指在中国共产党的领导下，紧密服务国家发展战略，具有先进的医疗体系、科技体系与管理体系，能有效满足人民日益增长的美好生活需要的医院。这彰显了中国式现代化医院建设的政治性、业务性、创新性、改革性、文化性、社会性、可持续性、开放性等时代特征，显示了旺盛的生命力。

（一）政治性

　　中国式现代化医院建设必须始终传承党的红色基因，坚持党对医院工作的全面领导。70 多年来，我国卫生健康事业发展所取得的一切成就，都是在党的领导下取得的。我们党从成立之时起就把发展卫生健康事业，保障人民健康同争取民族独立、人民解放和实现国家富强、人民幸福的伟大目标紧紧联系在一起。有了中国共产党，才有了广大群众平等看病就医的权利。党的十八大以来，以习近平同志为核心的党中央把发展卫生健康事业纳入"五位一体"总体布局和"四个全面"战略布局之中去谋划，作出建设"健康中国"的重大决策部署。习近平总书记多次主持召开会议研究部署卫生健康工作，为卫生健康事业改革发展指明了方向，提供了遵循。实施"健康中国"战略，解决好最广大人民群众看病就医问题是坚持和发展新时代中国特色社会主义的一项重要战略安排，必须以坚持党对医疗卫生事业的全面领导为根本保证。高质量建设中国式现代化医院，必须毫不动摇坚持和加强党对医院工作的全面领导，严明党的政治纪律和政治规矩，自觉把医院工作置于党和国家事业发展全局，把党的路线方针政策贯穿于医院各方面发展前瞻性思考、全局性谋划、战略性布局、整体性推进的全过程、各环节，把道路自信、理论自信、制度自信、文化自信转化为治病救人自信。

（二）业务性

中国式现代化医院建设必须始终聚焦治病救人主责主业，坚持以人民健康为中心的服务理念。当前，我国工业化、城镇化和人口老龄化进程加快，人民健康面临多重疾病威胁并存、多种健康影响因素交织的复杂局面。同时，随着经济社会发展水平提高，人民群众健康需求更加多样化、差异化，早已不限于传统的药物治疗和疾病治疗，而是更加注重日常健康维护、诊疗效率与经济性、减少痛苦以及提高健康生活质量。中国式现代化医院建设必须始终聚焦治病救人主责主业，必须把提高医疗服务质量作为各项工作的出发点和落脚点，自觉把各方面积累的医疗资源和优势最终转化为促进医疗服务质量不断提高的资源和优势。抓住全面提高医疗服务能力这个重点，推动从"以治病为中心"转变为"以人民健康为中心"，将医疗技术、产品、服务与群众健康需求更好对接，全方位、全周期保障人民群众健康。

（三）创新性

中国式现代化医院建设必须始终以创新引领医学发展、造福患者，坚持面向世界医学前沿的办院定位。创新始终是一个国家、一个民族发展的重要力量，也是推动人类社会进步的重要力量。当前，生物医药与互联网、物联网、新材料等技术交叉融合趋势日益明显，医学研究更加强调系统性和整体性，更加注重预测性、预防性和个体化。中国式现代化医院建设必须始终将医学创新摆在医疗卫生事业发展全局的核心位置，优化创新生态，健全创新体系，面向世界医学前沿，充分发挥科技创新的引领性作用，聚焦重大理论和关键技术问题，做好前瞻性布局，以重大科技项目和重大医学工程，突破部分医药关键技术、核心产品受制于人的局面，显著增强重大疾病防治、提高国民健康水平的科技支撑能力。

（四）改革性

中国式现代化医院建设必须始终以改革发展为动力，坚持推进医院治理体系和治理能力现代化的立院之本。医院治理体系是在党委领导下管理经营医院的组织机构体系、政策制度体系的总称，涵盖医院机构属性、产品属性、必须履行的功能使命以及党的建设等领域运行机制、运行规则的制度安排；医院治理能力是指运用医院政策制度管理经营医院各方面事务、履行功能使命、引领改革发展的能力，包括改革发展、学科发展、队伍建设、薪酬激励、经济运行、内部控制、资源配置、学术管理、民主监督、行风建设、党的建设等方面的能力，以及管理经营医院、社会知名度、受信任程度以及履行功能使命的效能和生产、经营、提供公共服务产品的质量等。中国式现代化医院必须基于现代化、规范化、精细化、科学化、国际化原则，不断推进治理体系和治理能力现代化，健全医院领导决策制度、基本管理制度、基础运行制度、党建工作制度等，实现医院各项事业权责清晰、管理科学、治理完善、运行高效、监督有力。

（五）文化性

中国式现代化医院建设必须恪守医德医风医道，弘扬"敬佑生命、救死扶伤、甘于奉献、大爱无疆"的大医精神。文化是医院的灵魂，是由医院的理念、职工的行为习惯、专业技术能力、服务方式以及外部环境等整合形成的，文化自信是一个医院发展中更基本、更深沉、更持久的力量。医院文化是中国特色社会主义文化的重要组成部分，是中华优秀传统文化、革命文化、社会主义先进文化在医院的有机融合，是医院治病救人、钻研医术的独特资源，更是"两个结合"在办院治院中的生动诠释，是推动医院高质量发展的原动力，只有重视医院文化建设，特别是能够形成优秀的医院文化，对于提升医院整体素质，获得社会公众的信任具有重要的战略意义。2021年3月6日，习近平总书记在看望参加全国政协十三届四次会议的医药卫生界、教育界委员时强调，广大医务工作者要恪守医德医风医道，修医德、行仁术，怀救苦之心、做苍生大医，努力为人民群众提供更加优质高效的健康服务。[①]

---

① 《把保障人民健康放在优先发展的战略位置　着力构建优质均衡的基本公共教育服务体系》，《人民日报》2021年3月7日。

建设中国式现代化医院必须要恪守医德医风医道，应在构建精神文化高地、推进健康中国和社会文化进步过程中发挥主体作用，创新健康服务模式，加强人文关怀，为人民群众提供更加优质高效的健康服务。

（六）社会性

中国式现代化医院建设必须始终以服务求发展，聚焦国家重大战略要求和区域发展急需。医院高质量发展必须体现在服务国家能力的有效提升上。党的二十大报告提出"促进医疗资源扩容和区域均衡布局""深化以公益性为导向的公立医院改革"，为医院建设、改革与发展指明了方向，提供了根本遵循。中国式现代化医院建设的最大意义就在于体现国家意志，与国家现代化和民族复兴同向同行；在于体现社会责任，为医疗资源区域均衡布局、实现共同富裕提供支撑引领。建设中国式现代化医院必须要坚持把目标方向同国家发展的现实目标和未来方向紧密联系在一起，必须抓住我国正面临的重塑话语体系、构筑后发优势的重大历史机遇，立足中国实际、解决中国问题，在服务国家重大需求和区域发展急需中展现作为，为开辟中国式现代化新道路和构建人类文明新形态贡献力量。

（七）可持续性

中国式现代化医院建设必须始终保持绿色发展理念，致力于构建环境友好的医院。实现绿色、低碳、可持续发展，归根到底是要解决好经济社会的发展方式和生活方式问题，这是一个需要全社会共同努力、共同推动、共同实践、共享未来的过程。党的二十大报告强调，要建成世界上规模最大的医疗卫生体系，人民群众获得感、幸福感、安全感更加充实、更有保障、更可持续。医院是公共机构的重要领域，推进医院绿色化建设是医疗卫生行业贯彻落实"双碳"目标、践行绿色医疗理念、实现高质量发展的重要抓手。建设中国式现代化医院必须始终保持绿色发展理念，积极推广绿色医疗理念和技术，不断提高医院环境品质，全面加强资源能源节约管理，实现整个单位医疗废物产生量减小、资源化利用充分、无害化安全处置的目标，将节能减排工作融入医院的日常工作，推动医院整体绿色发展，让医院更环保、更和谐，为患者提供更加环保、健康的医疗服务。

（八）开放性

中国式现代化医院建设必须始终保持开放的姿态，致力于构建人类卫生健康共同体。党的十八大以来，中国在全球健康治理体系中发挥着日益重要的作用。面对来势汹汹的新冠疫情，中国政府第一时间向国内外发布疫情信息，第一时间分享病毒研究成果，积极回应国际社会关切，发起新中国成立以来最大规模的全球紧急人道主义行动，以实际行动彰显了中国推动构建人类卫生健康共同体的真诚愿望，展现负责任大国形象。中国式现代化医院建设必须全方位推进卫生健康领域国际合作，加强与全球伙伴的互容互鉴互通，搭建高水平国际交流合作平台，完善国际学术交流与临床协作机制，主动担当全球责任，深度参与相关国际标准、规范、指南等的研究、谈判与制定，提升国际影响力和制度性话语权，在应对人类共同医学健康领域挑战方面贡献"中国智慧"、提出"中国方案"、彰显"中国力量"。

"中国式现代化医院"概念的提出，既是深入贯彻落实党的二十大精神，坚定扛起医疗卫生事业"国家队"和"排头兵"的使命责任，坚定地把医院打造成传递党和政府关怀、增进人民健康福祉的窗口和平台；也为深入推进卫生健康事业高质量发展指明了前进方向，为各级医院高质量建设提供了根本遵循。

三、中国式现代化医院的实践指向

中国式现代化是人口规模巨大的现代化，是全体人民共同富裕的现代化，是物质文明和精神文明相协调的现代化，是人与自然和谐共生的现代化，是走和平发展道路的现代化。中国式现代化的本质特征决定了中国式现代化医院的存在基础和理论前提，为建设中国式现代化医院提供了根本理论遵循和实践指向。建设发展好中国式现代化医院，就必须立足国情实际、把握国情特点，以有力支撑巨大人口规模的医疗服务需求为首要任务，以促进城乡公共卫生和医疗服务均等化为关键目标，以满足人民日益增长的美好生活需要为根本指向，以筑牢公共卫生安全屏障为重要职责，以推动构建人类卫生健康共同体为崇高追求，走出一条具有适应性、辨识度、创新性的中国式现代化医院建设道路。

（一）首要任务：有力支撑巨大人口规模的医疗服务需求

人口规模巨大是中国式现代化的本质特征。从世界范围看，先发国家实现现代化所对应的人口规模远远小于我国。全球现有发达国家的人口总和不超过 10 亿，而中国面临的是将 14 亿多人口稳步带向现代化的艰巨任务。从人口角度看，中国式现代化是前无古人的事业，没有现成的经验可供借鉴，也不存在放之四海而皆准的固定模式。人的健康是人们从事劳动生产、创造社会价值的基本前提。要凝聚起全体人民奋力实现中国式现代化宏伟目标的坚定意志，首先就要夯实人口的健康基础。中国式现代化是一场伟大的社会革命，国民健康是赢得这场社会革命最终胜利的主体力量保障。提升 14 亿多中国人的生命健康水平，更好地满足全体国民的医疗服务需求是中国式现代化的重要任务。

人口规模巨大与医疗资源紧缺之间形成深刻矛盾。医疗资源是指提供医疗服务的生产要素的总称，通常包括人员、医疗费用、医疗机构、医疗床位、医疗设施和装备、知识技能和信息等。医疗资源的"量"与"质"是最能反映国家和区域医疗服务保障水平高低的重要标志之一。改革开放尤其是 21 世纪以来，我国医疗卫生事业发展取得显著进步，各类医疗资源总量和质量不断提升丰富。以医卫机构和医院数量为例，截至 2022 年，全国共有医疗卫生机构 103.3 万个，其中医院 3.7 万个，基层医疗卫生机构 98.0 万个，专业公共卫生机构 1.3 万个，总量优势进一步显现。然而，与总数达 14 亿多的人口规模相比较，这一数字仍显不足。从人均占有角度看，我国医疗资源的生产和分配还属于十分紧缺的程度，这与大规模的人口基数形成了突出的矛盾。

建设中国式现代化医院，首先要正确认识和深刻把握国情，以有力支撑巨大人口规模的医疗服务需求为首要任务。医院控制着最主要的医疗资源，是医疗资源调配最重要的主体；同时医院本身也是一种医疗资源，是宏观医疗资源调配的对象。因此，建设好中国式现代化医院既要考虑医院的能动性，不断为医院发展赋能使之更好服务经济社会发展战略任务；又要发挥医院的主动性，扩大医院医疗资源再生产的能力，更好提升医院的造血功能与辐射效应。

（二）关键目标：促进城乡公共卫生和医疗服务均等化

全体人民共同富裕是社会主义的本质要求，是中国式现代化的终极追求。共同富裕不仅指收入领域物质财富的公平有效分配，也包括医疗、教育等重要生产生活资源在全体人民之间的合理配置。实现城乡公共卫生和医疗服务的均等化对于保障广大农村居民的健康权益、提高农村地区的医疗卫生水平、促进社会公平与和谐发展具有重要的现实意义。从实践来看，我国的公共卫生和医疗服务资源在城乡之间、区域之间、群体之间的配置还存在许多不平衡不充分的问题，优秀医生、先进设备等优质医疗资源向大城市和发达地区集聚的趋势日益显著，基层公共卫生机构和医疗服务体系建设仍显薄弱，不同地区和不同职业群体的医疗保障水平参差不齐。上述现实问题是建设发展中国式现代化医院必须面对并致力克服的困难挑战。

1. 中国式现代化医院致力于提供优质的医疗卫生服务

要从基础设施、人才培养、管理水平、患者服务、体制改革等方面持续发力、久久为功，持续提升医疗卫生服务质量水平。一是强化基础设施建设。不断提升医疗设施和设备的水平，通过引进先进的医疗技术和设备，提高医疗诊断和治疗的准确性和效果。二是培养优秀医务人员。加强对优秀医务人员的培养塑造，建立健全覆盖医生、护士和其他职业人员在内的全体从业者的教育培训体系，不断提高他们的医疗知识和技能水平。三是强调患者关怀。大力倡导以患者为中心的医疗模式，将患者的需求和利益放在首位，不断加强和改进医院管理水平，努力提供友好、尊重和个性化的诊疗服务，通过提供全面的医疗服务和持续的健康管理，不断增强人民群众在健康诊疗场景中的幸福感、获得感。四是深化推进医疗卫生制度改革。不断完善医院法人治理体系，健全公立医院党委领导下的院长负责制，通过改善医疗服务体系、优化医疗资源配置、改革医保体制等，为医院高质量发展充分赋能。

2. 中国式现代化医院致力于促进医疗资源均衡配置

破解城乡和区域间医疗资源分布不均衡的难题，要通过宏观布局和微观赋能，强化发挥医院的主动性和能动性。一是推进宏观医疗资源调整。政府要持续发力，积极推进医疗资源的调整和优化，通过加强基层医疗机构的建设，提高基层医疗服务的质量和能力，减轻高级医疗机构的压力，让更多人能够在本地就近接受基本医疗服务。同时，不断提升农村地区医疗服务能力，使偏远地区和农村地区的居民能够享受到与城市相当的医疗资源。二是推动区域合作与协同发展。鼓励医疗机构之间进行区域合作和协同发展，通过建立医疗联合体、医疗共享平台等方式，实现资源的共享和优势互补，提高服务能力和水平。三是优化人才培养和分配机制。鼓励医学人才向基层医疗机构倾斜，通过引入和培养医疗人员，提高基层医疗机构的服务水平，使更多医疗资源得以分配到基层。四是加强制度建设和政策引导。强化医疗资源分配的规范与透明，健全优质医疗服务的激励机制，完善医疗卫生政策的制定和调整优化，在制度层面上推动医疗资源的公平配置，保障医疗服务的可及性和公正性。五是推动科技创新与信息化建设。通过引进先进的医疗技术和设备，提高医疗服务的质量和效率。同时，通过建设电子健康档案系统等信息化手段，加强医疗资源的统筹和共享，提高医疗资源的配置效率。

3. 中国式现代化医院致力于缩小城乡医疗卫生服务水平差距

一是建立健全基层医疗卫生服务网络。加强乡村诊所和社区卫生服务中心的建设，提供基本的医疗服务和公共卫生服务，方便农村居民就近就医；进一步提高乡村医生的待遇，吸引更多的医务人员到乡村地区工作；改善乡村医院的硬件条件，引入远程医疗技术，通过网络平台实现远程医疗诊断和咨询，解决偏远地区医疗资源匮乏的问题。二是加强疾病防控和健康宣教。加大对农村地区疾病预防控制工作的投入，提升疫苗接种率和疾病监测能力；开展健康宣传教育，提高农村居民的健康意识和健康素养。

（三）根本指向：满足人民日益增长的美好生活需要

中国式现代化强调物质文明和精神文明的协调发展。生命健康与物质文明和精神文明相互依存、紧密关联。一方面，物质文明的发展为医疗健康事业的进步创造良好物质条件，医学技术的进步和现代化医疗设施使得人类更容易获得高质量的医疗服务，增加了人们获得生命健康的机会和可能性。与此同时，精神文明的提升可以为解决社会问题、培养个体的心理健康和增强社会凝聚力起到重要的作用。只有拥有丰富的精神生活、健康的心理状态和良好的人际关系，人们才能真正体验到生命的幸福和意义。另一方面，生命健康是人类追求物质文明和精神文明的最终目标之一，是物质文明和精神文明发展成果在个体层面的重要体现。没有健康的身体和精神，生活就难以得到充实和幸福。物质文明的发展为创造良好的生活环境和医疗条件提供了基础，而精神文明的发展则为人们提供了内心的平衡、快乐和满足感。

从个体层面来看，中国式现代化医院通过保障人民生命健康推动物质文明和精神文明的协调进步，其根本指向就是满足人民日益增长的美好生活需要。进入新时代，我国社会的主要矛盾已经转化为人民日益增长的美好生活需要和不平衡不充分的发展之间的矛盾。卫生健康事业的发展必须立足这一社会主要矛盾，坚持人民至上的根本价值立场，以解决矛盾为出发点，不断满足人民群众对于健康生命和品质生活的需要。

1. 中国式现代化医院致力于不断提升医院诊疗实力

一是加强科研创新和学科建设。强化发挥学科的龙头作用，以高水平学科建设集聚人才、集中团队，形成"头雁效应"，推动构建相互支撑、协调发展、重点突出的学科梯队基本架构。要持续加强临床重点专科建设，重点提升人民群众就医需求较大的核心专科能力和区域内薄弱专科能力，加大对学科建设和科研创新的支持力度，促进临床专科能力提升、临床技术性创新研究和成果转化。[①] 二是提高医疗服务水平。通过引进先进的医疗技术和设备，促进医疗技术转化和智能医疗应用，加强医疗团队建设，培养高素质医务人员，不断强化医疗诊断和治疗服务的科学性、专业性，满足人民群众对先进医学的需求。三是改善医疗环境和设施。不断提供舒适、安全、人性化的就医环境，提升医院设施的品质和功能。加快推进信息化、数智化转型，改善医患信息传递效率，提升医院管理和医疗服务的科技化水平。

2. 中国式现代化医院致力于持续优化患者就医体验

一是便利化就医服务。深化推行分级诊疗制度，优化医院服务流程，完善线上咨询、远程问诊等互联网医院服务，加快就医速度和便利度。二是加强医患沟通，提升服务质量。加强医患沟通和互动，倡导尊重患者权益、保护患者隐私，优化医院服务流程，提高服务效率和质量。三是强化医疗质量和安全管理。中国式现代化医院坚持质量和安全第一的原则，建立完善的医疗质量管理体系。加强医疗事故和医疗纠纷的防范和处理，提高医疗服务的可靠性和安全性。四是提高医疗服务的可承担性。通过价格控制和医疗费用优化，协同推进医疗保险制度的改革，提高医保政策的保障范围和覆盖水平，逐步降低患者的医疗费用负担。五是探索发展家庭医生制度。鼓励发展家庭医生制度，让医生更加贴近患者，为患者提供个性化、连续

---

① 邱方远等：《中国式现代化视域下公立医院高质量发展时代要求与实现路径》，《中国医院管理》2023 年第 9 期。

性的健康管理和诊疗服务，同时也起到协调医疗资源的作用。

3. 中国式现代化医院致力于引领全民健康品质生活

一是丰富多元化医疗服务。除了传统的医疗服务外，中国式现代化医院也提供全方位的健康管理和医疗服务，包括预防、早期筛查、康复和远程医疗等。通过提供多样化的服务，满足人民群众在不同阶段的健康需求。二是推广健康教育和健康文化。通过宣传教育、健康讲座、健康体检等形式，提高人民群众的健康素养和自我保健意识，引导人们养成健康的生活方式和预防疾病的习惯。三是加强精神健康服务。中国式现代化医院关注和加强精神健康服务，提供心理咨询、心理治疗、康复服务等。通过挂牌医师、心理健康教育等，提高社会对心理健康的重视程度，减轻精神压力和心理疾病的负担。四是探索提供终身健康管理服务。通过健康体检、健康评估和个性化的健康管理计划，提供有效的健康干预和指导，帮助人们保持良好的身体状况和预防慢性疾病。

（四）重要职责：筑牢公共卫生安全屏障

促进人与自然和谐共生是中国式现代化的本质特征之一。人类对自然界的恶意破坏或不恰当的改造最终都将反噬自身，反映在生命健康领域，就会导致严重的公共卫生危机。人类社会的医疗卫生体系是保护人类免受自然界反噬的最重要也是最后一道安全屏障，是防范化解公共卫生危机的系统工程，是促进人与自然和谐发展的可靠力量。从一定程度上讲，医学文明发展史也是一部人类与自然界相互改造、相互适应的历史。正因为如此，在推动人与自然和谐共生的中国式现代化道路上，医院在筑牢公共卫生安全屏障中扮演着关键角色，是有效应对现代化进程中生态安全风险的重要保障。

1. 中国式现代化医院致力于健全完善公共卫生体系

要通过压实免疫职责、强化疾病监测预警、提高紧急救治能力、深化研究和创新、加强科普教育和社会协作等方式，不断健全完善公共卫生体系。一是压实免疫职责。医院是疫苗接种和免疫规划的主要推动者之一，要更好地提供和推广疫苗接种服务，确保人群获得必要的免疫保护，有效控制疾病流行。二是强化疾病监测预警。医院要加强疾病数据监测和报告，在面临公共卫生威胁时及时向公众和政府通报疫情发展、危险因素以及预防控制措施，强化与政府机构、疾病预防控制中心、基层社区等部门信息共享和紧密协作。三是提高紧急救治能力。强化公共卫生危机应急预案和经常性演练，提高有效应对突发疫情和其他公共卫生危机的能力，最大限度挽救生命。四是深化研究和创新。强化公共卫生安全领域科学研究，积极参与疫苗和药物的研发，推动医疗技术和创新的进展，为公共卫生防控提供更好的工具和方法。五是加强科普教育和社会协作。医院是向公众传播健康信息和提供相关教育的重要渠道，要通过举办健康讲座、发布宣传资料和开展志愿服务活动等形式，增强公众对疾病预防和控制的认识。同时，积极支持社区和公众参与公共卫生安全工作，推动建立公共卫生社区安全网络。

2. 中国式现代化医院充分践行绿色发展理念

医院充分践行绿色发展理念是指医院在各个方面积极采取措施，减少对环境的负面影响，促进可持续发展。一是打造资源节约型医院。积极推行数字化医疗，推广电子病历和电子处方的使用，减少纸张等耗材用量；推广节约药品使用，制定合理的药品使用政策，鼓励临床医生合理开具处方，避免药物浪费；采用高效节能设备，改进建筑设计以提高能源效率，减少用电量和能源消耗。二是打造环境友好型医院。推动绿色供应链建设，强化与供应商合作，确保采购的产品和设备符合环保要求，鼓励供应商采用环保生产方式；加强绿色创新研发，如开发环保型医疗设备、绿色药物研究等，促进医疗行业的可持续发展；严格医废处理，实施废物分类及回收制度，推行医废资源化处理，减少污染物的排放；进行定期环境监测和评估，并根据评估结果采取相应的改进措施；积极参与社区环保活动，参与环境保护和绿色倡议活动，提升医院的社会责任感。

（五）崇高追求：推动构建人类卫生健康共同体

中国式现代化是走和平发展道路的现代化，构建人类命运共同体是中国式现代化的本质要求。人类卫生健康共同体，是人类命运共同体理念在全球公共卫生治理上的具体实践。① 医院是构建卫生健康共同体的主体力量，中国式现代化医院以推动构建人类卫生健康共同体为崇高追求，坚持"共商、共建、共享"的全球治理观，致力于促进国际交流合作，推动医学文明进步，弘扬"敬佑生命、救死扶伤、甘于

---

① 齐峰：《人类卫生健康共同体：理念、话语和行动》，《社会主义研究》2020 年第 4 期。

奉献、大爱无疆"的职业精神，为打造人类命运共同体贡献卫生健康力量。

1. 中国式现代化医院致力于促进国际交流合作

一是推动学术交流与合作。加强与国际医学研究机构、大学和医院建立良好的学术交流合作关系，通过共同开展基础研究、临床研究和转化医学研究，举办学术会议、学术出版物等形式，促进医学知识和研究成果的交流与分享。二是加强国际医疗项目合作。与国际医疗机构、跨国公司、国际组织等合作开展跨国医疗项目，建立长期稳定的国际合作伙伴关系，共同建设医院、诊所或研究中心，强化资源共享和知识互鉴，提高医疗服务的水平和质量。三是加强人员互访与合作培训。定期组织医疗专家和管理人员赴国际医疗机构进行考察和访问，了解国际先进的医疗技术、管理经验和服务模式，邀请国际医生和专家前来中国进行学术交流、讲座和手术示范等活动，与国际医疗机构建立紧密联系，开展合作研究、临床合作和人员培训等交流活动。四是优化患者国际服务。为国际患者提供优质的医疗服务和国际医疗旅游服务，通过提供多语种服务和个性化医疗方案，吸引更多国际患者来中国就医，同时也为患者提供便利和舒适的就医环境。

2. 中国式现代化医院致力于推动医学文明进步

一是积极开展医学研究。强化医学科学研究和临床实践，不断推动医学知识和技术的进步，为临床实践和医学发展提供科学依据。二是大力推动医学学科建设和人才培养。建立健全学科和专科体系，加强学科建设和专科医疗水平的提升，形成具有特色和优势的学科群，提高医生的专业素质和医疗技能，加强对医学生和医务人员教育培养，大量培养高水平的医学人才。三是强化医院管理和质量控制。建立科学、规范和透明的医院管理体系，加强医院质量控制和风险管理，通过优化医疗服务流程、提升医疗质量指标等措施，推动医院的文明发展和医疗质量的提高。

3. 中国式现代化医院致力于弘扬"敬佑生命、救死扶伤、甘于奉献、大爱无疆"的职业精神

一是坚守医学伦理和职业道德。坚守医学伦理原则，倡导医务人员遵守医学道德和职业行为准则，将患者的需求和利益放在首位，通过教育培训和社会实践等手段，加强医务人员的伦理意识和道德素养，推动医疗领域的文明进步。二是加强职业文化引导和价值观教育。在医院文化建设中系统嵌入"敬佑生命、救死扶伤、甘于奉献、大爱无疆"的价值观，建立患者中心的服务模式，以崇高的精神激励人，

以先进的事迹鼓舞人。三是建立关怀和支持制度。为医务人员提供良好的工作环境和工作条件，关注他们的身心健康，提供心理辅导和支持服务。同时，建立健全患者及家属关怀机制，关心患者的家庭和社交需求，为他们提供全面的支持。四是强化医院社会责任。积极与社会机构、慈善组织和公益团体合作，通过参与社区健康活动、开展健康宣传和义诊等活动，将医院的服务回馈给社会，传递大爱无疆的精神，共同推动医学文明的进步和医疗服务的发展。

当今世界正经历百年未有之大变局，当代中国正处于民族复兴的关键时期。党的二十大为中国人民和中华民族擘画了中国式现代化的宏伟蓝图，卫生健康事业现代化是中国式现代化的关键内容和重要支柱。各级各类医院要以更高远的政治站位、更深沉的历史使命感、更强烈的社会责任感深化探索、大力推进中国式现代化医院建设，不断提高医院治病救人、强健人口的服务能力，不断提升科技创新、人才培养的业务实力，不断强化服务国家、保障发展的支撑功能，以医院的高质量发展助推医疗卫生事业的高水平推进，以中国式现代化医院建设的扎实成绩为实现中国式现代化的宏伟目标贡献健康力量！

（陈晓伟　李拓宇　浙江大学；蔡秀军　浙江大学医学院附属邵逸夫医院）

中国式现代化医院的评价指标体系研究

一、中国式现代化医院的评价逻辑

（一）价值医疗模式的提出

针对医疗费用增长过快、服务可及性较差、服务质量参差不齐等忽视卫生服务价值的问题，世界各国和地区积极寻求解决方案，价值医疗模式应运而生并得以发展。价值医疗最早是由美国学者迈克尔·波特于2006年提出[1]，其理念主要是追求性价比高的医疗卫生服务，即人们以同等或较低的成本取得医疗质量或医疗效果的最大化，卫生经济学界称其为"最高性价比的医疗"。2017年，印发的《国务院办公厅关于进一步深化基本医疗保险支付方式改革的指导意见》指出，将医疗行为的监管重点从医疗费用控制转向医疗费用和医疗质量双控制，这也要求我国医保支付制度由传统的按服务数量付费向按价值付费变革。[2]

基于价值的卫生服务（Value-Based Health Care Delivery，VBHCD）这一综合理念，即关注健康投入与实现健康产出的成本之比。这种以价值为基础的卫生服务体系主要包含六大元素：一是个体化重塑医疗服务团队、整合医疗单元；二是评价每位患者的治疗效率和成本；三是服务周期整体支付；四是多平台医疗服务系统；五是扩大优质医疗资源的覆盖；六是建立实用的信息技术平台。六大元

---

[1]　Porter Me, Telsberg Eo, *Redefining Healthcare: Creating Value-based Competitionon Results*, Boston: Harvard Business School Press, 2006.

[2]　王思敏等：《价值医疗导向的医保支付方式初探——以中美典型按价值付费项目为例》，《卫生经济研究》2019年第2期。

素以提高患者医疗价值为核心，在医疗服务过程中相得益彰。这种新理念的提出产生了新的医疗模式，即"价值医疗模式"。"价值医疗"这一概念得到了国内外学者的肯定和认可，美国学者认为价值医疗是一种探讨患者所期望的生命价值与治疗费用相结合，建立在循证医学最佳证据基础上的实践医学。[①] 我国专家认为价值医疗关注的是每单位的医疗开支所获得的医疗效果，而非医疗服务量。[②] 价值医疗以人民健康为中心，具有创新性、整合性、精细化和信息化等特征，通常从医疗服务成本、效果或质量（如 QALY、治愈率、可及性等）、患者就医体验三个维度来考量。[③] 其具体实践方式，是以患者需求为中心，倡导从传统医疗服务向"以人为本的一体化服务（People Centered Integrated Care，PCIC）"转型，可以实现供给侧与需求侧利益的平衡，实现可控医疗成本下的人民群众健康和医疗效果提升。

（二）中国式现代化医院的评价逻辑

公立医院担负着推动医疗科技发展、引领医学文明进步的重要使命，是夯实人口健康基础，保障人的现代化的重要支撑力量。作为"三医"协同发展和治理的重要交汇点，公立医院需要主动作为，以习近平新时代中国特色社会主义思想为指引，加快探索中国式现代化公立医院发展路径，紧密服务国家发展战略，培养先进的医疗体系、科技体系与管理体系。中国式现代化医院同中国式现代化具有紧密的理论联系和逻辑关系，是服务支撑中国式现代化的内在要求，是彰显现代化道路中国特色的重要测度，是卫生健康事业现代化发展的时代趋向，是深化实施"健康中国"战略，促进医院治理体系和治理能力现代化的现实必然。

随着医药卫生体制改革的不断推进，许多公立医院响应分级诊疗制度建设的要求，加强与各级医院之间的分工协作、功能整合和资源共享，成立了医疗集团、紧密型医联体、共享型检验检测中心等新型合作组织，部分医院还尝试与企业合作成

---

① Brown G.C., Brown M.M., Sharma S., et al., "Value-based Medicine and Ophthalmology: An Appraisal of Cost-utility Analyses", *Transactions of the American Ophthalmological Society*, No.102 (2004), pp.177-188.

② 胡善联：《购买有价值的医疗卫生服务》，《卫生经济研究》2019 年第 2 期。

③ 本刊编辑部：《以价值为导向　迈向医改新时代》，《卫生经济研究》2019 年第 1 期。

立研发中心，或者与互联网企业合作开展"互联网＋医疗服务"。[①] 可见，当前公立医院面临的已不再是原来静态、封闭、单一的市场环境，而是更加动态、开放、网络式的市场环境以及广大群众日益变化的医疗服务需求。医院运营管理不再仅仅是医院内部管理活动，而会与外部其他医疗机构、合作企业及患者发生更多物流、资金流和信息流关系。各类机构的业务活动将会更加常态化和频繁地相互渗透、相互补充，从而将各自的价值链组合在一起，形成价值网络[②]，共同为患者提供服务、创造价值。

中国式现代化医院最本质的价值，就是以夯实人口健康基础为己任，以人民群众的健康需求为核心，追求提供全方位、高质量、可及性的医疗服务，全面保障人民群众的健康权益，有力支撑中国式现代化宏伟目标。而价值医疗的核心理念是以患者为中心，更好的疗效和更低的成本，二者深度契合。随着价值医疗在欧美发达国家的推广和普及，这一理念已深入人心，成为广大医疗从业者积极研究并实践的热门课题。然而，在我国价值医疗理念还停留在探索阶段，更缺少评价价值医疗模式在我国推广和落实情况的工具。因此，本书运用文献研究法，广泛搜集现有的评价指标体系，在我国文化背景下，初步建立了一套中国式现代化医院的评价指标体系，为评价价值医疗模式在我国的落实情况提供参考依据。本评价指标体系引入价值网络视角分析中国式现代化医院的价值医疗发展模式，归纳其价值网络在能力、文化、社会以及合作关系上竞争力的主要表现形式与测量方法，构建从价值链到价值网络的中国式现代化医院评价模型。具体而言，本指标体系聚焦"价值主张—价值创造—价值获取—价值传递"的链式及网络关系，价值主张维度主要考察中国式现代化医院的政治属性和发展定位，价值创造维度主要考察中国式现代化医院的业务能力和社会功能，价值获取过程主要考察中国式现代化医院的文明价值和可持续发展，而价值传递过程重点考察中国式现代化医院的治理体系、文化建设和开放水平。

---

① 吴雪晖、任馨：《价值网络环境下的公立医院管理会计体系建设》，《卫生经济研究》2020年第12期。

② 余东华、芮明杰：《模块化、企业价值网络与企业边界变动》，《中国工业经济》2005年第10期。

二、中国式现代化医院的评价维度

中国式现代化医院的评价体系框架见表1-8。

表1-8　中国式现代化医院的评价体系

一级指标	二级指标	三级指标	指标属性
价值主张	一、政治属性	党委领导下的院长负责制落实情况	定性
		党组织和党员队伍建设情况	定性
		党建工作责任落实情况	定性
	二、发展定位	支援农村及边疆卫生工作情况	定量
		突发公共事件紧急医疗救援次数	定量
		医院专家下基层、援外的人天数	定量
价值创造	三、业务能力	专科能力指数	定量
		医疗质量指数	定量
		时间消耗指数	定量
		每百名卫生技术人员科研项目经费	定量
		医院住院医师首次参加医师资格考试通过率	定量
	四、社会功能	总诊疗人次	定量
		住院患者重点监测病种覆盖率	定量
		每百张病床药师人数	定量
		人均义诊次数	定量
		国家组织药品集中采购中标药品使用比例	定量
		医疗服务收入（不含药品、耗材、检查检验）占医疗总收入的比例	定量
		医院承担培养医学人才的工作成效	定量
价值获取	五、文明价值	优质护理服务病房覆盖率	定量
		住院医师规范化培训制度落实效果	定量
		公共信用综合评价等级	定性
	六、可持续发展	万元收入能耗占比	定量
		医疗废物处理合格率	定量
		放射物品防护合格率	定量
		大型医用设备维修保养及质量控制管理	定性

续表

一级指标	二级指标	三级指标	指标属性
价值传递	七、治理体系	全面预算管理	定性
		规范设立总会计师	定性
		电子病历应用功能水平分级	定性
		智慧医院建设成效	定量
	八、文化建设	门诊患者满意度	定量
		住院患者满意度	定量
		医务人员满意度	定量
	九、开放水平	医院接受其他医院（尤其是对口支援医院、医联体内医院）进修并返回原医院独立工作人数占比	定量
		参与制定国际疾病诊疗指南数量	定量
		牵头或参与的国际合作科研项目数（含多中心临床试验）	定量
		接收外籍进修医生（临床观摩或办理临时执医）人次	定量

（一）价值主张

价值主张是指组织为实现双重价值创造和可持续发展，在满足客户根本诉求的同时创造企业独特的价值，并通过一系列产品和服务向目标客户提供价值。通过价值主张，组织可以为用户提供主要利益与价值，涉及目标用户的定位和提供的价值内容（产品或服务）。价值主张是商业模式的核心要素，也是企业商业模式价值创造形成的基础。公益性和非营利性是公立医院的两个核心属性，两者紧密相关又各有侧重。公益性对应的是医疗卫生服务的公共价值，其内涵的丰富需要通过持续提供、完善以价值为导向的医疗卫生服务来实现。非营利性对应的是医疗卫生机构的组织运行机制，即机构盈余不分配给机构成员，其机制的创新需要通过保障、促进医疗卫生机构的公共价值产出来实现。政治属性和发展定位作为中国式现代化医院体现公益性和非营利性的重要窗口，可以从党建引领和支援外部等方面呈现医院价值主张。

在本指标体系中，中国式现代化医院的价值主张过程主要通过政治属性与发展定位两项指标进行评估。其中，政治属性下含党委领导下的院长负责制落实情况、党组织和党员队伍建设情况和党建工作责任落实情况三项指标，发展定位下含支援农村及边疆卫生工作情况[1][2]、突发公共事件紧急医疗救援次数[3][4]和医院专家下基层、援外的人天数[5]三项指标。

1. 政治属性

（1）党委领导下的院长负责制落实情况

根据《关于加强公立医院党的建设工作的意见》《关于加强公立医院党的建设工作的意见实施办法》《国务院办公厅关于推动公立医院高质量发展的意见》等文件要求，全国所有公立医院实行党委领导下的院长负责制。

（2）党组织和党员队伍建设情况

根据《关于加强公立医院党的建设工作的意见》《关于加强公立医院党的建设工作的意见实施办法》《国务院办公厅关于推动公立医院高质量发展的意见》等文件要求，着力提升公立医院基层党建工作水平，把党支部建设成为坚强战斗堡垒，抓好党支部书记选拔培养激励，做好发展党员和党员教育管理工作。

（3）党建工作责任落实情况

《关于加强公立医院党的建设工作的意见》明确指出，医院党委承担党建工作主体责任，强化党建工作保障，建立健全党务工作机构，配齐配强专职党务工作人员。《国务院办公厅关于推动公立医院高质量发展的意见》也明确，公立医院党委承担党建工作主体责任。

2. 发展定位

（1）支援农村及边疆卫生工作情况

考核医院对口支援农村及边疆地区的卫生健康对口支援工作情况。

（2）突发公共事件紧急医疗救援次数

考核医院参与突发公共事件医疗应急工作的情况。

---

①　李斌、任荣明：《基于利益相关者的公立医院社会责任评价指标体系研究》，《科技管理研究》2013 年第 9 期。

②　蔡秀军：《以高质量发展打造中国式现代化标杆医院》，《健康中国观察》2023 年第 3 期。

③　阳秋林、曾霖、郭新：《公立医院社会责任绩效评价体系研究与运用》，《会计之友》2021 年第 1 期。

④　吴建等：《大型公立医院社会责任评价指标体系构建》，《中国医院》2022 年第 1 期。

⑤　周永斌：《健康中国战略下公立医院社会责任评价指标体系研究》，云南大学工商管理与旅游管理学院硕士学位论文，2023 年。

（3）医院专家下基层、援外的人天数

考核医院下基层、提供对外医疗援助的情况。

（二）价值创造

价值创造是创造或生成价值主张提出的价值组合的过程，是商业模式的核心功能和主要构成部分。[①] 价值创造的早期思想萌芽于共同生产，包括经济社会网络中参与者通过合作和对话进行资源整合和价值再分配等系列活动，涵盖了生产活动行为的交互性、深度参与性，以及创造者的能力和意愿。从利益相关者视角，价值创造模块描述企业与利益相关者如何共同创造特定价值集、价值簇，是组织与其需求方、供应商和合作伙伴间的共同生产过程[②]，强调价值共创是当前价值创造内涵的新发展。评估中国式现代化医院的价值创造过程可以评价资源能力状况和服务场景拓展，从而帮助其实现迭代升级。

在本指标体系中，中国式现代化医院的价值创造过程主要通过业务能力与社会功能两项指标进行评估。其中，业务能力下含专科能力指数、医疗质量指数、时间消耗指数、每百名卫生技术人员科研项目经费和医院住院医师首次参加医师资格考试通过率五项指标，社会功能下含总诊疗人次、住院患者重点监测病种覆盖率、每百张病床药师人数、人均义诊次数[③]、国家组织药品集中采购中标药品使用比例、医疗服务收入（不含药品、耗材、检查检验）占医疗总收入的比例和医院承担培养医学人才的工作成效七项指标。

1.业务能力

（1）专科能力指数

基于疾病病种种类数、例数及疑难程度、手术操作种类数、出院患者平均住院日、次均费用、住院病死率以及先进技术应用情况等得分，综合计算公立医院相关专科能力指数。

① Amit R., Zott C., "Value Creation in E-business", *Strategic Management Journal*, Vol.22, No.6/7 (2001), pp.493-520.

② Wirtz B.W., Pistoiaa, Ullrich S., et al., "Business Models: Origin, Development and Future Researchperspectives", *Long Range Planning*, Vol.49, No.1 (2016), pp.36-54.

③ 阳秋林、曾霖、郭新：《公立医院社会责任绩效评价体系研究与运用》，《会计之友》2021年第1期。

（2）医疗质量指数

基于择期手术患者并发症发生率、Ⅰ类切口手术部位感染率、低风险组病例死亡率、相对权重值（RW值）和CMI值、抗菌药物使用强度（DDDs）等，综合计算公立医院医疗质量指数。

（3）时间消耗指数

考核年度医院治疗同类疾病所花费的时间。

（4）每百名卫生技术人员科研项目经费

考核年度每百名卫生技术人员立项的科研经费总金额。

（5）医院住院医师首次参加医师资格考试通过率

考核年度首次参加医师资格考试并通过的住院医师人数占同期首次参加医师资格考试的住院医师总数的比例。

2. 社会功能

（1）总诊疗人次

考核年度门诊患者人次数。

（2）住院患者重点监测病种覆盖率

考核年度重点监测病种覆盖率即该医院重点监测病种出院人数占同期出院人数的比例。

（3）每百张病床药师人数

考核年度每百张实际开放床拥有药师人数。

（4）人均义诊次数

考核年度参加卫生健康主管部门批准的义诊人均次数。

（5）国家组织药品集中采购中标药品使用比例

考核年度国家组织药品集中采购中选药品用量与同期医疗机构同种药品用量的比例。

（6）医疗服务收入（不含药品、耗材、检查检验）占医疗总收入的比例

考核年度医疗服务收入（不包含药品、耗材、检查检验收入）。

（7）医院承担培养医学人才的工作成效

医院承担培养医学人才的工作成效通过四类指标反映：医院在医学人才培养方面的经费投入、临床带教教师和指导医师接受教育教学培训人次数、承担医学教育

的人数、发表教学文章的数量。

（三）价值获取

价值获取，是在每次交换中留存一部分价值的过程，亦可看作价值向内分配——向股东、债权人、员工等内部利益相关者分配价值的过程。商业模式价值获取模块通常被视为组织利润获取机制，对应经济模式、财务模式、收益模式、盈利模式或利润模式。[①] 数字化时代带来了更多价值创造机会，但如何实现价值获取是各类商业模式首先需要考虑的问题。从价值获取出发，具体而言，成本结构和利润获取的方式是企业持续盈利的前提，而盈利机制是判断一个商业模式有无存在的必要，是否能够持续地为组织带来价值并保持竞争优势，从而支持价值创造体系与价值传递体系的持续运转和发展。[②] 价值获取是企业的终极目的，也是企业能够保持竞争优势的关键。公立医院作为非营利性组织，为了保持高质量发展的良好态势，在价值网络上可以通过提高文明价值和可持续发展来提高价值获取能力。

在本指标体系中，中国式现代化医院的价值获取过程主要关注文明价值和可持续发展两项评估指标。其中，文明价值下含优质护理服务病房覆盖率、住院医师规范化培训制度落实效果[③]和公共信用综合评价等级三项指标，可持续发展下含万元收入能耗占比[④]、医疗废物处理合格率[⑤]、放射物品防护合格率和大型医用设备维修保养及质量控制管理四项指标。

---

①　Johnson M.W., Christensen C.M., Kagermann H., "Reinventing Your Business Modelly", *Harvard Business Review*, Vol.87, No.12 (2008), pp.52-60.

②　朱明洋、李晨曦、曾国军：《商业模式价值逻辑的要素、框架及演化研究：回顾与展望》，《科技进步与对策》2021 年第 1 期。

③　李晓森等：《以公益性为导向公立医院绩效评价指标体系构建》，《中国卫生政策研究》2014 年第 6 期。

④　陈英耀等：《公立医疗机构公益性评价指标筛选——基于德尔菲专家咨询法》，《中国卫生政策研究》2012 年第 1 期。

⑤　周永斌：《健康中国战略下公立医院社会责任评价指标体系研究》，云南大学工商管理与旅游管理学院硕士学位论文，2023 年。

1. 文明价值

（1）优质护理服务病房覆盖率

考核年度医院已经开展优质护理服务的病房总数占医院全部病房总数的比例。

（2）住院医师规范化培训制度落实效果

考核年度医院住院医师规范化培训制度落实的情况。

（3）公共信用综合评价等级

公共信用综合评价依托全国信用信息共享平台归集的公共信用信息，通过科学的评价体系，对市场主体公共信用综合水平进行评价。

2. 可持续发展

（1）万元收入能耗占比

万元收入能耗占比指医院年总能耗支出与年总收入的比值，即每万元收入消耗的吨标煤数量。

（2）医疗废物处理合格率

根据《医疗卫生机构医疗废物管理办法》《医疗废物管理条例》《医疗废物处理处置污染控制标准》《国务院办公厅关于印发强化危险废物监管和利用处置能力改革实施方案的通知》《医疗废物集中处置设施能力建设实施方案》，考核医院对医疗废物的管理和处置情况。

（3）放射物品防护合格率

考核放射防护用品配备和放射工作人员培训与职业健康监护情况。

（4）大型医用设备维修保养及质量控制管理

考核年度大型医用设备在医院使用期间的维修保养和质量控制管理状况。

（四）价值传递

价值传递，又称价值提交、价值交付（交换），是将商业模式所创造的价值集传递、提交或交付给利益相关者的过程。[①] 商业模式价值传递模块包括信息沟通和实物传递两个基本功能，其目标是高效地传递商业模式创造的价值，主要完成向外

---

① Teece D., "Business Models, Business Strategy and Innovation", *Long Range Planning*, Vol.43, No.2-3 (2010), pp.172-194.

部利益相关者分配价值的任务——价值向外分配。狭义的价值传递是指组织将顾客价值传递给目标顾客的过程，对应营销模式、营销系统，直接表现为将产品或服务交付给目标顾客，诸如促销、广告、产品配置及顾客满意等相关研究强调商业模式价值传递功能的重要性。[①]顾客价值传递体系需要保证顾客价值传递的效果和效率，以避免在通过该体系时导致产品或服务"贬值"。在效果方面，价值传递体系须重视顾客全程体验与客户关系管理，提升顾客感知价值，而在效率方面，价值传递体系需满足快捷性、便利性和可靠性等基本要求，降低顾客感知成本。公立医院通过进行文化建设可以改善价值传递的效果，而通过优化治理体系和提升开放水平则可以提高价值传递的效率。

在本指标体系中，中国式现代化医院的价值传递过程主要通过治理体系、文化建设、开放水平等三个指标进行评估。其中，治理体系下含全面预算管理、规范设立总会计师、电子病历应用功能水平分级和智慧医院建设成效四项指标，文化建设下含门诊患者满意度、住院患者满意度和医务人员满意度三项指标，开放水平下含医院接受其他医院（尤其是对口支援医院、医联体内医院）进修并返回原医院独立工作人数占比、参与制定国际疾病诊疗指南数量[②]、牵头或参与的国际合作科研项目数（含多中心临床试验）[③]和接收外籍进修医生（临床观摩或办理临时执医）人次四项指标。

1. 治理体系

（1）全面预算管理

根据《医院财务制度》，医院预算是指医院按照国家有关规定，根据事业发展计划和目标编制的年度财务收支计划。

（2）规范设立总会计师

根据《中华人民共和国会计法》《总会计师条例》《财政部国家卫生计生委国家中医药局关于加强公立医院财务和预算管理的指导意见》《关于加快推进三级公立

---

① 朱明洋、李晨曦、曾国军：《商业模式价值逻辑的要素、框架及演化研究：回顾与展望》，《科技进步与对策》2021年第1期。

② 陈耀龙等：《中国制订／修订临床诊疗指南的指导原则（2022版）》，《中华医学杂志》2022年第10期。

③ 谷茜等：《上海市级医院国际化发展评价指标体系构建研究》，《中国卫生质量管理》2023年第12期。

医院建立总会计师制度的意见》等文件要求，2018 年年底，全国所有三级公立医院全面落实总会计师制度。

（3）电子病历应用功能水平分级

评价医疗机构以电子病历为核心的信息系统的应用水平。从系统功能实现、有效应用范围、数据质量三个维度对医疗机构电子病历及相关临床系统的应用水平进行评价。

（4）智慧医院建设成效

评价医疗机构智慧医疗建设情况。

2. 文化建设

（1）门诊患者满意度

患者在门诊就诊期间对医疗服务怀有的期望与其对医疗服务的实际感知的一致性程度。

（2）住院患者满意度

住院患者对医疗服务怀有的期望与其对医疗服务的实际感知的一致性程度。

（3）医务人员满意度

医务人员满意度考核医务人员对其所从事工作的总体态度，即医务人员对其需要的满足程度。

3. 开放水平

（1）医院接受其他医院（尤其是对口支援医院、医联体内医院）进修并返回原医院独立工作人数占比

考核年度内医院接受其他医院（尤其是对口支援医院、医联体内医院）人员进修培训且返回原单位总人数占同期招收进修总人数的比例。

（2）参与制定国际疾病诊疗指南数量

考核医院参与制定国际疾病诊疗指南的情况。

（3）牵头或参与的国际合作科研项目数（含多中心临床试验）

考核医院参与国际合作科研项目的情况。

（4）接收外籍进修医生（临床观摩或办理临时执医）人次

考核医院接收外籍进修医生的情况。

三、结语

　　党的十八大以来，以习近平同志为核心的党中央把保障人民健康摆在更加突出的战略位置，从召开全国卫生与健康大会，到中共中央、国务院印发《"健康中国2030"规划纲要》，再到党的二十大报告提出促进优质医疗资源扩容和区域均衡布局，我国医疗卫生水平持续改善，人民的获得感和人均预期寿命不断提高，我国医疗卫生系统，特别是医院改革迎来了加快发展、大有作为的大好时期，也迎来了更高质量服务国家发展和民族复兴并作出重要贡献的大好时期。作为我国医疗卫生服务体系的主力军，公立医院当以习近平新时代中国特色社会主义思想为指引，深入学习中国式现代化的本质要求，深刻领会高质量发展的重要内涵和实践要求，深化以公益性为导向的公立医院改革，把高质量发展融入公立医院发展的各领域、全过程，加快建设探索中国式现代化公立医院发展路径，推进健康中国建设。当前，我国对于公立医院的评价指标体系主要是刻画和评价其绩效、国际化发展、社会责任、公益性、运营效率等方面，鲜有研究以价值医疗模式为视角，基于价值网络对公立医院进行全面的评价。随着中国式现代化医院的逐步建设和价值医疗模式的深化发展，深耕价值网络的评价研究将层出不穷。

　　价值医疗正在突破国际壁垒，成为引领我国医疗卫生体制改革的新风向标。在寻求人人享有高质量可负担的医疗服务共同目标下，以价值为导向的医疗时代正在来临。价值医疗涉及多个利益相关方，包括医疗服务提供方（Provider）、医护人员（Physician）、病人（Patient）和医疗服务支付方（Payer），任何一方的自主性和能动性均影响着医疗的价值体现。[1] 不同利益相关方对价值的定义需要进一步研究与整合，兼顾各方利益才能保证价值医疗的顺利实施。[2] 内外部市场环境的改变，需要中国式现代化医院将原有战略管理目标决策范围从内部单一价值链，拓展至医疗集团、医联体以及合作的相关利益者共同构成的价值网络[3]，并以开放的网络化视角来考虑医院的战略规划、决策以及高质量发展，推进医院治理体系和治理能力现

---

①　石晶金等：《价值医疗推动我国医疗服务模式转型》，《中国医院》2021 年第 1 期。

②　王宁等：《我国公立医院医疗服务多维价值评估研究》，《中国医院管理》2017 年第 4 期。

③　吴雪晖：《管理会计系统变革机制与演进——基于价值网络环境的分析》，《财会通讯》2014年第 28 期。

代化。综合考虑服务成本低、医疗效果优、就医体验好三个方面，医院必须有效配置人、财、物和数据等核心资源，创新推动各专科不断提升疗效标准化程度，面向世界医学前沿，以创新引领医学发展、造福患者。在中国共产党的领导下，中国式现代化医院坚持以人民健康为中心的服务理念，聚焦治病救人主责主业，日后将更加关注医疗服务的效果、过程以及患者满意度，基于价值的整合性医疗服务体系将成为未来发展和改革的重要方向。

（雷李楠　浙江大学）

中国式现代化医院的"邵医模式"

一、中国式现代化医院的"邵医模式"及其战略定位与运营管理经验

中国式现代化医院的建设是一项涵盖全社会广泛参与、统筹兼顾、协同推进的复杂系统。邵逸夫医院自 1994 年成立以来,便以其前瞻性的管理理念和一流的现代化设施,在中国大陆地区率先践行国际先进的医院管理理念,迅速崛起并积淀形成医疗领域独特的运营管理模式。在中国共产党的坚强领导下,邵逸夫医院遵循正确的政治导向,借助社会经济发展的势能,依托新质生产力的动能,逐渐发展成为不断进化的生态型组织。邵逸夫医院积极响应国家卫生政策调整与医疗体制改革的时代浪潮,满足人民群众日益增长的医疗卫生需求,并通过创新与探索,进化出邵医的精神内核与文化血脉以及现代化医院运营管理的实践模式。历经 30 年砥砺前行与坚韧锤炼,邵逸夫医院不断迭代升级,逐步塑造出自身独特的战略定位与服务特色。

医院的发展定位和战略布局,对于制定明晰的战略规划和发展蓝图至关重要。这不仅有助于医院在医疗生态体系激烈的竞争中找准方位,发挥独特功能,走特色发展之路,而且有助于医院长期发展目标的自主性,避免盲目规模扩张与资源浪费。医院发展战略及其自主性的指引作用贯穿于其内部运营管理和决策的全部环节,推动着医院文化的形成与发展,环境品质的建设,特色医疗技术和服务体系的打造,人才生态的国际化培养,最终形成其独特的竞争优势。同时,医院所对外展示出鲜明的"邵医品牌",收获了品牌资产与社会认同。

三十载风雨历程,回首过去,展望未来。面对日臻清晰的邵医战略路线图,邵

逸夫医院亟须进行阶段性总结和反思，主动接纳内外部的意见反馈，持续优化改进。在此过程中，邵逸夫医院将秉持自我审视的态度，明确发展方向，借力新质动能，坚持战略定力和自主性，查找差距不足，"补短板""扬长板"，力求提升综合效益与可持续发展，矢志不渝地向着更高层次的现代化医院目标迈进。

（一）中国式现代化医院"邵医模式"的战略定位

1. 中国共产党引领下的中国式现代化医院建设的先行者

邵逸夫医院始终致力于提升医疗服务的深度和广度，创新并优化运营管理模式，主动发展新质生产力，积极推动医疗科技创新以及高效配置资源，同时响应并积极参与国家卫生政策的具体实施。经过不断努力与积淀，如今已发展成为一所学科门类齐全、技术特色显著且具有国际化水准的高水平医疗机构，在中国式现代化医院建设进程中扮演着先锋示范的角色。

作为国内医疗体系革新模式的先行者之一，邵逸夫医院以其出众的医疗服务效能，在应对疑难杂症和复杂疾病的诊疗上彰显出专业水准，促进了高品质、高科技医疗服务标准的提升与发展，并在区域乃至全国范围内承担起专科医疗服务的重要角色、技术扩散以及管理模式传播的使命。与此同时，邵逸夫医院承载着高等医学人才培养职责，不仅着力于住院医师的全面系统培养，还在积极推动基层医疗机构医护人员的继续教育与专业技术能力提升方面发挥了积极作用。

作为医学科研领域的重要基地，邵逸夫医院有力推动了临床研究与转化医学的发展，对于提升我国整体医疗科技实力具有推动意义。随着信息技术日新月异的进步，邵逸夫医院持续引领信息化、数字化和智能化领域的投入与实践探索，这不仅有助于自身运营效率和服务质量的不断提升，更在制定医疗行业标准、推动全行业向数智化转型的过程中发挥了关键作用，为构建中国式现代化进程中的智慧医疗卫生体系贡献了实例样板。

在中国式现代化发展的宏大图景中，邵逸夫医院通过积极参与医联体与医共体建设，成功构筑起覆盖省市县三级网络的智慧医联体生态圈，为优质医疗资源下沉提供了智能化解决方案，从而促进了区域医疗卫生服务的均衡发展。特别是在应对突发公共卫生事件、执行重大疾病防控策略等关键时刻，邵逸夫医院在中国共产党的坚强领导下，以其高水平的救治能力和出色的组织协调优势，为维护国家公共卫生安全贡献了邵医力量。

2. 引领医疗卫生服务模式创新与实践变革的品牌示范

以"更高质量、更加卓越、更受尊敬、更有梦想"为战略导向，邵逸夫医院自始至终坚守着建立医疗卫生服务引领型医院的初心使命，矢志不渝地为患者提供高品质、高效率、高价值且满意的医疗卫生服务。在高质量发展的新阶段中，医院进一步深化以人为本的服务模式改革，积极推动数智化医疗服务的比例增长，强化诊疗精准性，优化整体服务流程，提升患者的就医体验，并确保优质医疗资源能够得到更广泛、更合理的配置和价值实现。

医院不仅积极引进国际前沿的医疗设备和技术，还深度参与新型医疗设备与耗材的研发产业链，以推动中国医疗技术的原始创新，加速技术创新成果向临床应用转化，大力推广数字化、区块链技术、"5G+AR"数字技术以及智能化医疗设备等先进技术手段。例如，医院成功构建了基于新一代信息技术的数字健康融合创新平台，全面运用 AI 医学大脑赋能临床诊疗全流程智慧化应用，打造出邵医健康云平台、门诊全流程可视化智能服务体系、先进数字化智慧病房。

此外，医院建立了现代医院管理制度，落实精细化管理策略，投入全面质量管理和持续质量改进实践，通过引入手术意外保险机制分散医疗风险，不断优化护理质量和安全水平。秉承以人为本、追求卓越、创新驱动的文化理念，邵逸夫医院不断激活内在创新力，借助科学化的运营管理方式全面提升整体运营效能。在此基础上，医院启动了系统化的薪酬制度变革，实行项目权重导向下的科室绩效二次分配方案，推行以患者为中心的床位资源集约化管理模式，实施院内医疗废物闭环管理体系。

同时，医院高度重视复合型医学人才及领军人才的培养，全力促进医教研三者的协同发展，积极推动医学研究成果的有效转化，从而不断增强医院的核心竞争力。医院主动适应并积极参与医保制度的演变与优化过程，稳步实施更加完善的医保支付制度改革，加强费用控制，推进按病种付费、按病种分值付费（DIP）、按疾病诊断相关分组付费等多种付费方式，减轻群众就医经济负担。

作为社会责任的重要承担者，邵逸夫医院还积极投身于公共卫生体系的建设之中，坚持预防为主的健康管理原则，将医防融合理念植入医疗业务开展的全流程中，尤其注重通过构建应对突发公共卫生事件所需的"平战两用"设施资源与敏捷转换能力，全方位守护公众生命健康安全。

3. 捍卫与推动健康公平正义的守护者

在追求健康公平正义的道路上，邵逸夫医院不仅是治疗疾病的地方，更是推动社会公正与人权保障的重要力量。为了缩小健康差距，实现医疗服务的均等化和普惠化，医院在自己力所能及的范畴之内，采取了多元化措施。邵逸夫医院坚守"人民医院服务人民"的原则，致力于满足欠发达、边远地区以及罕见病、慢性病患者的医疗卫生需求。无论东至海岛边陲还是西至天山南麓，医院帮助了全国 40 余家基层医院，并将国家区域医疗中心项目输出至新疆阿拉尔，打造南疆生命健康科创高地和"医学高峰"。医院对待所有患者一视同仁，不论其疾病类型、支付能力或其他个人特征和社会特征，都坚持提供合理的、必要的、用心的诊疗服务。借助"5G+AR"数字技术，邵逸夫医院开创山区海岛医疗服务新模式，通过"三共享""三通道"构建智慧医联体省市县网络生态圈，以实际行动促进优质医疗资源的公平正义分配。此外，在医院信息公开透明、承担社会责任、持续质量改进、推动医疗服务创新、维护患者权利等方面，邵逸夫医院一直在积极履行健康公平正义的维护者角色。

4. 医院治理体系和治理能力现代化的探索者

医院治理体系和治理能力现代化不仅是确保人民群众生命健康权益的基础性需求，也是推动我国医疗卫生事业可持续发展和社会全面进步的关键支柱。在运营管理中，邵逸夫医院搭建了一条"嵌入新质生产力—赋能治理能力—迭代治理体系"的循环路径，试图探索出一套成熟且具有广泛推广价值的运营管理模式。

在推进医院治理体系和治理能力现代化的过程中，邵逸夫医院紧紧抓住了四个核心环节：首先，注重文化建设，通过"邵医之声""邵逸夫医院教育学院""邵医讲堂"等平台塑造独特的邵医文化，并将其视为医院内部治理体系的"神经系统"，引导并促进医院治理体系和治理能力现代化进程。其次，着力于运营管理能力塑造，医院历来重视管理人才的现代能力培养，如与妙佑医疗联盟合作开展领导力提升工程，孕育新时代背景下医院运营管理的高素质新型管理人才。再次，在数智改造层面，邵逸夫医院积极适应科技高速发展和社会经济环境变迁，率先将 5G、区块链、物联网、大数据、人工智能等新质生产力融入医院运营管理过程之中，成为医疗新质生产力的有效驾驭者，扮演着新型诊疗服务生产关系的示范者。医院不仅打造了工信部卫健委 5G+ 医院管理试点项目，还参与国家标准研制工作，构建起独具特色的 5G+ 智慧医疗体系，树立邵医全新标准。最后，在自主创新领域，邵逸夫医院实现了全方位、多维度的创新实践，例如，运用信息化手段搭建"5G+"物联网平台和智慧医疗架构，形成多跨协同管理体系，创建 5G+ 智慧医疗特色系统，并输出邵医标准化模式。同时，利用区块链技术保障医疗数据的安全共享与可信协作，以及对院内医疗废物闭环管理系统、后勤维护体验设计、无纸化智慧运营、消防精细化管理等多个环节进行持续优化改革，全面推进"电子病历、智慧服务、智慧管理"建设，细化疾病编码流程管理，实行采购一体化综合评审机制，构建保洁行为智能管理系统，覆盖临床诊疗全流程的智慧服务体系，推出基于大语言模型的小程序"智能医生助理"，依托数据分析驱动医保精细化管理，建立"五位一体"医师权限管理系统，实现临床流程—疾病追踪—患者处置—质控管理全链条数字化单病种信息体系。

5. 医疗卫生服务创新的奋斗者与行业升级的助推者

服务创新在医院运营管理中扮演着举足轻重的角色，它通过优化流程设计、提升服务质量及满足个体化需求，可增强患者满意度与医院核心竞争力。邵逸夫医院引进诸如在线诊疗、远程医疗、大语言模型"智能医生助理"等新技术和服务模式，不仅能有效提高运营效能，也有利于构建和谐的医患关系。同时，医院服务创新紧跟国家政策导向，积极推动医疗技术创新和产业升级，挖掘潜在运营资源，从而实现经济效益与社会效益的双重提升与动态平衡，确保医院可持续发展。

邵逸夫医院自成立以来就植根于服务创新理念，重视首创精神，致力打造学习与创新型医疗服务组织，通过自我迭代促进服务与管理升级。在运营管理实践中，邵逸夫医院凭借一个个微小而持续的创新迭代和集成，"小步快跑，聚沙成塔"，逐步树立起了在中国式现代化医院的邵医品牌。具体实践案例包括：邵逸夫医院独创"互联网 + 医院联盟 + 医生 + 健康产业"一体化模式；首推"全院床位统一调配"管理模式，设立全国首家入院准备中心以及院内医疗风险预防服务中心，实行弹性化的床位管理、标准化的医护服务以及精细化的医疗耗材管理；率先研发并实施综合医院病区平疫切换技术方案；采用电子病历结合人工智能进行智慧质量管理；成功构建高性能的邵医健康云平台，有力推动了医生多点执业、三医联动、全程健康管理等医疗健康新业态的发展，显著提升了区域整体医疗服务能力和诊疗效率，有力支持了国家分级诊疗制度建设的推进；积极探索单体多院区发展模式的新路径，打造多院区高效管理的新典范；尝试建立具有激励性的奖金二次分配机制；积极推进智慧病房建设和护理信息化服务水平的提升；积极拥抱新质生产力，研发出基于大模型技术的门诊智能服务体系及门诊全流程可视化智能化服务流程。此外，医院还建立了邵逸夫健康数字电视专区，面向全省1600万华数电视用户提供专业权威的医疗卫生服务，该专区集预约挂号、科室及名医信息展示、健康科普宣传教育、专家实时连线咨询等功能于一体，让优质的医疗资源突破地域限制，直接服务于山区海岛的广大民众，实现了优质医疗资源与基层百姓面对面的无缝对接。

6. 高端医学人才培育的摇篮与前沿医学科技创新的策源地

高端医学人才对于现代化医院高质量发展具有决定性影响，他们在提升医疗服务能力、引领学科建设与科研创新突破、培养卓越团队及强化医院品牌形象，以及促进广泛的国际合作交流等诸多关键领域发挥着核心作用，推动着医院诊疗技术的升级换代、技术创新的有效转化和国际竞争力的不断提升，从而成为驱动医院实现可持续发展的中坚力量。前沿医学科技对于医院高质量发展同样至关重要，它通过引入新质生产力、提升医疗技术水平、优化服务流程设计、创新服务模式、引领学科建设和人才培养、增强医院的竞争力和影响力、加速科研成果转化应用等，可显著提升医疗卫生服务的质量和效率，促进医疗卫生事业的现代化转型及其可持续发展。

邵逸夫医院以国家自然科学基金为依托，采取多元化策略推动一流学科的建设与发展；同时，借助第三方专业机构"区域型TTO"平台的力量，加强科技成果的转化支撑力，并协同构建了独具特色的邵逸夫医院成果转化体系。医院在国内率先创立微创医学学科，研发出拥有国际先进自主知识产权的新一代医疗器械，并成功开创完全腹腔镜下绕肝带法二步肝切除术等多个新的手术方式，以及打破传统桎梏下的"支架法肠道转流术"，在5G超远程机器人手术领域实现突破，填补了国内外多项技术空白，微创技术已广泛应用于各大外科领域，使医院在微创医学、下腰痛诊治、辅助生殖、复杂冠心病和房颤治疗等领域享誉全球，以科技创新之力搭建起了生命重生的桥梁。

邵逸夫医院作为"人工智能辅助治疗技术"的重要培训基地，为我国机器人手术领域的高质量发展注入了强大的"邵医动能"。医院始终坚持以微创技术为引领，大力发展机器人外科，创造并积累了众多原创或创新性的手术术式。2021 年至 2023 年，医院机器人单机手术量连续稳居全国首位，尤其在 2023 年实现了我国 5G 超远程机器人肝胆胰腺手术零的突破，多项技术和手术方式均达到国际或国内首创水平。

此外，邵逸夫医院在国内首倡医疗服务全流程智慧化改造，率先实践医保用户全流程移动就医模式，建立了首家拥有实体医院背景的"云"医院，并上线了首个由省级公立三甲医院主导的区块链医疗应用系统，同时研发了全国首个"5G+AR"远程协助急救系统，智慧医疗已成为医院崭新的发展名片。目前，医院已获批设立 3 个国家区域医疗中心、1 个国家工程研究中心、1 个国家临床教学培训示范中心，医教研协同发展开启了高水平医院建设的新篇章。与此同时，邵逸夫医院积极开展国际合作，已与清华大学、中国科学院深圳先进技术研究院、约翰·霍普金斯大学、斯坦福大学、藤田医科大学、加州大学圣地亚哥分校、范德堡大学等来自中国、美国、日本、欧洲等地的 30 余家顶级医院和科研院所建立起科研合作关系，并基于庞大的 5.5 万例临床数据案例库，打造了智能辅助临床决策体系，不断推动医疗服务向更高层次迈进。

7. 绿色低碳医院与可持续发展医院的倡导者

中国式现代化强调绿色、低碳和可持续发展，尤其是在追求高质量发展的新阶段，实现"双碳"目标成为中国式现代化建设的重要内容和战略任务。医院作为 24 小时不间断运营的公共服务机构，其能耗水平通常较高。医院在运营管理过程中采取措施实现碳减排，不仅是在响应国家节能减排政策的要求，也有利于推动医疗机构的可持续发展和社会责任的履行。在邵逸夫医院大运河院区的建设过程中，医院秉持可持续发展的设计理念，其设施中采用了绿色屋顶技术，旨在实现有效隔热，减少能源消耗，并通过抑制建筑物产生的热岛效应，对周边环境产生积极影响。在医院日常运营活动中，各类废物产出量庞大，涵盖了医疗废物、日常生活垃圾以及其他危险废弃物等多个类别。为了强化废弃物管理效能，医院启用了医疗废物院内全程封闭式管理系统，实现了从医疗废物在各科室产生之初直至分类投放、储存各环节的实时监控与精细化管理，借助先进的数字化技术手段，将监管程序提前且深化细化，实现了废弃物处理流程的无纸化操作，有效地减少了废弃物处理过程中的碳足迹。医院的第五期扩建项目秉承医疗建筑设计的最新理念，巧妙地实现了地上建筑与地铁出口的无缝接驳，通过构建连通所有医疗建筑地下室的立体交通网络，确保了新旧建筑之间畅通无阻的内部连接。因此，患者和医护人员无须暴露于户外环境，就能便捷地在各楼宇之间穿梭往来，此举不仅极大提升了就诊与工作的便利性，而且有力地倡导了公共交通出行，从而在一定程度上降低了因人员流动带来的碳排放。医院今后还将通过培训教育提高员工节能减排意识，并鼓励员工将绿色理念融合日常业务。绿色医院建设正在起步，邵逸夫医院也将积极投身这场捍卫人类命运共同体的征程中，扮演好绿色低碳医院典范与可持续发展策略倡导者的角色。

8. 医疗卫生国际合作与交流的特色样板与展示窗口

杭州市委、市政府正式印发并实施了《关于提升城市国际化水平　奋力打造世界一流的社会主义现代化国际大都市的实施意见》，旨在全面增强杭州在全球范围内的竞争力与影响力，并积极推进更高层次的对外开放，以坚定的步伐朝着打造世界一流的社会主义现代化国际大都市的目标迈进。邵逸夫医院作为坐落于杭州市中心地带的一家高质量发展的医疗机构，其发展路径必须紧密契合城市发展战略。

邵逸夫医院致力于营造一个开放包容的国际医疗合作环境，旨在满足人民群众日益增长的多元化、高层次健康需求。医院充分彰显其国际化优势，已先后与美国罗马琳达大学、妙佑医疗国际（Mayo Clinic）、约翰·霍普金斯医院等众多全球顶尖医疗机构建立了稳固的合作关系。同时，医院与美国、日本、欧洲等国家和地区的 30 余家顶级医院、科研院所进行科研合作，持续向全球最高医疗水准看齐，并成为海外医学生及住院医生在中国的轮转培训基地。医院创新性地构建了基于互联网技术的"一带一路"远程医疗协作新模式，并设立了"一带一路"微创学院，积极分享医院最新的创新成果，擘画出一幅具有前瞻性的国际化医院崭新蓝图。响应国家倡导的制度型开放战略，邵逸夫医院引进并践行国际先进的医疗标准和实践，提升服务质量，确保患者安全，优化治疗效果。通过吸引国际一流的医疗人才和技术资源，医院成功接轨国际医疗体系，持续增强自身的国际竞争力。

9. 文明进步的推动者与文化传承的传播者

中华文化是中华文明繁衍生息的源泉和基石，而文明的每一次进步又反过来滋养着文化的持续革新与深化，两者相得益彰，共同构筑了中华民族独一无二且经久不衰的文化自信和鲜明的文明特质。文化作为历史演进的结晶，其丰富内涵源于历史实践的积累与沉淀。在社会主义现代化进程中，物质财富的丰裕与精神世界的充盈是根本性的追求。推动中华优秀传统文化进行创造性转化和创新性发展，大力弘扬革命文化的精神内核，积极构建和发展代表时代进步的社会主义先进文化，有力地促进文化的繁荣兴盛，为建设社会主义文化强国奠定坚实基础。邵逸夫医院将文化传承视作自身的崇高使命，精心培育出独具特色的邵医文化生态系统；躬行中华文化，借助文化力量催化医疗服务模式的创新迭代。邵逸夫医院已先后派遣十批医疗队伍前往非洲纳米比亚、马里等地开展援助工作，在专业医疗知识与行动力的实践中，生动讲述中国故事，有效提升了中华文明在全球范围内的传播力与影响力。

（二）中国式现代化医院"邵医模式"的运营管理经验

1. 党建引领凝聚众力融合，交融碰撞探寻革新之路

在中国共产党思想理论体系的构建历程中，展现出积极开放的姿态，广泛而深入地汲取并借鉴了东西方文化与思想的精髓。邵逸夫医院始终坚持以马克思主义为指导，紧密结合中国的实际国情与时代特色，持续推动医院运营管理理论的创新与拓展，使之在中国大地上生根发芽，结出丰硕果实。医院自成立以来便汇聚了东西方多元文化与先进的管理思想，在中国共产党的坚强领导下，历经 30 年医院运营实践的探索，成功地实现了中西医院文化的交融碰撞与深度融合。在"邵医模式"下，各种对立统一的因素如东方与西方、传统与创新、技术与人文、患者需求与员工发展、短期目标与长期规划、院内管理与院外合作、实力塑造与品牌建设、精细化管理与人性化服务、科研突破与临床应用等，在碰撞中找寻革新之源，在融合中共创崭新硕果。

2. 开放精神与进取意志齐驱，共创型领导力推动医院持续革新

邵逸夫医院现已成为全国前 1% 的顶级医疗机构，并荣获业界最佳雇主称号，这背后离不开邵医领导团队坚持的系统思维、首创精神及其卓越的领导力，充分体现了领导能力的作用价值。共创型领导力是邵逸夫医院领导层的核心优势和持续发展的关键力量，将医院逐渐打造成生态型组织，以"苟日新，日日新，又日新"的姿态在不断进化。

（1）共享价值观与目标设定

"上下同欲者胜，同舟共济者赢。"邵医领导团队围绕"给您真诚、信心和爱"

的主题提炼出深入人心的医院文化内涵，确立了一套全院共享的价值观，并提出了"国际化、精细化、智慧化、人性化、微创化、产业化"的综合发展目标，确保所有医院全员不仅理解而且深度认同这些目标，并共同努力去实现它们。领导团队身体力行，务实不浮夸，以实际行动践行实现这一系列共享价值观与目标。

（2）充分授权与全员参与

"尊重全员的价值，尊重基层的力量"。医院设立"院长信箱"，承诺每信必复，聆听基层员工和患者的真实声音，从中洞察细微问题、识别创新机遇、动态迭代改进。邵医领导团队鼓励并赋予全员自主权，支持员工成为"自主的人"而不是"工具人"，激活员工内驱力，发挥自身优势。医院相信每一个人都能创造出自己的价值，人人都是业务的第一责任人。在医院的授权文化和创新氛围下，一线员工并不限于医生、护士，所有部门的全部员工都可以即时创新，快速调整。共创型领导带来了集体共创式创新，也提升了全员的责任感和主人翁意识。

（3）催化协同创新

邵医领导团队注重培育员工的首创精神、合作精神和创新能力。作为催化剂和伙伴角色，邵医领导团队携手团队成员共同探讨问题、激发创新思维，促进跨部门、跨层级、跨学科的知识交流与协作创新。汇聚整合各方意见和建议，破除协作壁垒，共同解决问题，推动医院各领域全面而持久的创新进程及其循环。邵医领导团队以"跳出医疗发展医疗，跳出医院发展医院"的跨界协同创新与发展的理念，重视非医疗领域的、新兴的新质生产力在医院中的应用价值，鼓励全员打破传统业务的认知惯性和行动惯例，创造性解决业务问题，不断重新定义医疗技术和服务的内涵和外延，不断拓展更新医疗业务的运作范式。

（4）培育学习型文化氛围

"没有成功的医院，只有时代的医院"。医院要适时接纳新质生产力，采用敏捷学习的方式，不断回应时代的新兴诉求。"如何调动员工的热情去发现临床问题，进行临床研究，进而实现成果转化？最重要的是在全院营造创新的氛围和文化！"邵医领导团队努力将医院建成一个学习型组织，从领导者到一线员工通过学习而不断成长。领导团队努力营造安全、开放的学习环境，促进全体成员的成长与提升。通过开展"邵逸夫医院教育学院""邵医讲堂""邵医精品手术演示会"等活动培育医院的学习型文化氛围。

（5）关注情感智能与共鸣沟通

邵医领导团队坚信："只有先服务好员工，员工才能更好地服务于患者。"他们重视员工情感智能的应用，关心、爱护和发展每一位员工，引导员工情绪管理和工作热情，建立起深厚的信任关系，进而增强医院凝聚力。

（6）包容性领导实践

包容性对于医院领导者而言，不仅是道德责任的体现，更是保障医院高效运作、持续创新、稳定发展和赢得内外部支持的关键能力。邵医领导团队关注员工的多样性与包容性，让具有不同背景、岗位、经验和观点的成员得以发挥所长，激活了个体员工的主动性、创造力、归属感和责任意识，进一步丰富了深化创新和价值共创的过程。

（7）数智化领导力展现

在现代医疗环境中，医院领导团队的数智化领导力是拥抱新质生产力、适应时代变迁、提升核心竞争力的关键因素之一。邵逸夫医院领导对数智化转型有着深刻洞见，判定我国医疗服务正逐步由"信息化"迈向"智慧化"。智慧化将成为实现医院高质量发展的关键途径，有助于提升医疗服务质量效能、优化就医体验以及合理配置区域医疗资源。自2013年起，邵逸夫医院就以解决群众就医难、就医繁的问题为数智化改革的切口，十年磨一剑，逐步将医疗服务纳入手机端、云端、电视终端乃至机器人辅助系统中。

（8）动态敏捷的领导艺术

面对快速变化、复杂多变的外部环境，邵医领导团队展现出动态敏捷的领导能力，能够迅速适应环境变化，灵活应对挑战，快速作出决策，实施迭代学习，并能根据内外部环境的发展变化适时调整战略方向和工作重心，持续优化医院运营流程。在制度管理上，医院实行动态的管理模式，每三年一次全面回顾修改。在不断的技术革命、国家政策响应、突发事件应对以及时代变迁中，动态敏捷的领导艺术让邵逸夫医院一如既往地表现出了韧性发展的活力姿态。例如，面对突发公共卫生事件冲击，邵逸夫医院国内首创院内院外、线上线下、国内国际相结合的"全链式疫情防控创新体系"，并在全国创新试点"平疫结合"病房。

（9）领导团队的医院企业家精神

在医院运营管理中，领导团队所展现的"医院企业家精神"是对既有企业家精神内涵的一种升华和延伸，融合了传统企业家精神的特点，并结合医疗机构特殊的社会服务性质，尤其突出了公益属性、人文关怀和社会效益的追求。例如，"追求唯美、追求卓越，永远要用挑剔的眼光看问题"就是邵医领导团队医院企业家精神的体现。邵医领导团队所展现的医院企业家精神主要表现为坚守道德底线、合规经营、创新思维、务实诚信、社会责任感与使命感、以人为本的服务理念、追求稳健经营、灵活适应时代变化、风险管理与危机处理能力、注重内在精神价值、持续改进与发展终身学习的习惯、致力于医院和社会的和谐共生等。

3. 以患者为中心，以员工为主体

邵逸夫医院长期坚守"患者为本、员工为主"的核心管理哲学，构建了一种以人为本的文化体系，将患者和员工的权益并重考虑。"以患者为中心"的原则深深植根于医疗服务的各个环节，患者的个性化需求成为驱动邵医精细化管理的重要动力。医院充分利用信息化技术，不断拓展"互联网＋医疗"应用场景和服务疆界，矢志打造涵盖全流程、全链条、全生命周期的智慧就医服务生态体系。邵医积极探索并践行"互联网＋医疗服务"的新型模式与路径，将"信息多跑腿，患者少走路"的理念渗透至院前咨询、院中诊疗以及院后随访等各阶段，落实了一系列基于"互联网＋医疗健康"的便民惠民创新举措。在提升患者就医体验方面，医院率先推行了诸如取消门诊输液、病房不增设床位、设立入院准备中心、实行门诊及辅助检查集中预约机制、"一人一诊室"制度、打造无痛医院等系列改革，并引入委员会管理制度、住院准备中心机制以及 Attending 负责制（主诊医师责任制）等创新管理模式，使医疗服务充满人文关怀与温度。医院的每位员工直接对接患者需求，一线员工和患者紧紧缠绕，管理岗与业务岗紧密缠绕，员工的业务目标与患者价值亲密相连，使员工在满足患者需求的过程中实现个人价值的最大化，促成员工和患者价值共同体的形成。

同时，邵逸夫医院坚信"满意的员工是实现满意患者的前提"，始终坚持以员工为核心，离职率低至 1.6%，医院在细微之处无不体现出对员工的人文关怀，进而形成了一种深入人心的关爱员工文化，"邵医咖啡"即是对这种文化的生动诠释。医院从薪酬待遇、职业发展空间以及办公环境等多个层面均优先照顾医务人员特别是青年医务人员的需求。邵逸夫医院坚持系统思维，全院全领域以员工为主体。例如，高度重视护理团队的发展，致力于推动护理工作迈向"专家型"轨道，将护理

实践、教育培养与科研创新紧密结合，在国内率先设立了高级临床专科护士岗位，并在糖尿病管理、伤口／造口／失禁处理、静脉通路管理、疼痛管理、卒中康复等多个专业领域培养了大量的高素质人才。

4. 服务细节精益求精，全方位精细化管理

精细化管理在医院运营中的实施，有助于提升资源使用效率与服务效能，通过对医疗服务细节的精益求精、质量把控和患者满意度的优化，实现成本控制并确保营造公正公平的医疗环境。精细化管理模式对于提高医院的整体运营管理、驱动医学技术创新以及促进学科建设发展具有重要作用，同时也有助于强化风险防范机制、保障医疗安全。

作为精细化管理的典范，邵逸夫医院在精细的前提下继续鼓励"精益"，在实践中不断探索和完善各类创新举措，践行精益管理理念。例如，推行"全院一张床"的床位管理系统以优化资源配置；积极推动微创技术在临床诊疗中的广泛应用；在国内率先引入日间手术和日间病房模式，大幅缩短患者住院时间；采用"以点带面"的数据化指标管理模式，对疾病编码流程进行精细化管理，确保医疗信息精准无误；创新性地实施消防精细化管理和基于数据分析的医保精细化管理措施，借助信息化手段优化后勤维护体验设计等。

此外，邵逸夫医院更是将精细化管理理念融入日常服务细节之中，如为了避免 B 超检查时耦合剂给患者带来冰凉不适感，特意在每台 B 超机旁配备了耦合剂加温器；在进行 X 光检查时，贴心地用铅布保护患者的甲状腺和生殖器官免受辐射伤害；医院五期大楼巧妙地与地铁站无缝衔接，患者从地铁站出站后可直接到达一楼门诊大厅，极大提高了就医便利度；病房内部设计为菱形布局，减少医护人员无效行走路程，提高工作效率。同时，对于员工提出的诸如"冬季某区域蚊子较多"这样的细微问题，医院也能够迅速响应，组织相关部门积极探寻问题源头并及时解决，这充分体现了邵逸夫医院始终坚持"服务始于微末，管理贯穿全程"的精细化运营管理文化和高效执行力。

5. 与时俱进聚合新质生产力，集成创新合力驱动服务升级

邵逸夫医院积极拥抱技术创新，以新质生产力的引入，撬动医疗业务链条乃至医生生态的系统更新。医院支持各个业务科室整合创新资源，提升医疗服务效率与品质，以适应日益多元化的健康需求，促进运营管理范式迭代，及时响应国家政策

和行业发展趋势。在质量管理方面，邵逸夫医院采用了包括 PDCA 循环、品管圈、失效模式与效应分析、灾害脆弱性分析等多种工具进行持续的质量改进工作。随着大数据和人工智能技术的飞速发展，医院成功将 1 亿多条临床大数据与 AI 技术相结合，构建了一个包含 36 万余条医学术语的专业数据库，进而开发出一套覆盖超过 1000 种基层常见病和多发病的临床诊疗决策支持系统，形成了强大的医学知识库支撑体系。同时，邵逸夫医院也积极引入 5G 物联网、区块链、AR 等前沿科技手段，实现了医疗服务的智慧化升级；借助 AI 质控技术确保医疗服务精准高效，利用医保结算清单工具完善费用管理，采用病历文档人工智能质控工具提升病案质量。此外，医院还自主研发了医院信息系统（HIS）的日间手术管理模块，提高了服务效能；并发明了"噪声智能分析与提醒装置"，有效打造宁静舒适的无噪声病房环境，进一步提升了患者的就医体验。

6. 模块化运营叠加协同演化，持续优化的高效运营体系

邵逸夫医院自创院以来，就深深烙印着鼓励创新与持续追求卓越的基因，其发展战略的核心立足于"错位发展、精准微创、问题导向、交叉融合"的四大原则。医院秉持长期主义战略思维，集中力量突破重点方向，同时激发各层级员工和全要素系统进行全方位创新与服务升级。通过模块化的创新实践方法，医院成功构建了一系列标准化的工作流程和服务模式，这种标准化不仅易于复制推广至其他医疗机构，还确保了运营管理经验的有效传承。

邵逸夫医院的模块化运营是一种将医院整体运营活动分解为一系列相互独立、功能明确、易于管理和协调的模块的管理策略，有力地推动了运营管理的精细化、专业化及系统化进程，对提升整体运营效率、快速吸引新质生产力、降低成本支出、适应政策变化、迭代医院治理能力以及满足患者新需求等方面都展现了显著的优势。通过模块之间的有机整合与联动，快速转化为医院的竞争优势所在。

邵逸夫医院的具体模块化运营涵盖了广泛的领域：从文化品牌建设到入院准备中心床位的统一高效管理；率先引入就诊"医疗街"模式和"一站式"入院检查服务流程；建立数字化静脉血栓栓塞症全流程管理体系；实施基于项目权重的科室绩效二次分配机制；打造消防精细化管理系统和保洁智能管理系统；建立健全医疗废物闭环管理系统；引入手术意外保险分担医疗风险的管理模式；构建智慧医联体网络，连接省市县三级医疗服务生态圈；积极开展管理人员领导力提升工程；创建并

运行邵医健康云平台；推动先进数字化智慧病房建设；优化医用耗材及配套设备的综合招标采购评审管理流程；设立医院临床研究中心等多元化举措，共同铸就了邵逸夫医院现代化、智能化的高质量医疗服务典范。模块化运营管理模式，解决了传统医院普遍存在的个体业务单元和医院整体运作之间的冲突对立格局，既让各个业务单元充满活力以及自发演化，又让医院内部可以形成一个多模块共同演化的有机系统，让业务模块之间发生协同效果，涌现出医院运营管理的新效能。

7. 全员自主变革结合共治模式，构建开放创新的医院生态系统

邵逸夫医院在运营管理中，始终坚持问题导向和需求牵引的原则，积极调动全体员工的积极性与创造性，形成了一种自下而上、全员参与、共同治理的变革模式。这一模式强调医院要树立系统观，营造多层次的、自主性改革与发展的格局，旨在构建一个开放包容、鼓励创新、持续优化、现代化的医院生态系统。

医院从员工个体到科室团队，从单一学科到跨学科部门，乃至多个院区之间，逐步孕育出一种自我驱动、互动共进、迭代升级的生态系统。实现医院员工与患者需求的即时对接，让员工能够迅速响应患者健康需求的变化，创新解决问题，与患者共同创造价值，形成一种双向互动、共生共赢的医患关系。医院各个层面都能根据实际需求和发展目标，自发地开展相应的变革活动和创新实践。全院员工都担任着创新者的角色，拥有更大的决策权和责任感，通过自我驱动、自我优化、自我激励，释放组织的创新活力。例如，在质量管理方面，邵逸夫医院全面推行了持续质量改进项目，该项目不仅覆盖全院范围内的所有医疗环节和服务流程，而且在医院运营层面上组织了一系列跨部门、多学科的质量提升工程，涉及包括但不限于临床医学、医技支持、护理服务、后勤保障等多个专业领域。这种深度联动的管理模式确保了每一个科室都能依据自身特点和工作实际，有针对性地进行深入细致的质量管理优化，从而推动医院整体服务质量的螺旋式上升。

"邵医模式"所倡导的是一种勇于挑战、追求卓越、积极创新的文化氛围，它使得邵逸夫医院在面对日益复杂的医疗环境和技术要求时，能够不断且自发主动地突破旧有桎梏，通过精细化管理、技术创新、自主创新与共治融合，打造出一个充满活力且高效运作的医院生态系统。因此，邵逸夫医院构建了开放的、学习型、能够自我进化的生态系统，不断打破医院边界，使医院成为一个能及时嫁接新质生产力、包容吸纳各种资源、利于创新项目孵化的大平台。医院为患者提供更优质、更

安全、更人性化的医疗服务，同时也为我国医疗卫生行业树立了典范。

8. 全球视野筑就前沿引领，中西融合参与国际对话

国际视野深植于邵逸夫医院的基因之中。医院将自身定位为医疗健康国际合作与交流的关键平台，在坚持自主创新发展的同时，积极推动国际合作与交流的深化拓展。在医疗服务提供、运营管理以及国际合作的过程中，邵逸夫医院逐步对接、协调并对标国际通行的医疗健康质量标准、临床指南和伦理规范，同时结合国情进行适应性改革与创新，不仅积极参与，而且试图引领更高标准化的国际医疗卫生服务规则制定，抢占中国医疗行业在国际高地的话语权。通过推动医院医疗技术和管理服务标准的国际化进程，邵逸夫医院积极采纳和参与制定国际公认的标准与规范，不断提升自身的国际化服务水平和整体实力。

（三）小结与展望

中国式现代化医院的建设在我国实施健康中国战略并致力于实现经济与社会全面、协调、可持续发展的宏大框架中占据重要位置，这一建设的进程不仅深深植根于对人民健康福祉的深切关怀，更是关乎国家未来长远发展蓝图的关键一环。随着我国步入新的历史发展阶段，我们正在积极探索适合我国国情且具有中国特色的现代化医院建设道路，这既是当前时代挑战的应对措施，亦是把握发展机遇的必要之举。在此过程中，邵逸夫医院凭借其独树一帜的建院思路、先进的技术与服务、独创的医院文化、持之以恒的人本关怀、不断进化的管理模式以及务实高效的创新举措，逐步积累并形成了一种被称为"邵医模式"的医院运营范式，该模式已在行业内展示出一定的特色与示范效果。因此，有必要对"邵医模式"所涵盖的战略定位及其运营理念与管理实践进行梳理总结，这无疑能为我国乃至世界范围内医院现代化建设的推进提供一定的理论启示和实际借鉴意义。

在中国共产党坚定而有力的领导下，中国式现代化医院的建设与发展进程，深度融合了对全球各国现代医院实践成果的批判性吸纳，深深植根于中华优秀传统文化深厚的土壤之中，并在应对各种复杂挑战与变革考验中不断淬炼成长，这一历程凝聚了我国全体医疗卫生行业专业人士的集体智慧与不懈努力。中国式现代化医院建设已成功跨越初步发展阶段，正稳步迈入以高质量为核心的发展新阶段。邵逸夫医院 30 年的发展，得益于党在各个时期的正确方针政策指导，得益于中国社会经

济的繁荣进步、科技进步的时代背景，以及医疗卫生行业整体的革新升级等多重外部环境的支持与推动。与此同时，邵逸夫医院内在的持续改革与创新亦未被忽视，尤其在医院战略布局、独特的运营管理机制、独具特色的医疗服务模式、适应时代需求的治理体系构建、内涵丰富的医院文化建设以及领导力培养等诸多方面，从而逐渐塑造并巩固了具有邵医标识度的发展策略、路径以及运营管理模式。

站在新的历史起点上，邵逸夫医院早已踏上全新征程。面对过去三十载的探索实践与经验，邵医人主动进行阶段性总结，并诚挚欢迎同行的交流与评判，旨在为推动中国式现代化医院实现更高水平、更高质量的发展注入邵医的实践经验，共享智慧成果，共绘中国医疗卫生事业的美好蓝图。

中国式现代化医院的构建与发展乃是一部遵循科学法则与自然演化进程的宏大篇章，其内含的成长脉络与发展逻辑犹如生命体的演化。邵逸夫医院在这幅波澜壮阔的历史画卷中积极进取，通过不懈地吸收国内外先进医院运营经验和创新实践，创建了医疗卫生服务新范式，以及持续改革医院运营管理模式，在较短时间内便完成了对中国式现代化医院初级阶段的探索。30 年征程，邵逸夫医院主动肩负示范引领的重任，致力于为整个行业的高质量发展提供新路径。医院正坚定地踏入中国式现代化医院高质量发展的崭新阶段，矢志将精细化管理的艺术、数智化技术的创新、人性化服务的温情、绿色可持续发展的理念以及平台生态战略的智慧，全方位嵌入医院的运营管理细节中，以求优化医疗卫生服务的质量与效率，提升患者的就医体验与满意度。医院希冀构建一个集医疗救治、人才培育、科研创新、教育教学、国际交流、产业发展、赋能同行以及社会公益于一体的鲜活生态系统，不仅提供卓越的医疗卫生服务，更在推动我国医疗卫生事业全面现代化的进程中树立起一面醒目的旗帜，发挥示范的引领作用。

二、中国式现代化医院建设的邵医路径及其生态战略

（一）中国式现代化医院建设的邵医路径

针对中国式现代化所蕴含的五大核心特征，邵逸夫医院在中国式现代化医院的高质量发展进程中，结合医疗卫生情况和自身特点，鲜明地践行着五条关键特征，

在医院运营管理上走出了独特的"邵医路径"。

1. 精益求精打造数智医院，高效优质医疗卫生服务普惠大众

中国式现代化是人口规模巨大的现代化，医院肩负着支撑巨大规模人口医疗卫生服务需求的责任担当。为提升优化医疗卫生服务的效率和质量，让优质高效的邵医技术和服务普惠更多公众，邵逸夫医院逐步从传统的管理模式向数字化、智能化、生态化模式转型，从而实现高效、安全、便捷、个性化的医疗卫生服务，并利用自身优势，赋能和促进全体医疗行业的高质量发展，让可复制的邵医创新模式和理念影响更多同仁。

数智医院的建设和升级是一个涉及战略规划、基础设施建设、服务流程、信息系统整合与智能化应用创新等多维度协同推进的过程。医院从全局出发，通过制定全面的智能化战略蓝图，明确数智化发展的目标和路径，在前期基础上继续搭建先进信息基础设施，确保数据传输的安全与高效。在此基础上，完善电子病历智能系统、预约挂号系统等一系列医疗服务信息系统，实现患者诊疗全流程数字化，并集成各类业务系统打破信息孤岛，实现数据共享交换。医院继续扩大物联网技术和新一代通信技术，如5G、区块链、人工智能等，推广人工智能在诊治及医院管理等全院运营场景的应用。医院将数智人才培养和团队建设上升到医院战略维度，培育医院运营管理中的数字领导力，提升全员的数字化技能素养，并组建跨学科的专业信息化团队来支持数智医院的日常运营与持续发展。通过数智医院的建设，推动医院服务质量和效率的全面提升，构建个性化、便捷化、智能化的医疗卫生服务模式，促进医疗行业的智慧转型与高质量发展。

2. 坚持以人为本的发展战略定力，迈向全民健康与共同富裕的康庄大道

中国式现代化是全体人民共同富裕的现代化，促进城乡公共卫生和医疗服务均等化是全社会的期盼。邵逸夫医院坚持和强化以人为本的战略定力，矢志不渝地走在健康共富的道路上，全力满足人民群众对健康生活的期待，引领医疗行业的可持续发展和社会责任的担当。

在邵逸夫医院，"人民至上、生命至上"的理念渗透在医院每个角落，在细微之处彰显着医院对患者和员工的爱与责任。医院将持续致力于提升患者体验，医院通过不断精简和优化就医流程，确保医疗服务高效便捷；同时，积极推广个性化医疗服务，依据患者个体差异制定医疗方案，满足其独特需求，并提供全方位的人性

化关怀，从环境布置、护理服务到心理支持，全程体现对患者尊严与舒适的尊重。医院持续强化医患沟通与教育工作，不仅构建了和谐的医患互动关系，还鼓励员工自发地通过举办线上线下各类健康讲座和教育培训活动，提高公众的健康素养，使患者及家属更好地参与到治疗决策中来。医院引入精准医疗理念和技术手段，实现疾病诊断与治疗的个性化和精确化，为患者带来更佳的治疗效果。医院在拓展智能化技术改善医疗服务方面不遗余力，利用人工智能、大数据分析、区块链、可穿戴设备等新质生产力及其催生的新手段，拓宽服务范围，深化智能服务内容。为了持续保持医疗服务高质量发展，医院加大对医学人才的投资力度，优化员工的工作环境，创造有利于个人成长和团队协作的良好氛围。与此同时，医院重视改革和完善激励机制，向员工授权，鼓励他们自主驱动创新，建立一种允许试错并支持探索实验的宽容文化，激发全院职工的积极性和创造力。此外，医院主动公开并分享自身在提升医疗服务品质方面的实践成果，包括邵医独创的服务模式、自主研发的智能工具、自建的数智化系统以及原创的管理体系，以期赋能整个医疗行业，推动全行业的服务水平共同进化。在履行社会责任方面，医院积极参与和组织义诊、健康宣教等活动，深入社区，将优质医疗服务带给更多需要帮助的群体。同时，倡导并支持邵医员工投身于健康科普教育和志愿者服务事业，进一步强化医疗机构的社会公益属性和社会影响力。

3. 实现物质文明与精神文明双重并举，推动医院迈入高质量品牌运营的新时代

中国式现代化是物质文明和精神文明相协调的现代化，医疗卫生服务应满足人民日益增长的美好生活需要。在中国式现代化理念中，物质文明与精神文明的协调统一对医院战略规划具有深远影响。在物质文明层面，医院重视医疗基础设施的现代化升级，及时引进新质生产力并运用先进的医疗技术和设备耗材，提升诊疗技术和服务水平；同时，注重医疗人力资源人才盘点管理、优化配置，培养和吸引高端医学人才，确保医疗服务品质与时俱进，并通过数智融合精细化管理提高资源使用效率，降低医院运营成本。

而在精神文明层面，医院继续强化人文关怀和以患者为中心的服务理念，营造和谐、友善的就医环境，尊重和满足患者的个体化需求，关注其精神心理及社会价值认同；加强医德医风建设，弘扬高尚职业道德，培育医务人员的职业素养和社会

责任感；持续经营邵医文化，建立品牌意识和品牌运营策略，开展健康公益活动，传播先进健康理念，关注健康社区营造，扩大社会影响力和公信力；推动医院动态吸收和践行医防融合、叙事医学、主动健康、整合医学、精准医学、长期照护、共享健康、健康管理等前沿卫生健康理念和实践；完善现代医院管理制度和法规体系，保障医疗服务规范公平，维护医患双方合法权益。医院在未来发展中，将物质文明与精神文明协调发展作为核心指导原则，既要追求硬实力（如设施设备、技术水平）的提升，也要同步推进软实力（如人文关怀、医德医风、服务品牌）的建设，形成二者相互促进、相得益彰的发展格局，从而实现医院整体服务质量的全面提升和可持续发展。

4. 倡导绿色低碳医院新理念，可持续发展战略赋能高质量发展之路

中国式现代化是人与自然和谐共生的现代化，医院推行绿色可持续发展战略是响应生态文明建设号召的必然演进路径。中国式现代化医院高质量发展阶段，邵逸夫医院有责任引领医疗卫生组织低碳运营的系统更新与进化。而且，绿色低碳医院是一种内涵式发展模式，医院通过持续改进内部管理机制、优化资源配置、强化技术创新、培育绿色文化等方式，将全面提升医院的整体运营效能，实现经济效益、社会效益与生态效益的和谐统一。医院要将大健康观和大生态观有机融合，要立足于生态健康视角，关注人类健康与生态环境的相互作用，致力于通过参与改善环境条件和生态系统健康来预防疾病和保护人类健康。

邵逸夫医院积极引领绿色低碳理念，走可持续高质量发展之路，是基于其社会责任、战略导向以及自身长远发展的多重考量。响应全球环保趋势与国家政策要求，在邵逸夫医院大运河院区的建设过程中，医院秉持可持续发展的设计理念，其设施中采用了绿色屋顶技术，旨在实现有效隔热，减少能源消耗，并通过抑制建筑物产生的热岛效应，对周边环境产生积极影响。绿色低碳理念对于提升患者体验和员工健康具有重要意义。医院第五期扩建项目秉承医疗建筑设计的最新理念，巧妙地实现了地上建筑与地铁出口的无缝接驳，通过构建连通所有医疗建筑地下室的立体交通网络，确保了新旧建筑之间流畅无阻的内部连接。此举不仅极大提升了就诊与工作的便利性，而且有力地倡导了公共交通出行，从而在一定程度上降低了因人员流动带来的碳排放。邵逸夫医院主动发挥示范效应，引导整个医疗行业向绿色可持续方向转变，推动行业整体升级。同时，在应对未来城市化进程中不断增长的医

疗服务需求和"双碳"目标下对低碳转型的要求时，实施绿色低碳战略是确保医院长期稳定发展和竞争力的关键举措。推广绿色低碳理念也是塑造良好社会形象，体现生态伦理价值观的过程，有利于医院形成独特且具有责任感的文化特色。因此，从多维度出发，邵逸夫医院将坚定地走绿色低碳、可持续高质量的发展道路是其无法回避的选择，也是实现医院全面、协调、可持续进步的核心策略。

5. 引领医院迈向平台生态新时代，全面赋能全行业全链条协同发展

中国式现代化是走和平发展道路的现代化。在中国热爱和平、追求和谐的朴素观念下，鉴于世界范围医疗行业发展的趋势，中国的医院组织形态将从传统的"单位制"向"生态型"转变；医院运营模式也将从传统的"单体办医模式"向"平台生态模式"新阶段转型。在医疗生态的内部，邵逸夫医院已形成以庆春院区、钱塘院区、双菱院区、大运河院区、绍兴院区、阿拉尔六大院区为主的发展格局。医院还建立了多个疾病协同研究网络，构建智慧医联体省市县网络生态圈。当大型公立医院跨越既定的医疗与机构疆界时，其应同时肩负起社会责任与历史使命，以及寻求拓展更为广阔的发展维度。邵逸夫医院坚持"跳出医疗发展医疗，跳出医院发展医院"的思路，力图构建一个集产学研于一体、深度融合医学，工业与信息技术的微创医学装备与核心技术全方位创新链平台，贡献自身禀赋优势的最大化社会价值。医院平台生态模式是指在现代医疗健康服务体系中，以医院为核心节点，通过整合、共享和协同各方面的资源和服务，形成一个跨组织、跨领域、多元化的医疗服务生态系统。医院平台生态模式不仅涵盖了医疗机构内部的部门协作，还延伸至不同医疗机构之间的联合服务，以及与政府、企业、非营利组织、社区、科研机构等外部合作伙伴的深度互动。医院迈向平台生态新阶段，是在应对新质生产力催生的新型生产关系以及时代变革、技术创新、患者需求升级以及政策引导等多种因素影响下的战略选择，其目标在于全面提升医疗服务质量和效率，促进整个医疗行业的可持续创新与进步，实现健康全面覆盖。邵逸夫医院正在开展平台生态战略建设并优化升级，不断培育自身动态能力和组织韧性，以保持医院强大的适应性和生命力。

（二）生态战略驱动邵逸夫医院进化成中国式现代化医院

在技术革命与产业变革的双重动力催化下，新质生产力不断孕育出新型生产关

系，而原先由传统工业体系框架所衍生的医疗服务模式，在当前数字化、智能化、物联网化社会背景下，已无法完全满足时代需求并逐渐显得滞后与不适。单体医院间的竞争与合作已经式微，医院生态体系间的竞争与合作是未来的趋势。医院生态战略旨在构建并融入一个开放多元、互联协同、共创共生、自我进化的可持续医疗生态系统，以此实现医疗主体及其伙伴的合作生产、持续创新和韧性发展，更好地适应复杂多变的医疗环境和全民健康需求。邵医为什么要提出"跳出医疗发展医疗，跳出医院发展医院"？因为，医院正在从机械的"单体机构"走向活力的"无边界生态组织"，任何能够有效提升患者价值体验、促进其福祉改善、实现医患共赢的新质生产力，均有望被医院生态系统广泛接纳并融入其中。邵逸夫医院正在向生态型组织进化，踏上通往中国式现代化医院的创新之旅。

1. 构建健康和谐的政治生态

健康和谐的政治生态是医院迈向中国式现代化医院高质量发展的基石。邵逸夫医院始终明确党组织在医院治理结构中的核心地位，坚持党对医院工作的全面领导，确保正确政治方向。医院积极推动以"医心向廉，清风兴院"为核心的清廉文化建设，遵循"以党建为引领、以文化涵养人心、以廉洁培育人才、凝聚共识铸造精神内核"的工作方针，秉承"教育、引导、帮助"的核心理念，在全院范围内树立了廉洁文化不仅是软实力、亦是竞争力、更是生产力的认识。为此，医院特设医用耗材使用监测与点评机制，构建起网格化监督管理体系，并策划举办多元化廉洁文化活动，不断更新廉政教育内容，深化"清廉科室"的创建工作。借助新质生产力，医院创新性地建立起标准化医用耗材数据库，并运用先进的数字化技术手段，全面实施从源头到终端的全程监管。在此基础上，医院成功打造了一套集一体化设计、流程完整、责任明确、实时动态监控和闭环管理于一体的高效工作模式，为当前医疗卫生领域加强医用耗材监管提供了宝贵的"邵医方案"，并生动践行了新时代"清廉医院"的建设目标。通过开展"邵医清风""邵医廉声"等活动，医院逐步形成了"工作有章可循、执行有网格覆盖、考核有标准参照、结果反馈形成闭环"的整体运作机制，从而营造出风清气正、公正透明的医院政治生态环境。

2. 营造充盈多元的医疗价值生态

医院是提供医疗诊疗服务的主要载体。就全球医院发展的趋势而言，医院的角色已不再局限于传统的疾病诊疗场所，而是逐步转变为涵盖多元化功能的社会健康服务综合体。邵逸夫医院正在逐步构建起一个多维度交织、价值丰富的生态网络体系。例如，邵逸夫医院在多院区运营战略时，结合城市发展规划中的 HOD（Hospital Oriented Development，以医院为导向的开发）模式，将新院区建设定位为城市特定区域开发的核心驱动力，作为驱动周边其他相关产业发展的重要节点，让医疗资源与社区、商业、居住、交通等城市功能高度整合，形成紧凑型、混合用途的城市空间布局，以提高城市的运行效率和服务质量。以"跳出医院发展医院"建设为导向，医院的功能和价值拓展到涵盖全面健康管理、科研创新、教育培训、社会公共责任、城市发展、智慧医疗与大数据应用以及人文关怀等多方面。

3. 筑造生机盎然的人才生态

医院高质量发展是人才发展的副产品。在医院人才生态建设过程中，邵逸夫医院始终坚持文化与使命引领的战略导向，旨在塑造一支具备高度自我驱动力的专业人才队伍，携手共建共享成长价值、矢志追求卓越绩效的长远合作伙伴关系，由此锻造出一个强大的"人才引力场"。迄今为止，该院依然是亚洲唯一一家荣获"磁性医院"认证殊荣的医疗机构。医院积极倡导并全力以赴地支持学科领军人物勇攀时代科技高峰，秉持"面对新兴学科的挑战与机遇，学科带头人的锐利洞察与坚定支持至关重要"的信念。针对不同发展阶段与职级的人才群体，医院量身定制个性化的、体系完善的培育计划，以响应他们各自的职业生涯发展规划需求。通过设立跨学科协作机制，医院积极推动各科系间的互动交流与资源共享，营造利于人才成长的优质环境及广阔发展空间，并借助科研项目资助、学术研讨交流等多种途径，持续挖掘和释放人才的创新潜力。此外，医院已建立起完善且实时更新的人才信息数据库，对全院人力资源进行动态盘点与精细化管理，瞄准全球医疗人才市场，主动搜寻、精准评估各类专业人才，实施个性化的关注与全方位的服务。医院鼓励全体教职员工持续提升自身综合素质，力求成就每一个人才的最大化价值，激发内在创新活力，从而构建起一个汇集精英、智慧碰撞、合力创新的人才生态圈，组建了"学科高峰矩阵"，实现了"以人才吸引人才""以人才凝聚人才""以人才成就人才"的良性循环和高效的人才生态格局。

4. 培育迭代进化的数智生态

受新质生产力推动、内外部环境变迁及政策压力等多元因素叠加催化，医院数智化转型正在成为其发展战略中的核心要务。在数字化与智能化转型的过程中，邵逸夫医院搭建坚实的硬件基础设施，引入先进的智能设备和应用程序，构建智慧化的数字平台与诊疗环境。数智化不仅仅体现在临床诊断、治疗和管理层面，也涵盖了医院运营、资源配置、决策支持等全方位流程优化。此外，通过大数据分析、人工智能辅助诊疗、数字驱动决策等前沿技术的应用，进一步提升医疗服务及运营管理效能，助力医疗领域实现从信息化向智能化的飞跃。

5. 营建欣欣向荣的多院区生态

面对多院区的管理模式，邵逸夫医院通过战略性资源重组，聚焦重点学科空间保障、全面提升各院区间综合水平以及医技平台均衡发展等关键领域。医院在各个院区间实现统筹规划与资源配置优化，构建起涵盖六大院区的发展框架，采取特色突出的"大专科，小综合"发展模式，以期使优势学科得到进一步提炼与强化。在此基础上，医院成功复制并创新了"邵医"管理模式，有力促进了多院区医疗服务质量和效率的同质化提升。旨在推动优质医疗资源的有效扩展与深度辐射，以满足广大患者更高层次、更广范围的医疗需求。与此同时，医院始终保持组织架构的灵动与敏锐，以应对瞬息万变的外界环境，有效防止因规模扩张而可能出现的"大医院弊病"，诸如效率下滑和响应滞后等问题。为此，医院通过构建高效统一的跨院区协调机制以及实行扁平化管理策略，调控在多院区联营中的"标准化"与"差异化"的动态均衡，把"精益求精，未有顶峰"的精神融入日常运营管理和业务执行的各个环节，确保各个院区间能够实现资源共享、经验交流与互学互鉴，进而通过良性的竞争激励机制，共同驱动整体医疗服务效能的跃升与创新实践的深度推进。

6. 共建责任担当的健康公益生态

在践行社会责任方面，邵逸夫医院主动介入社区建设与发展，助力健康公益生态建设，尤其是对于医疗资源匮乏地区的支援，不仅限于提供基本医疗服务，更要在人才培养、设施升级和技术指导、管理体系等方面进行持续投入。同时，通过与其他合作伙伴建立长期合作关系，整合多方力量，推动社会公益事业的发展。例如，医院开展"公益同心　逸路有爱"疑难及罕见疾病国际诊疗公益项目，举办"名医进万家　携手奔共富"公益系列活动，成立了"邵医眼科·珍'EYE'光明"关爱儿童眼健康爱心基金，开展诸多医疗援助项目，改善医疗公平问题。

7. 搭建活力充沛的产业生态

邵逸夫医院致力于扮演"链主型组织"的角色，积极主导并深度融合医疗全价值链上的上下游资源，构筑一个紧密联结、互相增益的生态系统。医院自主探索制度体系、管理模式、流程规范化以及与第三方专业机构合作等多种举措，以构建邵医院特色的成果转化体系为支撑，搭建邵医驱动医疗健康产业生态。医院大力推动行业内以及跨界的深层次合作，携手医药与器械制造企业、高科技企业和高等教育研究机构等多方力量，共同孕育协同创新的硕果。医院科研人员的成果转化过程有专人全流程服务、第三方专业机构咨询指导以及医院的奖励及晋升政策支持。以"探索新技术，治愈患者疾病"理念为指引，医院联手非医疗领域的合作伙伴，共同探寻先进的新型医疗解决方案途径。比如，医院与浙江大学生物医学工程与仪器科学学院合作，通过构建医工信一体化平台，深度集成医疗、信息技术与工业制造技术力量，针对临床实践中的棘手问题提出创新性的应对策略，旨在驱动整个医疗产业链向更高层次跃迁，争取在解决医疗器械领域的"卡脖子"问题和国家重大战略需求问题方面提出浙大方案，力争催化中国医疗产业的技术革命与服务质量的全面提升。多年合作下来，多项成果实现转化，如3D高清电子腹腔镜项目，预期在实现产业化之后，将有力助推我国手术机器人产业的升级换代，有望每年为该领域带来数千万元的新增产值；同时，在高性能内窥镜关键技术及系统研发方面的突破，包括超高清胸腹腔镜系统以及超细径电子肾盂软镜系统的研制工作，不仅在国内填补了相关技术空白，更在全球内窥镜市场竞争格局中赢得了地位。

8. 创建邵医运营管理的理论生态

医院运营管理在实践中持续积累出的宝贵经验，若未能有效地将其理论化阐述与转化，其实践成果的应用范围与影响力将会显著受限，尤其对于那些走在行业前列、具有引领意义的医院。邵逸夫医院不仅注重在医院运营管理方面的实践突破与革新，更是决心加大对相关理论研究与创新的投入力度。医院鼓励管理团队提升自身理论素养，一是系统整理并凝练"邵医模式"的实践经验，便于内部传承和外部推广；二是培养兼具深厚理论修养与实践经验的复合型管理人才，这是邵逸夫医院实现可持续发展战略目标不可或缺的战略思考。同时，"邵医模式"所构建的理论体系生态，有助于跨行业间的互动学习与借鉴，从而放大实践模式的社会效益。特别是在当今现代化医院追求高质量发展的新阶段，医院运营管理将逐步告别单一依赖经验摸索的传统方式，迈向以科学实证为基础，实践与理论同频迭代、相互支撑的新发展阶段。

9. 组建共生共荣的健联体生态

健联体生态（医联体 + 健联体）强调多方共赢合作，政府、医疗机构、社区、企业、科研机构等多元主体共同参与建设与发展，通过整合与共享区域内不同级别医疗卫生机构的资源和力量，形成一种跨机构、多学科协同合作、服务连续的运行机制。在新型信息技术的支持下，邵逸夫医院继续运用云计算、物联网、区块链、大数据、人工智能、大语言模型等技术构建智慧医疗平台，推进数据共享、远程会诊、电子病历互认等功能，进一步提高医疗服务质量和效率。作为健联体生态的主要带头单位，邵逸夫医院积极推动各级医疗卫生机构间的技术和管理同质化，提升基层医疗服务水平，并将单一疾病治疗扩展到涵盖预防、治疗、康复及健康教育在内的全周期健康管理服务，实现区域内居民健康档案互联互通，提供一体化的健康照护。

（三）小结与展望

中国式现代化医院在其起步阶段，主要依托于将医疗资源的规模化扩充作为核心发展策略，这一时期鲜明地烙印着粗放型运营的时代印记。然而，在追求高质量发展的新时代，中国式现代化医院亟须转型至一种更为精细且全面的高质量发展模式——它要求医院秉持系统性观念引领全局，以新质生产力为强大动能源泉，构建现代化治理体系和治理能力，从而实现以精益化管理为导向的医院生态战略转型。邵逸夫医院是中西融合试验田上开出的绚丽之花，正在结出中国式现代化创新的果实，并锻造出一条独树一帜的"邵医路径"。借助这条路径并依托于医院生态战略，体现出医院对高质量、社会责任以及可持续发展的矢志追求与实践智慧。

在中国式现代化医院追求高质量发展的道路上，尚未存在现成的固定模板或普适范例可供复制粘贴。相反，这条全新道路的开辟，须在马克思主义思想的科学指引下，博采众长，既借鉴西方现代化医院发展历程中的有益经验，又深深植根于中华优秀传统文化深厚的土壤中，以先行示范为初心使命，"发展自己，赋能同行"，邵逸夫医院积极探索并开创出独具中国特色的现代化医院发展新模式。得益于中国蓬勃的发展态势与时代不断前行的步伐，邵逸夫医院在这样的环境内得以滋养，逐步孕育并锤炼出独具特色的"邵医模式"与"邵医生态体系"。医院内嵌了管理创新基因，不断引入新质生产力，适时更新与之相适应的生产关系，持续提升医院的治理体系和治理能力现代化水平，以创新的医院生态战略勾勒出一条特色鲜明的中国式现代化医院高质量发展轨迹。历经三十载风雨洗礼，邵逸夫医院始终牢记创始人邵先生设立之初的宏大愿景，"建设一家技术一流、设备一流、管理一流、服务一流的现代化高水平医院"。医院在脚踏实地的务实行动中勇挑重担，在锐意进取的创新变革中砥砺前行。一代又一代的邵医人矢志不渝，倾力构建一个充满活力与生机的医院生态系统，坚定信心将邵逸夫医院打造成中国式现代化医院的一面旗帜，为中国医疗事业的高质量发展贡献力量。

（孙涛　杭州师范大学；蔡秀军　浙江大学医学院附属邵逸夫医院）

第二篇

实践篇

引　言

　　浙江大学医学院附属邵逸夫医院（浙江大学医学院附属第三医院）是由中国香港知名实业家邵逸夫爵士捐资、浙江省人民政府配套建设，集医疗、教学、科研和社会服务于一体的公立综合性三级甲等医院。1994 年 5 月正式运营。医院共有六大院区，其中庆春、钱塘、大运河、双菱、阿拉尔五个院区正在运行，绍兴院区将于 2024 年 5 月开张。医院设有 47 个临床医疗科研部门，118 个护理单元，核定床位数 3950 张，职工 7200 余人，为浙江大学医学院第三临床医学院，目前有 41 个博士点和 47 个硕士点，设有 29 个临床教研室。

　　医院在改革开放中应运而生，开院前五年由美国罗马琳达大学管理，成为"中西方医院管理文化交流碰撞的试验田"，奠定医院高水平国际化管理根基，形成独具特色的发展模式。医院用最短时间实现高质量跨越式发展，现为浙江省内学科最全、技术最先进、国际化程度最高的顶尖医院之一，进入全国公立医院"第一方阵"，并在医疗体制改革、现代化医院管理、微创医学、国际合作、智慧医疗等众多领域持续领跑。在已公布的全国三级公立医院绩效考核中连续 5 年蝉联全国前 1% 的 A++ 序列，位列全国第 9。在中国大陆首家通过国际医院评审（JCI）、首家通过磁性医院认证、国内唯一一家公立医院加入妙佑医疗联盟，连续 8 年蝉联"中国医疗机构最佳雇主"，荣获"全国卫生系统先进集体""人文爱心医院""全国抗击新冠肺炎疫情先进集体"等荣誉，是浙江省首个荣获省政府质量管理创新奖的公立医院。

医院是国内数字化医疗的领航者。医院不断传承、借鉴、创新，以创新领跑"互联网＋医疗"模式，于国内率先实现医疗服务全流程智慧化改造，"掌上邵医"打通就医所有环节；率先实现医保用户全流程移动就医，全流程移动化真正实现患者全覆盖；建成国内首家有实体医院背景的"云"医院；上线国内首个以省级公立三甲医院为主体的区块链医疗应用；打造基于互联网的"一带一路"远程医疗协作新模式；在浙江首家实现互联网医保结算，打通医保电子凭证全流程就医场景；在全国率先推出基于大语言模型的智能医生助理系统。医院多次参与国务院相关文件的起草制定，并获 2019 年国务院深化医药卫生体制改革领导小组简报（第 59 期）刊文向全国推广。

医院打造医工信交叉融合的科创高地。医院牵头建设 3 个国家区域医疗中心、重磅落户微创器械创新及应用国家工程研究中心，拥有 5 个国家临床重点专科、1 个国家临床教学培训示范中心、12 个浙江省医学重点学科，搭建省部级及高校科研平台 20 个，国家自然科学基金立项数量持续保持年均 20% 增幅，"医工信"交叉融合发明专利 64 项，实用新型专利 133 项。取得全国创新争先奖状 1 项、国家科技进步奖二等奖 1 项、浙江省科技重大贡献奖 1 项、浙江省技术发明奖一等奖 1 项、浙江省科学技术进步奖一等奖 7 项等重大标志性成果。

医院深耕微创外科技术的应用与推广。医院以临床结合科研的路径，引领中国及世界微创外科发展。医院微创手术量占总手术量的 80%，多项技术和手术方式国际首创，开创超远程机器人手术新时代。医院创建国内首个微创医学学科，首创完全腹腔镜下绕肝带法二步肝切除术等多项技术，发明"支架法肠道转流术"等术式，在 5G 超远程机器人手术领域填补国内外多项空白。微创技术覆盖普外科、妇产科、泌尿科、头颈外科、骨科、胸外科、肛肠外科等各大外科领域。微创医学、下腰痛诊治、辅助生殖、复杂冠心病和房颤诊治等领域达到国内领先、国际先进水平。

医院充分展现公益属性和国际化优势，不遗余力精进综合实力，推广"邵医模式"。医院积极推进"山海提升"工程，先后与浙江、江苏、新疆等省（自治区、直辖市）40 余家医院建立帮扶关系，将国家区域医疗中心项目输出至新疆阿拉尔，打造南疆生命健康科创高地和"医学高峰"。同时，充分利用国际化优势，先后与美国罗马琳达大学、妙佑医疗国际、约翰·霍普金斯医院等海外多个顶尖医疗机构建立交流与合作关系，向全球顶尖水平医院不断迈进，为海外医学生及住院医生轮转培训在中国首选的医疗机构。建设"一带一路"微创学院，向海外同行分享微创领域最新创新成果。

　　不积跬步，无以至千里；不积小流，无以成江海。邵逸夫医院的高速发展离不开每一个部门、每一位员工的努力。在接下来的实践篇中，我们将以案例的模式详细介绍邵逸夫医院在管理模式上的创新和实践。

党建业务深度融合
厚积发展势能

基于生命周期理论的医疗干部队伍
"全链条"培养模式

　　党的二十大报告指出："全面建设社会主义现代化国家，必须有一支政治过硬、适应新时代要求、具备领导现代化建设能力的干部队伍。"当前，党中央出台了一系列文件推动公立医院高质量发展，对干部队伍的业务能力、管理模式、结构组成等提出了更高要求，需要加强人才队伍建设，优化岗位配置和年龄结构，不断适应现代医院治理需求。其中，医疗干部队伍不仅是领导重要决策的建议者和参与者，更是推动医院建设发展的中坚力量。

　　随着医院高质量发展的深入推进，干部队伍年龄结构老化、后备干部储备不足、管理能力不足等问题逐步显现，如何抓好后继有人根本大计，构建全链条人才培养体系，建设"德才兼备"的医疗中层干部队伍，逐渐成为新时代党建工作的重点内容。案例拟对医院医疗干部队伍中存在的问题进行梳理，并提出相应的举措，培育和输出一支高水平医疗干部队伍，不断提高医院现代化管理水平，全方位保障人民生命健康，为公立医院做好医疗干部队伍建设工作提供经验参考，助力健康浙江、健康中国建设。

一、提出全链条培养模式，完善队伍结构与选用机制

　　浙大邵逸夫医院聚焦医疗干部队伍建设的困点与难点，以问题为导向，提出全链条培养模式，并不断完善队伍结构与选用机制，确保队伍建设不"断链"，以高水平医疗干部队伍引领医院高质量发展。

（一）以问题为导向，提出"选用育留汰"全链条培养模式

随着医院高质量发展的不断推进，医疗干部队伍建设，呈现出比较集中的几个问题：一是干部队伍在年龄上呈现"倒金字塔形"结构，老龄化问题突出，年轻医疗干部配备不足；二是医疗干部历练相对偏少，尤其是年轻医疗骨干业务强、管理弱，多岗位、多平台、多项目的历练机会较少，熟悉现代医院管理、前沿技术运用等多学科背景的全面复合型人才不足；三是优秀医疗干部所在科室分布不均，主要集中在发展"优势学科"，对"潜力学科"的学科布局和规划有待加强。

针对医疗干部队伍老龄化、历练少、储备不足等问题，医院基于生命周期理论，提出干部"选用育留汰"全链条培养模式，强化青年医疗骨干的提拔、任用和培养，拓增量、稳存量、提质量、释能量，建设一支信念坚定、结构合理、开拓创新的邵医医疗干部队伍，为打造中国式现代化医院提供组织保障。

（二）完善"选用育留汰"机制，确保队伍建设不"断链"

1."选"字为先，完善选拔机制

加强干部顶层设计。围绕医院发展战略和目标，核定中层干部的总体规模，设置医疗干部正职和副职的比例，在按需设置每个岗位的任职条件下，构建老中青相互结合的年龄结构。严把干部选拔流程。按照干部队伍选拔任用要求，规范动议、民主推荐、考察、党委会讨论、任职等流程，考准考实干部政治素质，突出专业能力导向，采用竞争上岗的方式，重点选拔业务和管理兼备者纳入干部队伍。选拔任用青年干部。依托浙江大学"双专计划"，鼓励青年医疗干部开展医工信交叉融合研究，实施院内青年骨干管理能力培养计划，推动临床青年骨干进入行政职能科室挂职 1 年，为青年干部成长成才提供平台，首批 6 名行政、临床青年骨干认领专项工作进行锻炼。做好后备干部储备。将科主任助理作为后备干部的主要来源，坚持以业务型为主、专业型为辅，行政管理和临床医学技术并重，引入业务量、论文发表、申请课题、教育教学等培养项目，选拔一支结构清晰、布局合理、素质优良的后备人才队伍。

2."用"字当头，构建用人机制

建立医疗干部培养金字塔。结合学科人才培养体系，打造业务管理双强医疗干

部，加大年轻医生、潜力医师培养力度，推动临床医学家成长为核心干部，全面优化医疗干部人才结构。强化医疗干部学历职称管理要求。对医疗干部的业务、科研和教学内容提出具体要求，对未完成相应要求的人员进行相应的岗位调整。跨地域、跨单位、跨项目培养。提供各平台、各层次挂职锻炼机会，推荐优秀干部人才赴国家部委、浙江大学、省内对口管理部门等岗位挂职锻炼，选派临床骨干赴合作医院担任院级及科室负责人，在国际医疗保障、疫情防控、援疆帮扶等工作中主动作为，持续输出邵医干部队伍建设经验。

3."育"字赋能，健全长效机制

丰富培训内容。开展年轻干部领导情境力培训等，培训内容涵盖领导科学、行政管理、医患沟通、职业道德、法律法规等业务工作知识，对新提任干部培训侧重医院理念，对行政职能科室干部、临床科室干部培训分别侧重履职能力、管理能力。优化培训方式。发挥医院国际化优势，邀请妙佑医疗联盟专家等开展专题培训，打造以内部培训为基础、外出培训为补充的培训机制，鼓励员工进行外出学习、进修、交流活动。健全培训制度。探索以个人档案卡形式完整记录干部的学习培训情况，作为其绩效考核、评优评先、晋职晋级的重要依据。

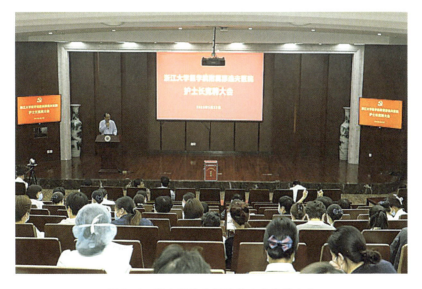

图 2-1 浙大邵逸夫医院护士长竞聘大会

4."留"字助力，完善考核机制

细化考核标准。注重差异性，根据医院科室不同的岗位性质设置具体的考核内容，推动量化考核与定性考核相结合，增强考核标准的针对性。其中，临床科主任考核指标重点参考《国家三级公立医院绩效考核操作手册（2020 修订版）》，职能科室干部公开述职测评维度包括廉洁奉公、团队建设、协调能力、工作业绩、创新能力、责任担当、办事效率七大方面。创新考核方法。采取试用期考核、日常考核、季度考核以及年终总评相结合的考核办法，对临床科主任考核数据实现月度更新、季度呈现，对职能科室负责人实施 360 度考核法，重点结合所在科室及业务相关部门意见，全面客观考察识别干部。建立动态考核模式。医院相关领导组进行不定期调研、检查，以业绩、能力为重点，有效地促进被考核者实施绩效改进。医院领导每年年初组织开展临床科主任谈话，全面听取科室工作规划汇报。对于考核排名靠后的同志，党委负责人进行个人谈话，提出改进工作的意见与建议。

5."汰"字把关，建立退出机制

建立能上能下的用人体制。完善中层干部管理办法，明确临床医技科室正职、副职原则上满 60 周岁不再担任现职，博士生导师并具有正高级专业技术职务的学科带头人（正职）可酌情延长任职年龄，但不能超过 63 周岁，建立合理的辞职、离职、待岗机制，在竞争中增强中层干部队伍的活力和创新力。摒弃"论资排辈"的现象。以业绩考核为导向，通过转岗调动等方式，将合适的人放在合适的位置上，敢于向不符合医院发展需求的中层干部说"不"，努力营造"有为才有位"的文化氛围。

（三）优化资源配置，确保运行模式保障有力

制度资源。贯彻落实新时代干部队伍建设标准，修订完善《医院中层干部选拔任用工作办法》《重点岗位轮岗制度》等，发布关于"加强临床科室干部任职考核及医务人员晋升晋级"规定，为规范开展干部选拔任用工作提供制度保障。人力资源。医院党委高度重视干部选拔工作，严格按照干部选拔流程进行干部管理，党建办职员专职落实和跟踪干部流程，监察室专员负责监督干部全流程实施过程，确保结果的公平和公正。建立培训专家库，为医疗干部长期、定期学习提供培训保证。信息资源。利用大数据技术，将绩效考核计划、绩效考核实施、绩效考核评估、结果反馈、运营监控等纳入全流程、全闭环信息化管理，实现绩效管理的自动化、可视化、实时化和智能化。

（四）干部队伍建设成效显著

1. 配齐建强干部队伍

医院现有医疗干部 400 余名，培育主任助理干部 96 名，均为科室业务骨干，在业务、科研和教学方面有较为突出的成绩。部分新提任干部具有外派借调挂职经历。目前，为大运河院区、绍兴院区开业储备年轻医疗干部队伍 100 余支，政策性鼓励部分到达干部任职年龄的医疗骨干，以聘任制形式调至新院区任职，干部力量充足。

2. 全面提升干部能力

累计选派浙大"双专计划"干部 8 名，通过医工信交叉融合解决了"铅衣人""人工膀胱"难题。发布"青年骨干管理能力培养计划"43 项（第一批启动 6 项），来自肿瘤外科、心内科、急诊医学等临床青年骨干进入行政职能科室挂职，开展科室项目化工作，部分业务岗位干部经多岗位锻炼走上了管理岗位，为医院管理工作注入了新活力，实现干部工作与临床、科研的互促互进。

3. 发挥示范辐射作用

提供各平台、各层次挂职锻炼机会 553 次，其中院级挂职 28 人次，科级挂职 525 人次，上派学经验，下派锤肩膀，发挥了示范表率作用。结对帮扶"90 后小张书记"事迹获人民日报、新华社、"学习强国"等平台报道。在 2022 年度医疗卫生"山海"提升工作考核中，选派管理及临床专家，输出干部培养经验，一家帮扶分院获得优秀、两家帮扶分院获得良好。选派援建专家 67 名，开展各类新技术新项目 55 项，获国家发展改革委两次调研予以高度评价，收到中共第一师阿拉尔医院委员会的感谢信。

二、丰富全链条培养模式的内涵

"选用育留汰"全链条培养模式给新时代医院干部队伍建设提供了一定的发展思路，特别是单体多院区发展模式下干部队伍库怎么建，学科交叉背景下人才蓄水池如何发挥好选人育人作用，浙大邵逸夫医院在实践中丰富了全链条培养模式的内涵。

（一）结构更合理、储备更丰富的干部队伍形成

多措并举，优化干部队伍结构。立足当前、着眼长远、抓好规划，一方面结合医院多院区发展需要，分层、分类、分领域建立优秀年轻干部队伍库，敢于选拔任用年轻人，推动干部队伍年轻化；另一方面，推动鼓励业务骨干开展跨学科交流、多岗位历练，建设管理和技术横向交互、医工信交叉融合人才队伍，不断充实干部队伍力量。

路径搭建，拓宽干部发展渠道。搭建院内院外实践锻炼平台，将政治训练贯穿干部成长全周期，结合干部专业特长和工作需要，实施精准化、专业化、实战化培训。同时，做好"走出去""挂上去"等常态交流锻炼机制，选派业务骨干前往重点岗位历练，提高外派借调挂职人员提任比例。

分层考核，树牢干事创业导向。以"国考"指标为参考，建立"科主任绩效考核指标"体系，对职能科室干部实施年度述职综合评价，对新提任干部进行试用期考核，考核内容涵盖综合素质、业务能力、负面清单等多个方面，考核维度包括科室内部具体意见、相关业务部门综合评价，做到定性与定量相结合，激发干部创先争优的动力。

（二）丰富实践方法，创新内涵可复制可推广

理论创新。生命周期理论较早应用于产品生命周期理论，它被用以阐释国际贸易中比较优势的来源及其动态演化过程，一般市场要经历发展、成长、成熟、衰退4个阶段。结合生命周期的相关理论，提出干部"选用育留汰"全周期，重点论述后备干部的选拔、培养和考核等机制。

模式创新。在管理课程培训、轮岗锻炼或挂职锻炼等方式的基础上，将业务量、论文发表、申请课题、教育教学作为培养附加项目，引入动态选拔和培养机制，保证干部队伍的纵向流动和横向流动。

手段创新。创新临床科主任、职能科室干部考核模式，推动试用期考核、日常考核、季度考核以及年终总评相结合，形成针对不同对象、不同阶段的差异化考核体系，进一步激发干部队伍新动能。

（韩钢　盛羽　孔维烨　潘刘蕾　李萌萌　浙大邵逸夫医院党建办公室）

以邵医系列为载体　打造独特医院文化品牌

　　文化建设是一项长期、细致、复杂的系统工程，贯穿于所有组织和人员的各类活动，不仅是民族精神的传承和升华，也是推动经济社会发展的重要动力，有助于构建和谐稳定的社会环境，提升国家的软实力和竞争力。人民健康是中国式现代化的应有之义，卫生健康文化是中国特色社会主义的重要组成部分。在奋进中国式现代化新征程中，需要加强卫生健康文化建设，为我国卫生健康事业的发展提供强大的精神力量。2024 年，国家卫生健康委员会印发《关于进一步加强新时代卫生健康文化建设的意见》，明确提出坚持党的领导、坚持人民至上、坚持守正创新、坚持交流互鉴的工作原则，构建具有中国特色的卫生健康文化思想体系和话语体系，推动卫生健康文化进入新境界。在公立医院高质量发展的过程中，文化是最浸润人心的力量，能够无声地给患者带来更优质、人性化的服务体验，给员工带来良好的工作体验。新时代，文化建设需要不断满足患者和员工对卫生健康文化的新需求新期盼，引导鼓励患者和员工积极参与文化的创造性转化和创新性发展，不断推动医院健康文化工作体系创新、思路创新、话语创新和方法创新，从而提升医院的软实力和影响力。

　　浙大邵逸夫医院在立院之初，就是中西方文化交汇的试验田，在 30 年的建设中汇聚中西方文化之长，提出了以"最大可能地促进人类的身心健康"为使命，"给您真诚、信心和爱"的服务理念，"感恩、敬业、创新、卓越"的价值观，"以患者为中心、以员工为主体"的管理理念，这些话语无不体现了邵逸夫医院以人为本的思想。邵逸夫医院不仅是了解世界医院医学的窗口，也是发出中国声音、讲好中国故事的重要平台。医院不断加强文化建设，通过院史馆承载着邵逸夫医院发展中的感人故事，也是中国卫生健康事业发展中的中国故事，通过创立一系列邵医文化品牌，传播邵逸夫医院发展背后的品质意识、团队精神、服务理念、领导力，为建设中国式现代化医院提供强大的文化力量。

浙大邵逸夫医院注重挖掘独特的文化历史和管理理念，从员工日常工作实际和发展诉求出发，采取形式多样、氛围浓郁的文体活动，将关心关爱落到实处。以系列品牌活动为载体，从员工成长成才、日常关心帮扶、文化阵地打造等方面入手，体系化推进医院文化建设，不断提升员工的认同感和凝聚力。员工成长方面，包括为员工和患者发声的院刊"邵医之声"、免费传播邵医精品课程的"邵逸夫医院教育学院"、推进文化内涵建设的"邵医讲堂"等；关心关爱方面，包括亮相省内乃至全国马拉松比赛的"邵医跑团"、记录各大赛事活动的"邵医摄影沙龙"等；文化宣传方面，包括为患者提供健康咨询和全流程移动智慧化服务的"邵医微信"、让市民走进医院观看手术全过程的"邵医精品手术演示会"等。在邵医独特的文化磁场里，衍生出的系列人文品牌，让员工在这样的医院人文氛围里感受到一种归属感，有目之所及之处的温暖。

一、发出好声音，传递正能量

邵医之声。2013 年 9 月 20 日，第一期邵逸夫医院的院刊"邵医之声"应运而生。每 2 个月一期的"邵医之声"的创刊也是为了员工和患者发出一个正向积极的声音，把邵医的精神和文化传播出去。每一期的"邵医之声"包含医院新闻、医疗视窗、科研动态、学术聚焦、科普园地等内容，同时刊登来医院进修的同行的所见所闻，还有医院员工去世界各个顶尖医疗机构学习的感悟和收获刊登在"邵医之声"上，把不同的声音通过文字这个载体传播出去，把医院独特的文化分享给更多的受众。院刊不仅是院内员工阅读，也在医院的病房、门诊分发给患者和家属。也有一些患者看到"邵医之声"上面介绍的一个临床某个医生成功救治疑难病例的故事，慕名拿着院刊来到该医生的门诊就诊咨询。这样的故事不胜枚举。

邵逸夫医院官方微信公众号。邵逸夫医院官方微信公众号自 2014 年开通以来，一直率先探索图文、视频、漫画等丰富的科普表现形式，力求为大众提供形式新鲜、有趣易懂的科普知识和便捷实用的在线健康服务。截至目前，平台已发布文章 4000 余篇，年均阅读总量超过 1000 万人次，总阅读量超过 1 亿人次，阅读量"10 万 +"文章已达 120 余篇，在《健康报》首期《移动健康传播影响力排行榜》统计中，邵逸夫医院成为唯一一家达到中央重点新闻网站移动传播影响力平均水平的单位，并常年位列各大排行榜前列：入选 2014、2015 年度公立医院卓越微信榜，2018 年金处方奖"最具影响力机构"，2019 年中国医师协会健康传播工作委员会"年度健康新媒体十强"，2020 年度健康报社"健康传播最佳案例"，2020 年度"新莓圈"网络正能量传播年度账号，2015—2023 年连续 8 年丁香园医院微信影响力 10 强。2021

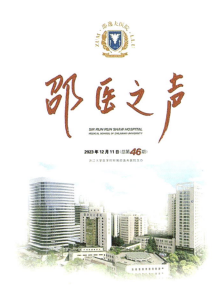

图 2-2　院刊"邵医之声"

年，基于邵逸夫医院微信公众号探索的《服务"健康中国"，打造医疗机构自媒体三全模型》荣获国家卫生健康委能力建设和继续教育中心"2021 年度中国现代医院管理典型案例"。2023 年，在国家卫生健康委与科技部、国家中医药局、国家疾控局、中国科协共同举办的"健康知识普及行动——2023 年新时代健康科普作品征集大赛"中，邵逸夫医院微信公众号入围"微信公众号优秀名单"。

二、资源共享，助力人才培养

邵逸夫医院教育学院。邵逸夫医院从建院初期开始就非常注重员工的继续教育和素质培养。如医院每个周三早上 7 点的全院范围内的业务学习大查房（Grand Round）已经坚持了 30 年，全院医生共学医疗相关的最前沿的学科发展动态和治疗理念、方针指等。大查房是借鉴先进国家的医院临床一线员工的业务学习理念，现在已经成为全院医生传统的业务学习活动。医院还有很多精品的医院管理课程，吸引着全国各地知名医院的医院管理者慕名前来学习。如何把这些课程资源上线给更多的业内同行共学，让他们在忙碌的工作之余能学习到"邵医模式"的精髓理念，医院管理层于是决定将这些课程做资源共享，将"邵医模式"下的教学成果辐射更广。

邵医精品手术演示会。2016 年 5 月 28 日，由邵逸夫医院普外科举办的第一期

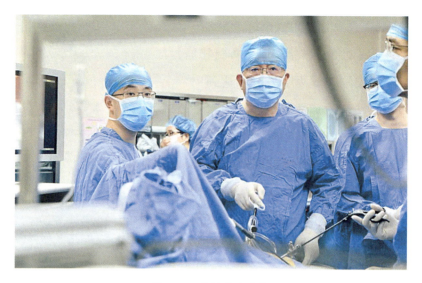

图 2-3　邵医精品手术

"肝胆胰外科精品手术演示会"拉开帷幕。本次会议云集中韩两国的众多专家，慕名邵逸夫医院肝胆胰外科微创手术之名的各地肝胆胰外科医生带来了最前沿的技术和进展，可谓学术的饕餮盛宴、技术的高端演播。这样的精品手术演示会一直持续至今，覆盖医院各个外科的精品手术，在业界有口皆碑。精品手术演示不仅将学科的手术独到之处和同行无私分享，也为医院培养磨炼了一大批后起之秀。

三、温度 + 速度，医院文化有深度

邵医咖啡。一杯咖啡不仅仅是咖啡，它更多的是体现对员工的关爱和独特的邵医文化，而员工自发的宣传，正是体现了对这份文化的认同。邵医咖啡的诞生正是基于员工喝咖啡的习惯，把分散在各科室的咖啡机整合起来，在降低能耗、火灾隐患的同时，为员工提供了交流休闲场所。事实上，邵医文化已经渗透到邵逸夫医院每个员工的生活中。在 2016 年 1 月 18 日，邵医咖啡正式营业了。好评如潮的邵医咖啡瞬间成了医疗界"别人家的咖啡馆"，邵医人也因此被同行们深深羡慕了。因为主打健康的高品质咖啡和足够的专业度，同年的 10 月和 12 月，邵医咖啡就被受邀在浙江大学紫金港校区和区政府开出了二店和三店。2017 年又开了咖啡烘焙工作室和温岭人民医院店，2020 年 11 月 18 日，钱塘院区店也正式营业了。在这期间，全国有几十家知名医院都纷纷派人来学习取经，希望通过做一家咖啡馆来助力医院

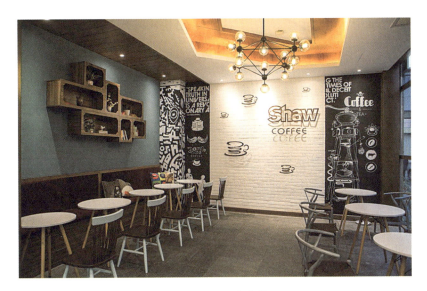

图 2-4　邵医咖啡馆

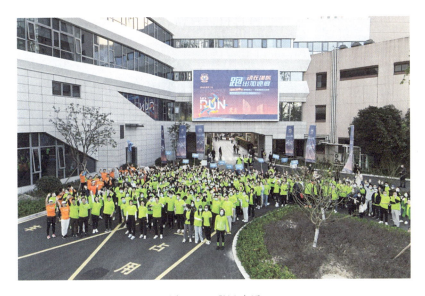

图 2-5　邵医跑团

文化推广。邵医咖啡是一个追求完美、坚持理想的咖啡品牌。邵医咖啡不仅是一个纯粹的咖啡馆，更是沟通的场所和追求品质生活的载体，通过一杯咖啡去助推员工不断地分享和交流，成为真正有温度、有深度的咖啡馆。

邵医跑团。成立于 2016 年 9 月 9 日，隶属于医院工会。医护人员要更高品质地为病人提供医疗服务，不仅需要扎实的专业知识，还需要一个健康的体魄，才能实实在在地用饱满的精神状态去服务好患者。设立邵医跑团的初衷就是带着大家一起运动，在运动中产生正能量。一个人可以跑得快，但是一群人可以跑得更远。跑团成员定期组织活动，在活动的过程中也给老百姓展示了医护人员积极向上的精神风貌。

邵医摄影沙龙。作为一个医疗单位，医院每天都有很多叙事医学故事在上演，如何用一双双发现美的眼睛，把这些精彩的瞬间定格在一张图片上，挖掘图片背后的人文故事。摄影俱乐部把医院爱好摄影的员工聚集在一起，用不同维度叙述邵医好故事。邵医摄影沙龙成立于 2012 年 5 月，是由医院的摄影爱好者自发组建而成，并在医院团委的领导以及江干区文化馆的指导下发展壮大，至今已有 300 多名成员。凭借全体成员对摄影艺术与医务工作的热爱，摄影沙龙定期在院内、院外开

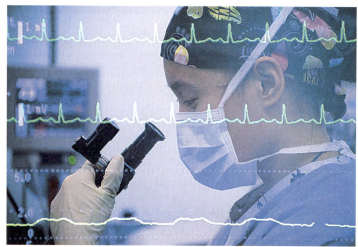

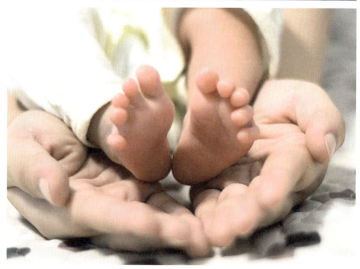

图 2-6　邵医摄影沙龙作品

展摄影活动，并邀请摄影专家进行相关指导讲座，不定期举办交流会和采风活动。至今，摄影沙龙成功举办多次摄影比赛，并承担越来越多医院活动的摄影工作，丰富了业余活动，也为医院及医护人员的宣传和展示提供了优质、精良的素材。摄影沙龙成立十多年来，已经见证了无数成员从摄影"菜鸟"华丽变身为摄影"大神"，通过相机和智慧展现了邵医人的风采。

医院文化是一种精神力量，可以凝聚人心，汇聚众力。优秀的医院文化是内化于心、外化于行，让每一个靠近这个文化主体的人，都能感受到人性的善和美，一种积极向上的朝气和锐气，在潜移默化中去感受、去践行医院文化的核心价值观。

在医院文化建设的过程中，遵循"以患者为中心、以员工为主体"的管理理念，根据患者和员工的需求，发展有个性化的医院文化特质。有温度、有爱在流动的医院文化，带给患者的是希望和光明，带给员工的是激励和成长。当人的心安了，暖了，有力量了，医院文化的灵魂也就被唤醒了。

医院文化，服务的主体永远是人。未来，无论以什么样的形式活动拓展医院的文化，必须一直尊重每一个生命个体的理念，让他们在这个独有的文化氛围感受到的是"给您真诚、信心和爱"。

（韩钢　周素琴　浙大邵逸夫医院党政办公室）

以党建引领"清廉医院"建设
为打造中国式现代化医院提供坚强保障

治国必先治党，党兴才能国强。党的十八大以来，党中央高度重视党要管党、全面从严治党，作出系列重大部署，带领全党开辟了党的建设新境界。党的二十大报告指出，全面从严治党是党永葆生机活力、走好新的赶考之路的必由之路。新时代新征程，要坚持以严的基调强化正风肃纪，一体推进不敢腐、不能腐、不想腐，深化标本兼治、系统施治，坚决打赢反腐败斗争攻坚战持久战。

医疗卫生事业关乎人民群众的民生福祉，也牵涉千家万户的切身利益。党中央高度重视医疗卫生事业的高质量发展，多次强调"持续纠治医疗领域腐败和不正之风，解决好群众的'急难愁盼'问题，让人民群众感受到公平正义"。作为对全面从严治党要求的具体诠释和生动实践，清廉医院建设关乎人民群众切身利益，是保障人民群众健康权益的迫切需要。建设中国式现代化医院，要持续推动清廉医院建设，推进卫生健康系统全面从严治党向纵深发展、向基层延伸，为卫生事业高质量发展注入"廉"动力，为中国式现代化医院建设提供坚强保障。

近年来，浙大邵逸夫医院认真贯彻落实党中央关于全面从严治党的战略部署，始终把党风廉政建设和医德医风建设作为工作的重心，遵循党委统一领导、党政齐抓共管、纪委监督协调、部门各司其职的全面从严治党工作模式，把思想和行动统一到党中央决策部署上来，落实到清廉医院建设中去。坚定不移贯彻人民至上、生命至上理念，坚持问题导向、目标导向、责任意识，围绕"党风清正、院风清朗、医风清新"目标，以"教育、引导、帮助"为工作理念，不断强化重点领域监督，创新廉洁教育新模式，把廉政文化融入医院文化全局，多措并举、精准施治，充分发挥监督保障执行、促进完善发展的作用，将纪律建设挺在前面，把严的基调、严的措施、严的氛围长期坚持下去，不断推动清廉医院建设走深走实。

浙大邵逸夫医院坚持更高站位、更高质量、更高标准，秉持标本兼治的工作原则，聚焦群众急难愁盼问题，聚合风险隐患整治，聚力群众满意度提升，聚集创新发展动能，以实实在在的成效进一步厚植了医院风清气正的政治生态。

一、深刻把握"四责协同"的内在机理，积极打造党风廉政建设三级责任体系

健全全面从严治党体系，是党的二十大提出的加强新时代党的建设的重大举措，是以科学的态度、体系化的方式深入推进党的自我革命的有效途径，对于坚定不移全面从严治党、推动新时代党的建设新的伟大工程向纵深发展具有重要意义。二十届中央纪委三次全会明确提出"九个以"的实践要求，其中之一即是"以健全全面从严治党体系为有效途径"。浙大邵逸夫医院深刻领会党中央的精神实质和实践要求，持续推动完善全面从严治党体系，坚持以定责、督责、问责、考责"四位一体"推进建链、强链、延链、用链，构建起"医院党委—党支部书记（科室负责人）—网格化监督员（纪委委员、纪检委员）"党风廉政建设三级责任体系，建立健全党委主体责任和纪委监督责任研商机制，厘清责任边界、明晰责任分工、明确责任追究情形，做到具体化、全链条、闭环式。

明确各级分工定位。医院党委负主体责任，强化党委领导责任和主要负责人"第一责任"，以上率下推动党风廉政建设全覆盖；健全工作机制，严格落实"三重一大"集体决策等规定，认真贯彻党内监督的各项要求；纪委总体把握和推进党风廉政建设监督工作，实施纪检监督网格化管理，纪委委员、纪检委员负责相应网格，实现监督全体、全域、全程覆盖。党支部书记（科室负责人）负具体责任，实施党建骨干和业务骨干"双带头人"负责模式，定期召开科室会议，及时学习上级会议精神和贯彻医院部署要求，做好清廉科室创建，加强科室廉政风险排查和防范，全覆盖开展廉洁谈心谈话，推进廉政阵地建设，发挥好上传下达、贯通融合、执行落实等关键功能，推动党风廉政建设各项部署落地生根。网格化监督员负监督责任，实施纪委委员、纪检委员负责网格化监督模式，加强与医院纪委的联系，推动纪委的各项任务落到实处，及时反馈网格内纪检监察工作情况；实施"六个一"

工程提升计划，动态调整内容，改进方法路径，推动各项部署落实落细，紧扣责任落地的"最后一公里"。

通过构建党风廉政建设三级责任体系，切实把清廉医院建设与深化改革、完善制度、促进治理贯通起来，与业务工作同谋划、同部署、同落实，以责任体系建设的系统性作用力不断推进"三不腐"一体发展，不断营造党风清正、院风清朗、医风清新。

二、深刻把握靶向监督的关键要点，数智赋能耗材全流程精准监管

医用耗材是医院开展医疗工作不可缺少的消耗性物资，大到植入性骨科钢板、支架，小到棉签、纱布，耗材种类大大小小有几千余种，分类复杂且所涉资金体量大。不仅如此，医用耗材的管理还贯穿着采购、仓储、配送、使用等多重环节，通常涉及采购中心、临床工程科、医保管理办公室、医务科以及临床医技护理等多个部门，管理成本高、难度大，一度是医院内部权力运行的重点领域，也是廉洁问题多发、易发环节。如何加强医用耗材监管，既是清廉医院建设的重要内容，也是当前医疗领域整治的重点难点、医务人员违纪违法的痛点焦点、维护人民群众切身利益的切入点和突破点。

聚焦医用耗材监管，浙大邵逸夫医院大胆探索，运用数字化手段，实施全链条监管，率先建成了一套集成统一、链条完整、责任明晰、动态监控、闭环管理的工作模式，为当前医疗领域加强医用耗材监管提供了"邵医方案"，为建设新时代"清廉医院"开展了生动实践。

一是成立一个委员会。成立医用耗材管理委员会和医疗器械临床使用管理委员会，对全院医用耗材监管工作涉及的重大事项进行决策部署，由医院院长担任委员会主席，分管院领导担任副主席。委员由监察室、医务科、采购中心、临床工程科、医费医保办等部门负责人，以及医用耗材上年度使用量前 8 位科室负责人、特邀科室代表组成。通过委员会机制，及时把控医用耗材的使用管理情况、合理性评价、医务人员资质和行为的管理，进一步强化医用耗材的遴选和采购相关事务，完善医用耗材的验收、储存及发放工作。监察室对耗材使用管理进行具体性监督，根

据掌握的情况，提前研判和有效防范廉政风险，发现廉洁风险情况及时跟进处理，推动耗材领域廉政风险防控机制常态化、动态化运行。

二是创设一个字典库。为解决精准溯源和实时监控的"痛点"，医院紧扣医用耗材监管的关键"字段"，创新设立标准化的医用耗材字典库，内容包括了产品名称、型号、供应商、价格等详细信息，并利用 RFID 和条码给高值医用耗材监管保障了规范严谨。医用耗材的智能化、精细化管理，既可以帮助医院降低不必要耗材损耗，又提高了医用耗材领用和追溯的便捷性，实现真实库存信息化管理，为医院赋予新的动能。

三是打造一套新系统。围绕医用耗材监管的"链条"，医院量身定制了一套信息化管理系统，初步实现了从临床科室申领医用耗材到中心库房，中心库房生成采购计划发送到采购中心，采购中心生成采购订单发送到供应链平台，供应商根据采购订单赋码后送货到中心库房，中心库房扫码验货入库后再对照使用科室的申领数量出库，发货到临床科室，临床科室扫码使用并自动计费到医院信息系统，同时生成记录有耗材唯一信息的电子植入单，从而形成了一个全链条、闭环化、可追溯的信息管理系统。同时，该系统与浙江省药械采购平台、医院信息系统、电子病历系统等对接，通过医用耗材扫码使用登记方式，实现医用耗材信息、患者信息以及诊疗信息的关联，保证使用的医用耗材向前可溯源、向后可追踪，让每笔耗材来路清白、库存清楚、去向清晰，有效避免侵占挪用、虚报冒领、配送收礼等廉洁风险，真正让权力在阳光下运行。

四是落实一系列结果运用。专门制定医用耗材使用监测和点评制度，针对可疑超适应症使用的情况，将组织相关专家进行点评，最终评定出合理使用、不合理使用、不适宜使用和超常使用四类情况。对于后三类情况，将采取停用、重新招标等干预措施进行调整，并规定超过两年不使用的医用耗材将被调整出医院耗材长期采购目录。还将对当事人开展理论知识教育和廉政谈话，同时将评价结果作为科室和医务人员绩效考核、评优评先等的重要依据。严重违规情况将提交奖惩委员会讨论惩处措施，涉及

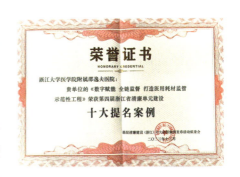

图 2-7　医用耗材监管案例荣获第四届浙江省清廉单元建设"十大提名案例"

违纪的依纪依规处理。

通过数字赋能、全链监督，浙大邵逸夫医院有力有效推进医用耗材监管，以数字化手段规范权力运行，打造具有邵医特色的医用耗材监管示范性工程，用耗材智廉监管带动医院整体清廉建设。相关案例荣获浙江省清廉单元建设"十大提名案例"，成为 2023 年度全省医疗机构唯一获奖单位。

三、深刻把握廉洁文化的深厚内涵，
持续筑牢全院员工廉洁意识

"廉者，政之本也。"全面从严治党，既要靠治标，猛药祛疴，重典治乱；也要靠治本，正心修身，涵养文化，守住为政之本。党的十八大以来，党中央把廉洁文化建设摆在更加突出的位置，强调要加强新时代廉洁文化建设，教育引导广大党员、干部增强不想腐的自觉，清清白白做人、干干净净做事。新征程上，浙大邵逸夫医院始终站在勇于自我革命、保持党的先进性和纯洁性的高度，把加强医院廉洁文化建设作为党风廉政建设的基础性工程抓紧抓实抓好，将廉洁文化建设纳入全面从严治党和党风廉政建设的总体布局，坚持"党建引领、以文化人、以廉育人、凝心铸魂"的工作指引，围绕制度铸廉、教育促廉、文化润廉、监督保廉、惩处治廉的"五廉工程"不断厚植"邵医清风"品牌内涵，以廉洁文化建设助推清廉医院建设高质量发展，为推进全面从严治党向纵深发展提供重要支撑。

一是深化廉洁教育，引导廉洁从医从业行为。把廉洁教育贯穿到职工的日常工作、生活之中，通过党委会、院周会、纪委委员会、纪检委员会等各种形式开展纪律教育、宣贯纪律要求、督促纪律执行，推动讲纪律守规矩理念入心入脑。持续深化"以案说纪""纪法释说"等专题廉政教育，在院级层面共开展 21 期，在此基础上各党支部相应开展，共覆盖 10 万余人次，不断将"以上率下"的传导推动"上下联动"的成效，相关做法被浙江省纪委省监委网站刊载。注重源头预防，对新进人员及时开展廉洁教育，注重早提醒早教育早监管，以"五个一"（上好一堂"廉洁讲课"、答好一张"廉情试卷"、制作一个"文创作品"、组织一场"警示教育"、开展一次"谈心谈话"）帮助新进人员扣好廉洁从医从业的"第一粒扣子"。开展年度责任书签订承诺，实现党风廉政建设责任书、科室行风建设责任书、员工廉洁从业承诺书"三书"签订全覆盖。加强纪检干部自身建设，认真落实教育整顿各项要求，深化"家庭助廉"，率先推出"纪委书记给家属一封信"，助力"打铁自身硬"。

二是突出警示教育，筑牢拒腐防变底线红线。聚焦"一个都不能少"，接续组织医务人员赴省法纪教育基地开展警示教育，活动对象涵盖全体医生、医技、行政、后勤、科研人员以及护士长，现已累计完成 29 批 5390 余人次，成为全省首家医务人员实地法纪教育全覆盖的医院。结合医疗系统反腐败斗争的严峻形势和有关工作要求，活动特别设置听取医疗系统职务犯罪人员现身说法、观看监狱实时监控场景环节，进一步提升警示教育实效。坚持严肃教育和严密制度相结合，及时通报典型案例，推动以教促改、以教促治、以教促廉，督促各科室各岗位排查廉洁风险、补齐制度短板、堵塞工作漏洞，切实发挥"教育一次、警示一片、治理一域"的综合效应，扎实做好警示教育的"后半篇文章"。

三是注重以文化人，弘扬崇廉拒腐良好风尚。紧扣医院特色特点，围绕职工需求需要，注重宣教方式方法，不断创新探索廉洁文化形式。开展"邵医清风"廉政书画作品展征集活动，共征集作品 118 件参与专题比赛并获奖，其中 3 件作品在全省巡展，获奖作品编制成册并布展。开展廉洁"微短信"评比，获奖短信定时发送给全体职工进行宣传提醒，共覆盖近 20 万人次。更新廉政长廊，深化"清廉科室"创建，目前授牌 68 个科室，推动"邵医清风"蔚然成风。把握风腐同源、风腐一体的特征，以《医疗机构工作人员廉洁从业九项准则》为重点，通过对各级网格开展宣传解读、案例分析，不断提升医务人员职业精神。完善年度党建考核廉洁文化建设内容，形成"工作有机制、落实有网格、考核有依据、结果有闭环"的整体链条，确保廉洁文化建设各项责任压实压紧，推动廉洁文化建设常态长效。

通过系列"组合拳"，在全院树立了"廉洁文化既是软实力，还是竞争力，更是生产力"的理念，不断厚植崇廉尚廉践廉的文化基础，推动"邵医廉声"入心入脑、见行见效，教育和引导全体职工进一步筑牢拒腐防变思想防线，有力推动全院廉洁文化建设实起来、强起来。

典型做法之外，浙大邵逸夫医院还聚焦政治监督的具体化精准化常态化，严格执行党内政治生活制度，严明政治纪律和政治规矩，不断厚植全院"讲政治"的政治生态。深入推进医药领域集中整治，推动耗材、药品使用管理规范化、精细化、数字化，形成长效监管机制。加强对涉医保等廉洁风险排查及"一院一策"工作，持续巩固整治成效。探索纪委委员"本职业务＋委员监督"一体发展。督促做好巡视整改"后半篇文章"等工作。

浙大邵逸夫医院深入贯彻落实习近平新时代中国特色社会主义思想，奋力夯实建设中国式现代化医院基础，持续深化全面从严治党，以纪检工作的政治性、规范性、创新性发展护航医院各项事业的高质量发展。

近年来，浙大邵逸夫医院党风廉政建设取得的成绩，根本在于以习近平同志为核心的党中央举旗定向、掌舵领航，在于医院党委和学校纪委的坚强领导、以上率下，在于各级党组织和全体医务人员担当实干、共同努力，在于纪检干部忠于职守、辛劳付出。在奋进中国式现代化新征程中，医院将始终坚持以习近平新时代中国特色社会主义思想为指导，深刻领悟"两个确立"的决定性意义，增强"四个意识"、坚定"四个自信"、做到"两个维护"，心怀"国之大者"，发扬自我革命精神，充分发挥监督保障执行、促进完善发展作用，对照清廉医院建设的总体要求，持续推动深化党委领导下的清廉医院建设工作机制。严格执行"四责协同"，促进机制制度优势及其治理效能的转化。充分集聚整合监督资源，建立健全包括党内监督、纪检监督、审计监督、财务监督、群众监督等在内的"大监督"工作模式，广泛运用大数据、数字化等技术提升监督的精准性。深入开展廉洁文化宣传教育，让廉洁文化与行业工作内涵深度融合，推进廉洁文化进医院，进人心。未来，医院将充分发挥职能作用，持续深化清廉医院建设，聚焦短板问题，发挥主观能动，注重实际成效，大力营造风清气正的医院政治生态，推动广大医务人员知敬畏、存戒惧、守底线，为打造中国式现代化医院提供坚强保障。

（陈君芳　戴立萍　周冰倩　浙大邵逸夫医院监察室）

奋力打造具有邵医特色的团委工作新模式

  健康是人类社会永恒的主题，也是社会持续发展进步的基石。党的十八届五中全会首次作出"推进健康中国建设"的重要决策，《"健康中国2030"规划纲要》明确指出"推进健康中国建设，是全面建成小康社会、基本实现社会主义现代化的重要基础，是全面提升中华民族健康素质、实现人民健康与经济社会协调发展的国家战略，是积极参与全球健康治理、履行2030年可持续发展议程国际承诺的重大举措"。青年是整个社会力量中最积极、最富有生气的力量，中国青年始终是实现中华民族伟大复兴的先锋力量，推进健康中国建设，离不开中国青年的奋斗与担当。随着推进健康中国建设和深化医疗卫生体制改革进入战略发展关键期，公立医院作为医疗服务体系的主体，需要主动作为，坚持以人民健康为中心构建全生命周期的高质量卫生健康体系。在此过程中，青年人始终奋斗在卫生健康工作的前线，是提升人民健康的坚实力量，是健康关口前移的重要践行者。医院团委作为连接青年与党的桥梁，其工作不仅关乎青年医务工作者的成长，更关乎医院整体文化建设和医疗服务质量的提升。坚定不移跟党走是共青团履职尽责的政治灵魂，服务医院中心大局是共青团展现价值的最大舞台。广大团员青年听党话、感党恩、跟党走，才能真正推动共青团工作在打造中国式现代化医院的进程中实现新突破。

  浙大邵逸夫医院以打造"中国式现代化医院"为目标，医院团委在党委和上级团组织的正确领导下，在全院广大团员青年的共同努力下，着力完善"思想引领、组织建设、青号创建、青志担当、品牌文化"的共青团工作格局，始终坚持将党的领导贯彻落实到团工作的全过程，紧紧围绕医院中心工作和发展任务，牢记"忠诚、敏锐、活泼、实干"的八字方针，高举旗帜跟党走，在建设中国特色世界一流大学的新起点上、在中华民族伟大复兴的新征程中奏响青春之歌，为创建中国式现代化医院贡献青春力量。

一、党建引领青年成长，扎实推进基层团组织建设

坚持党建带团建，扎实做好青年政治引领。医院党委高度重视青年工作，医院主要领导、分管领导每年多次出席团委活动，每年召开专项青年员工座谈会，充分听取青年团员的意见与建议，鼓励青年做志存高远的青春奋斗者，以创新为引领，向中国式现代化医院建设之路不断迈进。团委坚持为党育人，紧紧围绕学习宣传贯彻党的十九大、二十大和团的十八大、十九大及习近平总书记系列重要讲话精神，紧紧把握新中国成立 70 周年、中国共产党成立 100 周年、中国共青团成立 100 周年、纪念"五四运动" 100 周年等重大时间节点，将理论学习与实践教育相结合，多层次铸牢青年理想信念。团委每年积极组织青年参加浙江大学思政微课大赛，结合医院发展过程中的先进事迹，引领青年爱党、爱国、爱院。团支部专题学习及团员和青年主题教育覆盖 100%，举办 2 期"青年成长论坛"、20 期"青年学者论坛"，力邀浙江大学创新创业学院常务副院长阮俊华老师、中央广播电视总台浙江总站记者李欣蔓老师等现场讲座，引导青年挺膺担当。举办党团知识竞赛、8090 科普大赛、青年读书会等特色教育活动，形成青年影响青年、青年引领青年的榜样示范引领文化。先进典型不断涌现，近年来，获浙江大学思政微课大赛一等奖 1 项、三等奖 1 项；获选亚运火炬手 1 名；获全国大学生年度人物提名奖、浙江大学竺可桢奖学金、十佳大学生等各 1 项；中国青年创业奖 1 项；"互联网＋"大学生创新创业大赛金奖 2 项；"挑战杯"全国大学生课外学术科技作品竞赛一等奖 1 项；"创青春"首届全国卫生健康行业青年创新大赛金奖 2 项；党团知识竞赛省属高校复赛团体冠军成员 1 名。青年成长故事被《人民日报》、浙江新闻、浙江卫视等官方媒体广泛报道，充分展示了邵医青年勇于担当、踔厉奋发的青春形象。

推进基层组织建设，筑牢战斗堡垒。医院团委完善组织架构，参照党支部的设置，重新优化团支部架构，开展团支部的换届。现有 52 个教职工团支部和 16 个研究生团支部，共有共青团员近 3000 名。医院团委紧跟共青团中央、共青团浙江省委、浙江大学团委步伐，开展"青春向党，初心传承""传承红色基因，青春奋斗强国""胸怀使命愿景，青春奋斗强国""喜迎二十大，永远跟党走，奋进新征程""青

年大学习""使命愿景大讨论"等系列主题教育，打造"激扬青春，逐梦邵医"品牌迎新活动和基层团组织建设月，提升基层团组织活力。探索出"网格化"团委委员联系支部机制，每位团委委员联系7—8个团支部，确保团内推优、"智慧团建"等核心工作及评价指标高效推进。在团内推优工作上，按照上级团委指示，医院团委民主讨论商议"推优"流程，按团支部民主评议、团支部择优推荐、结合所在科室意见择优推荐、医院团委对照"评选条件"讨论评价、院领导决策、院内公示等做好工作，流程公开、透明、规范；制定操作流程，严格规范开展组织关系转接、团费收缴等工作；督促落实"三会两制一课"制度，每半年开展1次《团支部活动手册》检查；组建由网格员组成的"统筹学习小组"，指导并参与支部开展学习活动，及时完成信息录入；定向对接各团支部高效落实团的各项工作，"智慧团建系统"定期维护、"学社衔接"率100%；妇产科医护团支部、第三临床医学院研究生团总支21级专硕内科班团支部等9个团支部被列为浙江大学"五四红旗团支部"。同时，规范做好团员推优入党工作，近年来，共有43名团员发展为预备党员。

加强队伍建设，履行带队责任。重视团干部队伍整体素质建设，通过院内团干部专题培训课、主题团课，浙江大学、省卫生健康委等专项培训，进一步增强团干部的政治素养、实务能力、责任担当。团委连续5年获评"浙江大学基层团组织先进单位"，团委组织开展的新时期团干部队伍建设的研究课题获浙江大学党建课题（共青团方向）立项并发表研究成果，受邀在省级青年人才管理继教班、长三角青年论坛等分享共青团建设经验。

二、青年志愿服务持续发力，硕果累累

团委积极鼓励青年参加志愿服务活动，建立长期稳定的志愿服务基地和项目。通过个人、团队、科室等途径挖掘、积累好的志愿服务项目，并以"扩大参与面、激励"等手段深化志愿服务项目建设，倾情打造具有辨识度的青年志愿服务品牌，形成了"有重点、有突出"的邵医志愿服务体系，新时代雷锋精神得到进一步弘扬。

青年志愿服务队大放异彩。"邵医志友"青年志愿服务队在支援一线战"疫"、线上直播科普、持续心理支持、关爱员工家属、保障复工复产、青年战"疫"宣讲等方面开展持续性服务，走进20余所高校、中小学及184个本科生团支部讲好"开

学第一课"，在大战大考中彰显青年力量，"邵医志友"青年志愿服务队获团中央全国"抗击新冠肺炎疫情青年志愿服务先进集体"荣誉称号。亚运期间，邵医青年参与亚运会医疗保障、亚运火炬传递、接待外宾等，服务时长累计达 16552 小时。

青年志愿服务项目呈现品牌化发展优势。近年来，团委将项目品牌化作为建设目标，打造了一批百姓需要、特色明显的志愿服务项目和一支青年特长、青年喜爱的志愿服务品牌队伍。其中，2019 年团委组建的"NICE"邵医青年志愿服务队五年来招募迎新志愿者、院史馆讲解员志愿者、摄影志愿者、关爱留守儿童志愿者等679 人次，开展特色服务 1281 小时。倾力打造特色品牌志愿服务项目，"白衣天使行动"健康知识普惠志愿服务项目、眼科珍"EYE"光明守卫 1.0—"家校医"联动预防儿童青少年近视志愿服务项目、"护新芽　守未来"新生儿家庭延续照护志愿服务项目形成品牌矩阵合力。

志愿服务实践经验实现理论成果转化。志愿服务项目研究课题获浙江省医院协会课题立项并发表研究成果；优秀项目做法作为全国示范，受邀在中央文明办举办的新时代文明实践中心试点地区志愿服务工作培训班上进行现场展示；1 人当选浙江省志愿者协会理事，团委荣获浙江省志愿服务工作先进集体。

三、青年文明号创先争优，号声嘹亮

中国共产主义青年团第十九次全国代表大会报告指出，要激发推进高质量发展的青春动能，持续深化新时代青年岗位建功行动，丰富拓展"队、号、手、岗、赛"等品牌项目时代内涵，强化政策保障、阵地依托、资金扶持、项目示范、典型选树，引领广大青年在贯彻新发展理念、构建新发展格局中带头攻坚克难、创先争优。医院团委始终坚持围绕中心，服务大局，践行青年文明号"敬业、协作、创优、奉献"的初心，各级青年文明号集体坚决贯彻落实党中央的重要指示，听从党的号令，响应团的号召，冲锋在前，彰显青年文明号集体的使命与担当，以号手工程建新功。

搭建完善的青年文明号创建梯队。对标创建标准，积极搭建创建培育梯队，完善青年文明号集体梯队建设。采用国家号帮扶省级号、省级号帮扶校级号的互帮互促模式，形成青年文明号创建工作可持续发展的良好态势。已创建国家级青年文明号 3 个、省级青年文明号 5 个、校级青年文明号 4 个、争创校级青年文明号 1 个。

制定青年文明号考核与联动机制。进一步发挥"青年文明号"凝聚人才、服务大局、帮助青年成长成才的示范引领作用，各级青年文明号集体积极参与青年文明号开放周活动，以"青年文明号·青春心向党""号声嘹亮·青年文明号向祖国报告"为主题集中开展活动，展示青年风采。加强与省内外医院、行业内外青年文明号的创号联动。积极参与"最多跑一次""跑小青"等改善医疗服务活动，将惠民便民落实到日常创建活动中，切切实实体现以人民为中心。搭建互学互促平台，增进院内及院际各青年文明号之间的交流，定期召开青年文明号座谈会及集体间互学互查，厚植创建氛围。

凸显青年文明号的人才效益与社会效益。在医院党委的领导下，组织团员青年积极响应团中央争创"青年文明号"、争当"青年岗位能手"活动的号召，激发青春动能。各级青年文明号以创建为路径，在创号过程中发掘青年、培育青年，不仅为医院培育了一批党支部书记、内设机构负责人、科护士长、护士长，也为样板党支部、志愿服务品牌创建打下了扎实基础，真正凸显了青年文明号"常青"的优势与特点。青年文明号集体呈现出雨后春笋般的态势，通过创号，广大青年的热情被激发，集体的光芒在闪烁。秉承着"给您真诚、信心和爱"的服务理念，为打造中国式现代化医院，围绕健康中国的目标而不懈努力，展现出邵医青年全心全意为人民服务的精神风貌。

四、汇聚青年力量，聚焦青年所盼

紧扣服务青年主线，聚焦青年"急难愁盼"，开展各类贴心服务。单身交友协会、户外协会、邵医摄影沙龙三大社团持续组织青年特色活动，做好青年的知心人、热心人、引路人。近年来，单身交友协会通过大型交友会、露营团建、户外竞技等青年喜闻乐见的形式组织交友活动 28 场。户外协会组织登山、徒步活动 10 余场，成为员工丰富业余生活的重要途径。邵医摄影沙龙组织分享会、科室合影等系列活动，特别是建院 25 周年之际开展的为期两周的大型主题合影，产生了浏览量近 60 万的"爆款"在线相册。

厚植文化培育特色迎新品牌，团委连续 6 年举办迎新活动，以"线上＋线下""老员工志愿者迎新员工"为特色，以线上推送系列新员工服务指南，线下进行组队打卡，在过程中熟悉医院文化、学习党团知识、了解"青"字品牌特色、加入喜爱的社团、结交更多志同道合的邵医小伙伴，活动形式连续6年创新升级，近3000名新老员工接力参与，不仅丰富了医院文化的内涵，更成为医院文化建设中的一个重要青年载体。

服务型新媒体平台更贴近青年所需，运用好"邵医青年"微信公众号，新增自助、互动功能，让新员工快速找到所在支部；第一时间推送各类活动信息，将青年所盼落到实处；活动有预告、有报道、有互动，形成项目化的闭环管理，有效增强团员青年对团组织的归属感。

浙大邵逸夫医院团委在党委领导下，紧紧围绕医院中心任务和发展目标开展工作。始终坚守为党育人主责，持续深化理论学习教育，高扬理想信念旗帜，"青年引领青年"助推青年成长。扎实推进基层团组织建设，坚持党建带团建，提升队伍建设，着力锻造高素质团干部队伍，充分发挥团的战斗堡垒作用。打造具有辨识度的青年志愿服务品牌，凝聚青年志愿者力量，发挥品牌化发展优势，弘扬新时代雷锋精神，实现服务实践经验理论成果化。不断提升"青年文明号"的建设内涵，制定青年文明号考核与联动机制，鼓励青年在服务大局中实现与集体共同成长。紧扣服务青年主线，厚植文化培育特色迎新品牌，打造服务型新媒体平台，聚焦青年"急难愁盼"开展各类贴心服务，始终聚焦青年所需所盼。

展望未来，医院团委将继续以习近平新时代中国特色社会主义思想为指导，紧密围绕医院中心工作，不断加强思想引领、组织建设、青号创建、青志担当、品牌文化等方面的工作，为医院的持续发展和青年工作者的健康成长贡献青春力量。要更加深入思考和筹划共青团工作，探索新时代共青团工作的特色品牌，充分发挥青年的生力军作用，奋力开创医院共青团工作新局面。

聚焦为党育人的使命，努力做好青年的"引路人"。凝聚广大青年力量、坚定信念永远跟党走是共青团的根本政治任务，时刻牢记共青团是政治组织，所有工作都要转化为巩固和扩大党执政的青年群众基础的政治效果。要巩固深化面向广大团员和青年开展学习贯彻习近平新时代中国特色社会主义思想主题教育的成果，进一步引导团员青年坚定理想信念，擦亮忠诚本色。

坚持围绕中心服务大局，努力做好青年的"带头人"。围绕中心、服务大局是共青团的工作主线。要把共青团和青年工作有机融入工作大局中，把广大团员青年的智慧力量凝聚到推动单位中心工作和重点任务上来，把推进单体多院区建设、提升医院核心竞争力与个人建功立业有机统一起来。要贴合实际不断深化团工作的品牌建设，在原有的基础上持续深化青年文明号、青年志愿服务、创新创业工作，增强广大团员青年的归属感、获得感。

打造"走向前列"的高素质团干部队伍，努力做好青年的"暖心人"。要从严管理团干部、从严管理团员队伍、从严管理团支部，选好配齐团干部队伍，引导团干部做青年友，不做青年"官"。完善团干部选拔、培养、关爱、考核的成长链条，探索实施考核考察模式，加大力度输送优秀团干部进行挂职锻炼。发挥好共青团的桥梁纽带职责，要当好院党委联系青年双向运行、畅通无阻的桥梁，深入了解团员青年的所思、所想、所需、所求，努力将团和青年的工作做到团员青年心坎里。

在时代的浪潮中，医院共青团作为连接青年工作者与医院党委的桥梁，肩负着引领青年、服务大局、凝聚力量的重要使命。我们将继续秉持初心，坚定信念，以更加饱满的热情和更加务实的作风，推动医院共青团工作不断迈上新台阶。紧密围绕医院中心工作，以服务大局为己任，不断提升共青团工作的质量和水平。加强思想引领，深化理论学习，引导青年医务工作者坚定理想信念，增强"四个意识"、坚定"四个自信"、做到"两个维护"。

同时，也要清醒地认识到，医院共青团工作仍面临诸多挑战和机遇。需要保持谦虚谨慎、不骄不躁的作风，虚心向党组织和广大青年工作者学习，不断总结经验教训，持续改进工作方法和手段。与医院广大的青年人一起携手并进，共同书写医院共青团工作的新篇章！以青春之我，创造青春之医院，在医院党委和上级团组织的坚强领导下，拿出实打实的干劲，为建设中国式现代化医院贡献青春力量！

（岑栋　余庆君　周冰倩　李莎莎　斯笑彩　秦雨佳　浙大邵逸夫医院团委）

科教人才一体建设
优化创新生态

打好"引育并举、用留考核"的组合拳
奏响人才发展与医院发展同频的"最强音"

在健康中国战略的引领下，中国式现代化医院正以更加昂扬的姿态迈向新征程。党中央和国务院的政策文件、会议精神多次明确提出人才是实现国家现代化的第一资源，是建设创新型国家的战略资源。医院是技术、知识密集型的单位，核心竞争力很大程度来自人才，人才是医院中长期战略规划的重要内容。对于中国式现代化医院而言，人才是医院发展的核心支撑、创新发展的源泉、声誉竞争力的保障，更是医院可持续发展的基石。聚焦人才引进、培育、使用、考核等关键环节，对于医院实现现代化建设目标具有重要意义。

功以才成，业由才广，浙大邵逸夫医院深谙其理。自 1994 年建院以来，院领导班子高度重视人才建设，注重人才引育，创建并逐渐形成了具有"邵医特色"的人才管理理念，即重点培养学科队伍中的技术骨干和选拔潜力人才，同时优化医院内部环境，用平台吸引人才、留住人才，用事业造就人才、凝聚人才，用机制激励人才、保障人才，努力将医院打造、建设成为医学人才"近悦远来"的热土、"大展拳脚"的沃土。这不仅符合中国式现代化医院的内涵与特征，更是对"健康中国"概念的生动实践。

浙大邵逸夫医院紧紧围绕"健康中国"的理念，运用先进的管理手段和方法，引入现代化人力资源管理策略，建立科学的人力资源管理体系；运用大数据、人工智能等先进技术手段，实现人才管理的数字化和智能化；借鉴国际先进的管理经验，结合中国实际情况，创新人才管理模式，打好"引育并举、用留考核"的组合拳，奏响人才发展与医院发展同频的"最强音"。

一、科学把握工作原则，持续激发人才潜能

人才工作是一个持续不断的过程。引育并举、创新性和多科全面全方位细致参与是我们在人才工作中坚持的原则。在引育过程中，不仅需要积极协调多个行政职能部门之间的协同合作，更要致力于促成多个学科对人才的共同培育。始终坚持创新性，不断探索更加有效的人才引进和培养模式。加强人才队伍建设，建立人才数据库，做好人才梯队的储备和培养。关注人才的流动和留存问题，通过提供良好的职业发展和晋升机制，留住那些对医院发展有长远贡献的人才。在引育过程中，浙大邵逸夫医院依托区域医疗中心的优势和浙江大学平台的支持，充分利用浙江大学求是特聘学者、"新百人计划"、特聘研究员、临床百人等人才计划，吸引具有优秀学术背景和丰富临床经验的医学人才加盟，为人才引进提供了有力的保障。同时，针对不同学科和岗位，我们构建了更加开放灵活的引才用才机制，确保选聘到最适合浙大邵逸夫医院发展需求的人才。人才的培养和促进合作同样重要。引进的优秀人才只有在与本院的其他学科和人员进行紧密合作的过程中，才能发挥最大的价值。因此，通过建立鼓励跨学科合作的机制，促进不同学科之间的交流和资源共享，为人才提供良好的成长环境和发展空间，并通过科研项目支持、学术交流等方式，不断激发他们的创新潜能。

二、制订多种寻访计划，拓宽人才引进渠道

加强与专业猎头公司积极合作，在全球范围探寻目标人群，有效扩大人才选择的途径，加强和拓宽人才引进渠道。猎头公司作为专业的人才招聘机构，拥有多元化的人才资源和丰富的招聘经验。与猎头公司合作，能够通过其全球化网络和渠道，精准锁定符合医院需求的优秀人才，提高人才引进的效率和质量。此外，与猎头公司合作还能及时了解人才市场的动态，掌握行业内最新的人才趋势和特点，为医院制定更具前瞻性的引才策略提供有力支持。同时，我们也与国际顶级刊物《自然》(*Nature*)、《新英格兰医学杂志》等进行合作，刊发全球招聘广告，吸引全球精英人才加盟。

在已引进的人才中，要发挥其优势力量，协助新人才的推荐和引进。引进的优

秀人才是医院的宝贵资源，他们不仅具备专业技术水平，还拥有广泛的人脉和社会资源。通过积极与这些人才沟通合作，发动他们在行业内的影响力，推荐更多的优秀人才加入医院。通过他们的介绍和推荐，新人才能够更好地了解我院的发展优势和职业发展前景，增强其来院工作的意愿和信心。

依托优势学科和医院的国际化背景，推进各学科形成自身的海外基地，为人才提供海外培育与进修场所，促进海外高层次人才回流，将出国人员引才作为一项出国考核内容；梳理长期海外经历人员，建群、会谈，鼓励其引进国外高知人才。邵逸夫医院拥有与浙江大学等一流高校合作的优势，可以借助其国际化背景，在海外建立学科基地，为人才提供海外进修和培训的机会。同时，针对已经在海外工作的人员，我们将进行重点梳理和沟通，鼓励他们引进国外高层次的优秀人才，为邵逸夫医院引才工作开拓新的渠道。

进一步发掘和调动各学科人才引进力量，落实科室人才引育指标。通过学科引领、行政辅助的模式，发挥和调动学科带头人、科室领导层的积极性。将人才引育指标纳入年度科主任绩效考核，根据引育的人才等级分为1—9类并予以赋值，并设立引才奖，通过激励机制，鼓励学科带头人和科室领导层积极参与人才引进和培育工作，以此激发学科和科室的引才积极性，确保引育工作落地见效。

加强柔性引进力度，创建灵活机制，以柔带刚，通过柔性引进，进一步与人才不断接触并互相了解，促成最终的引进。在引才过程中，我们灵活运用多种方式，采取柔性引进的策略。通过招聘会、网络平台等渠道，与优秀人才保持频繁的接触，了解他们的需求和意向，为他们提供更多选择和机会。同时，我们结合医院实际，适度刚性要求，确保引进人才符合医院的发展战略和需求。通过以柔带刚的引进方式，我们将更加灵活和高效地吸引到合适的人才，为医院现代化建设提供坚实的人才支撑。

三、针对多样化人才需求，探索个性化培育方案

为优化各级别人才项目申报工作，提高申报成功率，邵逸夫医院采取了一系列措施。首先，完善了院内人事业绩信息，并建立了全面的人才数据库。通过系统收集和整理院内人才的学术成果、临床表现、教学贡献等信息，形成全面客观的人才

档案，为申报人才项目提供充分的材料和依据。其次，针对各类人才项目，提前明确申报条件，并对符合条件或接近申报条件的人员进行有针对性的预先沟通。通过与潜在申报者充分交流，帮助他们了解项目的要求和评估标准，并指导其有针对性地提升相应的学术水平和综合能力。这种提前准备和沟通的方式，为申报人才项目的顺利进行奠定了坚实基础。此外，还积极与各类人才项目的评审机构和专家保持密切联系，及时了解项目的最新动态和政策变化，确保申报工作始终与最新要求保持一致。同时，组织内部专家对申报材料进行全面评审和反复修改，确保其质量和准确性，提高申报成功的概率。

为全面推进人才培育工作，邵逸夫医院建立了基于不同层级的育才计划，包括从早年的优青培育计划，到卓越人才计划，再到目前全新的拔尖人才培育计划（雏雁计划、领雁计划、头雁计划）。这些人才培育计划旨在针对不同阶段和不同层级的人才，提供个性化、系统化的培养方案，以满足他们的职业发展需求。首先，我们的雏雁计划主要针对刚进院的年轻优秀人才，为他们提供一定的启动经费，鼓励他们在科研领域继续探索、开展创新性研究，培养其独立科研能力和学术影响力，希望通过 3 年的培育，进一步获得国家自然科学基金青年基金的资助，从而引领他们在科学研究领域扬帆起航。其次，领雁计划和头雁计划则更加关注人才的个性化培养和发展路径，定位瞄准"四青"人才培养和国家级人才培养。我们将为入选的拔尖人才量身定制培养计划，根据其学科特点和发展需求，提供更加全面、系统的支持和帮助。同时，积极引进国内外顶尖的学术导师，为拔尖人才搭建学术交流和学习的平台，帮助他们成长为具有国际影响力的杰出学者。通过建立这些育才计划，医院致力于为不同层级的人才提供有针对性的培养和支持，推动他们在各自领域取得更大的学术成就和贡献。这些计划的实施将为邵医的学科发展和现代化建设提供强大的人才支持和保障。

四、优化高层次人才服务，推动考核评价体系改革

为优化高层次人才服务工作，邵医实施了一系列有针对性的措施，旨在为顶尖人才提供更加个性化和全面的服务。成立了由专职人员和相关学科、分管科长组成的服务小组，专门负责对高层次人才进行跟踪联系和服务。在跟踪联系方面，与高

层次人才建立了紧密的合作关系。通过定期电话、邮件和面对面沟通，了解他们的研究进展、职业发展需求以及面临的困难和问题。这样的个体化跟踪联系，能够及时了解高层次人才的实际情况，为他们提供更精准的支持和帮助。其次，为每位高层次人才单独建立了引进人才服务对接群。在这个专属的交流平台上，高层次人才可以与院内专业人员和领导进行及时交流和沟通。他们可以在群里提出自己的需求和问题，邵医将在第一时间作出回应，并协调相关资源为其提供帮助。这样的服务对接群不仅提高了服务的效率，也加强了高层次人才与院方的联系和合作。除了解决高层次人才的学术和科研问题，我们还关注他们的生活和家庭需求，积极帮助解决他们在落户本院、子女教育、住房等方面的实际问题，为他们提供全方位的服务支持。只有以人为本，关注高层次人才的需求和问题，为顶尖人才提供更加个性化和全面的服务，才能让顶尖人才在学术研究和生活环境上都感到满意，他们才会更加投入和专注于科研工作，为医院的现代化建设和学科发展贡献更多力量。

在引育并举的过程中，高度重视考核评价体系的建设是确保人才工作成效的关键要素。我们深知考核评价体系对于人才选拔、培养和发展的重要性，因此在建立考核评价体系时，充分借鉴了浙江大学等一流高校的成功经验，并结合邵医的实际情况，构建了科学合理、全面客观的考核评价体系，以确保评价工作的公正性和准确性。在考核评价体系中，既重视学术成果和临床表现，也关注团队协作和社会责任。学术研究和临床实践是医院发展的重要支撑，因此在评价指标中设置了学术产出、科研项目和临床业绩等方面的考核内容。同时，也强调团队协作的重要性，鼓励人才在团队合作和协同创新中发挥优势，共同推动学科的进步和发展。此外，还注重评价人才的社会责任，鼓励他们积极参与社会服务和学术交流活动，为医院和学科的发展作出更大贡献。在考核临床人才方面，深入推进卫技人员分类评价改革，加强临床能力考核，设立一票否决项，以确保对临床人员能力的全面评定。制定完善的分类评价指标体系，将考核指标细化为过程性评价、临床医疗质量考核指标和终点性评价指标，并逐步推进完善临床实践能力评价。在专家考核过程中，也不断创新评价形式，拓展评价对象范围，制订各类人员临床能力评价方案，以确保对临床人员的综合能力和水平进行全面、客观的评价。不断完善考核评价指标及流程，确保其科学性和公正性。定期对考核评价体系进行调整和优化，结合医院发展和学科需求，使其与时俱进。同时，积极倾听人才的意见和建议，不断改进评价工作，确保人才的合理评价和发展空间。

考核评价体系的建设是人才引育并举的重要环节。通过科学合理的考核评价体系，为人才提供了明确的发展方向和目标，鼓励他们在学术研究和临床实践中不断创新和突破。同时，也为医院的现代化建设和学科发展提供了坚实的人才支撑。邵医将继续坚持完善考核评价体系，为更多优秀人才的成长和发展提供优质服务，助力医院实现更大的发展和进步。

人才是医院高质量发展的第一资源，是推动健康事业高质量发展的不竭动力。高层次人才汇聚在一起，将构建起强大的人才生态，不仅带动医院医疗服务能力不断提升，还形成了"以才引才""以才聚才"的良好态势。未来，医院还将继续加强人才队伍建设，努力提供公平、优质可及的医疗服务，让老百姓"看得上病、看得好病、看得起病"，以医疗健康托举共同富裕。

（潘飞　张文斌　魏锴　郑玥　浙大邵逸夫医院人事科）

创新思变　加速推进医学成果转化
助力研究型医院建设

在健康中国的大背景下，中国式现代化医院面临着全新的发展机遇和挑战。一方面，随着中国社会的快速发展和人民生活水平的提升，公众对医疗健康服务的需求日益增长，对医疗质量和效率的需求也日益提升；另一方面，在公立医院高质量发展新背景下，主动开展前沿医学科技创新研究和成果转化，将科研成果服务于临床和疾病防控一线，将科技创新成果直接转化为人民群众健康的坚实盾牌，是医院发展的应有之义。再者，从全局来看，国家在中国式现代化过程中高度重视"健康"领域的现代化，医学科技成果转化有助于推动解决进口药品、高端医疗设备等"卡脖子"技术难点问题，从而促进"健康中国"总体目标的实现。这要求医院在提供高质量的医疗服务的同时，还要坚持创新思维，主动向研究型医院转型，以解决临床问题为出发点和落脚点，倡导以临床问题为导向，开展以患者为中心、以疾病为目标的医学研究，通过科学研究为临床诊疗提供坚实的科学支撑和有力保障，积极推动医学科研成果的转化和应用，从而让科研成果服务人民健康。

浙江大学医学院附属邵逸夫医院在 30 年的发展历程中，始终坚持以打造中国式现代化医院为导向，在先进管理模式基础上，聚焦高质量、内涵式发展，不断提高服务效率、深耕学科优势、打造科研高地、布局"新医科"发展，持续改革创新。蔡秀军院长高瞻远瞩、创新性地提出了"错位发展、精准微创、问题导向、交叉融合"的发展方针，将科技创新作为引领发展的第一动力，将科技成果转化为惠及百姓健康的新技术作为实施创新驱动发展战略的重要组成部分。

邵逸夫医院历来拥有浓厚的创新转化氛围。领导团队身体力行"探索新技术，治愈患者疾病"的工作理念，激励着员工坚持问题导向，重视科研成果的转化和应用，将研究成果应用于临床实践以提高临床疗效，切实使得科研成果惠及患者。在院长的带领下，从临床一线发现问题、提出解决办法成为浙大邵逸夫医院员工的自觉行动：用临床需求"痛点"推动科研创新转化，以医工信交叉融合成果反哺临床、造福患者，医院学科创新成果全面开花。例如，首创的"支架法肠道转流术"，有效替代了至今已沿用了 167 年的回肠保护性造口术及二次手术造口回纳，并创建了完全腹腔镜下绕肝带法二步肝切除术（蔡氏 ALPPS），从根本上避免了术后胆漏的发生；骨科团队从骨关节炎医学治疗需求出发，模拟植物光合作用系统，研发出植物光合作用系统跨界递送动物细胞用于衰老退变疾病治疗；眼科团队成功开发出国际上首个角膜病人工智能诊断系统；妇产科团队多年致力于重塑女性生育力的机制和临床转化研究，其提高辅助生殖治疗效率、改善出生结局的系列技术研究革新了输卵管性不孕术式，明显提高了临床妊娠率和活产率。

公立医院高质量发展对中国式现代化医院探索科技创新成果转化路径提出了更高的要求。浙大邵逸夫医院把持续推动临床科研创新和成果转化作为医院进一步推动高质量发展要求的着力点、突破点和落脚点，通过强化内部管理、与第三方专业机构合作开展外部互动等系列举措，加速医学成果的转化，以期为我国卫生健康事业的发展作出重要贡献。

一、构建邵医特色的成果转化体系

科研成果的转化是科研活动的最后一环，也是最重要的一环，只有通过成果的转化，科研活动才能产生实际的社会价值。与高校、科研院所相比，公立医院的科技成果转化具有行业特殊性，在转化实践中主要面临许多亟待解决的瓶颈问题。例如，医务人员注重临床诊疗工作，但转化意识和能力薄弱；医务人员缺乏与市场和企业的有效沟通，研究成果未能充分契合市场需求。

邵逸夫医院在稳步推进成果转化工作的同时，深度剖析自身当前存在的短板，以追求卓越的姿态迈出创新步伐。例如，针对邵医需求、基于邵医特色的成果转化制度尚待形成，形成有力的顶层支撑；转化奖励机制不够明确，操作没有抓手，难以调动科室转化积极性；医生转化意识、转化能力仍待提高，高价值的临床研究和专利发明亟待挖掘；产业合作路径需进一步畅通，从而打通产业化过程中的痛点、堵点、难点。

鉴于此，邵逸夫医院从顶层设计着手推动高质量成果转化工作。将科技成果转化工作纳入医院发展规划，使得成果转化工作与医院发展同频共振；积极依托第三方专业机构"区域型TTO"平台，强化成果转化支撑力，并与浙江省、上海市等长三角地区的政策及各大高校附属医院强化沟通交流，探索构建具有邵医特色的成果转化体系。通过深入调研，以成果转化制度建设和体系构建为切入点，制定并实施了一系列创新的管理办法和细则，如《成果转化管理办法》《成果转化实施细则》《成果评估管理细则》等。以上文件的出台，使得科技成果使用、处置和收益管理等有了具体规定，让科技成果转化的各个环节有章可循，真正做到把科技人员的价值体现好、积极性和主动性发挥好，从而激发科技成果转化的内生动力。

二、强化成果转化过程中的全流程服务

为切实减轻发明人在成果转化过程中的压力，邵逸夫医院指定专人负责成果转化的全流程服务，这种全面的支持和服务有效地促进了科研成果的顺利转化，并降低了发明人在成果转化过程中的困惑与风险。

成果转化备案：成果研发初期且尚未形成成果前，成果完成人必须向科研办进行备案，备案内容包括研究背景、研究现状、团队工作基础与成员信息、初步的研发计划与成本估算、技术资料等，并要求成果的知识产权归属医院。确定科技成果转化价格，避免评估价格低于科技成果转化价格导致国有资产流失。

评估机构遴选：为发明人提供专业的评估机构遴选服务，开展评估机构遴选工作，对评估机构基本条件进行审核，形成评估机构白名单；同时，每年基于评估报告质量及评估机构服务质量，对评估机构白名单进行更新。在实际操作过程中，根据发明人的具体需求和科技成果的特点，选择具有专业资质和经验的评估机构进行科技成果的价值评估，从而帮助发明人避免因评估机构选择不当而导致的科技成果价值被低估或高估。

专利申请与转化布局咨询：为发明人提供专利申请和转化布局的咨询服务，帮助发明人了解专利申请的流程、相关法律法规和注意事项，并提供专业的建议和指导，避免因专利申请不当而导致的专利被驳回或无效。

成果转化服务的精细化管理：科研办专人对发明人提交的科技成果转化申请表、转化意向书、转化合同等各类材料进行严谨的审核，确保材料的完整性和准确性。同时，会协助发明人对接企业、评估公司、医院行政审批等流程，减轻其各项负担。

三、组织成果转化专题培训

围绕科研人员的转化需求，系统设计成果转化专题培训课程，营造良好的科技成果转化应用氛围，并提升了发明人在成果转化方面的意识和能力。培训包含发现和筛选临床需求、医疗卫生领域专利挖掘与撰写、医疗创新与医工结合的转化实践、医生创新与成果转化实践路径、医学成果转化案例与实践经验分享等丰富主题，涵盖了从成果转化的基础理论到实际操作的各个方面，2023 年参与培训的科研人员累计超 500 人次，科研人员培训后普遍反映此类课程能有效促进其对成果转化的理解，帮助大家在开展科学研究前形成高价值知识产权布局的观念，为今后的成果转化工作奠定了有力知识支撑。

四、制定成果转化激励机制

为进一步提升员工参与成果转化的积极性，医院制定了转化激励机制。其一，对于成功转化的专利，医院推出了《专利转化奖励办法》，为成果完成人提供了职称晋升的绿色通道。其二，医院还对奖励机制进行了优化，将奖励给成果完成人的比例从合同总金额的 70% 提升至 80%，高于大多数机构 70% 的奖励分配比例，极大地调动了科研人员的转化积极性。以上举措提升了员工的科研创新意识，强化了其将科研成果应用于临床的动力。

五、医工交叉，开辟成果转化新格局

举办系列学术论坛，搭建多学科交叉交流平台。医院全方位多层次促进多学科交叉交流。医院层面，每月至少开展 3 次全院性邵医创新论坛、邵医交叉论坛、邵医青年学者论坛、"邵医讲堂"等；科室层面，每月至少组织开展 1 次邵医学术论坛，有效促进基础研究与临床医学的深度融合，推动高水平的科学研究、医学教育和人才培养。调研发现，科研人员普遍反映当前的科研论坛层次分明、主题丰富、邀请的国内外专家授课内容及形式吸引人、会上能开展深度讨论、举办频次合理，为科研人员及时掌握前沿科技、拓宽研究视野以及开展交叉合作提供了有益平台和资源。

医工结合，推进交叉合作原创培育项目合作。与浙大生仪学院签署战略合作协议并联合开展交叉合作原创培育项目，以临床需求为导向的合作交流，将校内医工信交叉合作推向实处，力求在解决医疗器械领域的"卡脖子"问题和国家重大战略需求问题方面提出创新方案。当前医院的主要科室，如普通外科学、骨外科学、消化病学、康复病学、心血管内科学、血管外科学、医学影像学、肿瘤放疗学、全科医学、内分泌学、重症医学和超声医学等都与生仪学院建立了明确的合作关系，并积累了一批临床应用工程化经验，为后续产品的成果转化奠定了良好基础。

六、营造良好科技成果转化生态，助推医院高质量发展

医院通过加强科研投入、健全科技成果转化制度、加强产学研合作、培养医工交叉型人才以及加强知识产权保护等措施，有效营造了一个良好的科技成果转化新生态。当前，医院转化培训课程丰富、氛围浓厚，科研人员的成果转化过程有专人全流程服务、第三方专业机构咨询指导以及医院的奖励及晋升政策支持，有效克服了以往成果转化的阻力。这种生态不仅有利于科研人员的成长和发展，而且为医院持续推动临床科研创新和成果转化提供了坚实的基础，为医院的高质量发展提供了强大动力。

展望未来，邵逸夫医院在成果转化和创新管理方面面临着新的机遇和挑战。在持续优化成果转化机制、流程和服务模式的同时，医院将结合实际工作，探索和实践"邵医模式"的成果转化路径。

一是加大培训力度。通过全院性专题培训、医护分类培训、一对一辅导、院内转化经验分享与外部专家培训相结合等多种形式，系统提升发明人的成果转化意识和能力，营造院内良好的成果转化氛围。二是充分发挥 TTO 等平台的桥梁纽带作

用，以"走进临床科室"的方法，与发明人深入沟通，提早介入专利转化工作，开展提前挖掘、规划布局、专利申请、运营策划等全方位的服务与指导，致力于打造邵医品牌的成果转化项目，推动医院转化工作提质增效。三是持续做好各类转化项目的申报及路演的推介工作，引导发明人在参与过程中提升对成果转化的理解和增加与企业获得对接的机会。四是加强科研投入，以交叉合作原创培育项目为抓手，引导科研人员在医工信交叉方面开展研究，以临床科学问题为导向，以创新工程技术为支撑，解决临床面临的问题，加速医学科技成果转化。

在此基础上，邵逸夫医院将面向人民生命健康、面向经济主战场，充分对接市场需求，发挥创新驱动的作用，推动科技创新和产业创新深度融合，研发高质量国产医疗器械装备及药品，为人民群众的健康保驾护航，为提升我国的国际竞争力贡献邵医力量。

（徐俊杰　黄敏卓　浙大邵逸夫医院科研办）

以国家自然科学基金为抓手多措并举
推动一流学科建设

　　医学科学研究是促进医学发展的重要手段，是保证并不断提高医疗质量、培养医学人才、推动医院学科建设、促进医院可持续发展的必要措施。高校附属医院承载着教学和科研的重要使命，随着"双一流"建设的深入部署，附属医院如何在医学领域取得长足发展，在科研综合实力上取得突破，很大程度取决于能否在激烈的国家科技计划竞争中获得资助。国家自然科学基金作为我国科研体系重要的组成部分，不仅是科研人员基础研究能力的体现，更是医院科研实力甚至整体综合实力的重要标准。同时，在推动医院整体医学学科发展、优秀人才发现与培养等方面发挥了广泛的积极作用。

　　近年来浙大邵逸夫医院以国家自然科学基金项目为契机和抓手，深耕基金管理工作，项目申报数和立项数稳步提升，资助经费不断取得突破。2023 年立项数量再创新高，集中申报期项目共获资助 91 项。在快速发展的同时，也面临诸多问题和挑战。比如重大重点类项目的不足，人才梯队的组成有待提升，高能级平台需要进一步拓展等。因此，在当前新一轮科技革命和产业变革深入发展的背景下，科学研究范式发生深刻变革，如何始终把握一流学科建设的目标方针，挖掘潜力实现快速增长，是亟待解决的问题。

一、推动学科建设的系列措施

　　浙大邵逸夫医院通过分析近年来国家自然科学基金申报和立项情况，总结存在的问题，挖掘已有的亮点成效，扬长避短，结合医院的人才培养、平台建设、成果转化等方面提出系列举措，包括建立高效的科研组织模式；引育并举，重视人才储备；加强科研平台建设，提升大项目承载能力；重视成果转化，促进基础与临床有机结合等，进一步夯实基金管理工作，助力一流学科建设。针对国家自然科学基金质、量两提升的抓手以期达到推动学科建设的终极目标。

国家自然科学基金的成效发展作为医院学科发展的重要组成部分，在推动医学进步和提升医疗服务质量方面发挥着至关重要的作用。然而，在实际发展过程中遇到的一系列问题和困难仍制约着医学科研的深入发展。主要问题包括以下几个方面：大项目资助数有待进一步提升。重大重点类项目在基金项目的立项占比中较小，对应的尽管立项数逐年增加，但资助总经费却没有大幅增长，关键在于资助强度大的重大重点类项目立项数不多。高层次领军人才队伍薄弱。基金的重大重点类项目的不足，也从侧面体现出能牵头引领大项目的团队带头人的缺乏。同时，优青/杰青类的人才项目也同样需要中青年领军人才的积淀。国家级科研平台载体匮乏。目前浙大邵逸夫医院的国家级科研平台仅有一个，如何凝聚优势整合资源创建国家实验室、大科学装置等高端科技创新平台对于聚集人才、提升基础研究水平、承接重大项目具有重要支撑作用。学科发展不均衡。各学科基础研究实力存在差异。优势学科已形成良好基金文化，在项目资助和科研产出上表现亮眼。部分学科基础研究较为薄弱，持续几年基金零立项。如何以基金为杠杆拉动发展薄弱的学科提升其科研能力，实现可持续协调发展也是学科建设的重点之一。基础研究与临床问题缺乏有机结合。虽然自然科学基金是支撑基础研究的科技计划，但作为医院的主体科研人员还是临床医生，医院在引导和组织科研项目过程中如何避免脱离临床实际的基础科研，如何让临床医生与专职科研人员优势互补激发出创新性研究思路，也是团队建设的重要一环。

（一）建立高效的科研组织模式

掌握基金申报规律、做好基金组织申报工作：从摸底、动员、辅导、修改、填报、形审到最终上报，形成闭环式管理服务模式。

坚持从临床问题出发，瞄准前沿学科，加强临床与基础交叉融合研究。在医院领导班子带领下，深入临床科室调研，了解学科需求，积极对接促进基础临床合作。通过青年论坛、创新论坛、交叉论坛、双兼聘教授座谈会等多种形式，开展体系化科研活动，构筑基础临床常态化交流模式。

完善预申报制度，创新辅导形式，多措并举着力提升项目申报质量。做好项目申报前、申报中、申报后全周期、全流程一体化科研申报服务，实施全覆盖、多元化辅导模式，系列讲座、训练营指导、一对一指导、分代码指导、冲刺精修指导贯穿全程，营造创新、奋进、交叉、共赢的科研生态。

加强人员分层分类，找差距、补短板、勤督促、优服务。摸底统计，细分类别，建立目标人群清单。提供个性化辅导给青年研究骨干，加强对新员工的申报指导，提供丰富机会，创造优良条件。

（二）引育并举，重视人才储备

拓宽渠道，积极引进海内外高层次人才。先后发布医院未来四年（2018—2021）学科建设、人才引育行动计划；面向全球，浙江大学医学院附属邵逸夫医院诚聘英才计划；人才兼职聘用计划/医院人才兼职聘用条例等，旨在全球范围内吸引高层次人才。

对青年人才加大投入保障，全面实施人才培养系列举措。例如，学科建设、师资队伍建设、人才引进与培养"3个5%"战略，医院各类研究所及重点实验室建设支持方案，高水平人才培育支持专项计划——"优青培育计划"等，旨在加强院内人才队伍建设，自主培养优秀学科带头人。

优化专职科研人员队伍建设。近年来医院大力扩充专职科研人员队伍，分级分层，从长聘副高到特聘研究员、助理研究员再到技术员，按需为各团队配备专职科研人员。加强临床相关基础和应用基础研究。同时，强化该部分人员的激励与考核，通过参与科会、学习临床知识，提升专职科研队伍与临床团队的融合度。

（三）加强科研平台建设，提升大项目承载能力

以临床需求和国家生命健康领域重大战略为导向，深入推进"双一流"建设，着眼新兴、交叉前沿学科，突出重点，依托学科特色和基础，积极培育和构建新型科技创新平台。

以重大项目为载体，以医工信多学科交叉为手段，建立国内一流的集学术研究、新技术和新产品研发、成果转化、临床评价和应用为一体的全链条临床科研服

务体系。

（四）重视成果转化，促进基础与临床有机结合

通过基金项目的组织布局，引导临床医生把科研工作寓于临床实践，以临床需求牵引医学科研。利用多学科、多层次、多模态的新技术、新方法，针对疾病的发生发展与转归机制开展深入研究。

在知识产权方面，科研办组建专业化服务队伍，提供从专利申报到转让的一体化服务。完善科技成果转化分配激励政策、专利报销及奖励政策等提高成果转化积极性的若干措施。

交叉融合，深入推动基础与临床，医学与生物、化学、材料学等其他学科的交叉融合，如积极打造浙大生仪学院—邵院医工信交叉创新合作平台，推进"学科—人才—科研"一体化发展。

二、推动学科建设取得的积极成效

通过机制创新、模式创新、人才引进和平台建设等措施的落实，近年来国家自然科学基金项目申报数和立项数稳步提升，资助经费不断取得突破。2023 年立项数量再创新高，共获资助 91 项，位居全国医院榜单第 18 位，为第一方阵最年轻公立医院。2024 年立项数量较 2023 年增加 22 项，增幅达 31.88%，为本年度浙大医学院立项数增量最多的附属医院，跻身全国医院增幅最快行列。同时，也对人才队伍、科研平台等建设起了积极推动作用。

（一）助推人才快速成长

科学基金是青年科研人员获得科研资助的重要渠道之一。发展至今，医院已形成一批以临床问题为导向的临床多中心研究学科带头人（PI）队伍，包括 36 个 PI 团队，92 名 PI 助手，198 名专职科研人员，确保临床研究的持续、快速发展。目前，医院共有博导 102 人，硕导 71 人；国家万人计划领军人才 1 人，长江学者 2 人，国家卫生健康突出贡献中青年专家 1 人，教育部新世纪优秀人才 2 人；其他省部级人才称号如省万人计划、创新人才、卫生领军人才等 166 人。

（二）催生高质量科研成果

原创性、标志性成果不断涌现。2009 年度获得国家科学技术进步奖二等奖，获得浙江省科学技术奖一等奖累计 8 项，国家级科技人才大奖创新争先奖 1 项。2019 年以来以第一单位发表 CNS 文章 8 篇。

（三）凝练学科发展方向

科室通过基金项目研究，立足学科优势，同时发展亚专科，许多新技术新方法已达到国际先进、国内领先水平。首创了国际、国内多项腹腔镜技术和手术方式，成为引领中国及世界腔镜外科的一面新旗帜。如普外科在国际上首创完全腹腔镜下采用绕肝带捆扎替代肝脏切断的二步法肝切除术、首创机器人辅助单孔腹腔镜左半肝切除术；生殖微创技术引领全国，生育力修复重塑与辅助生殖技术水平全国领先；眼科"姚氏法深板层角膜移植术"被编入美国眼科教科书，推广到世界多国；骨科在国际上率先开展腰椎后路小口技术，发布国内首个《腰椎斜外侧椎间融合术的临床应用指南》等。

（四）科创平台建设取得重大突破

自 2016 年以来，医院累计新增国家工程研究中心 1 个，省部科研基地及平台 15 个。特别是牵头组建全国首个国家级平台（微创医学领域）"微创器械创新及应用国家工程研究中心"。将以临床科学问题和国家重大战略需求为导向，开展医工信多学科交叉的医疗器械和诊疗技术创新研究。推动我国高端电子内镜和器械、医学影像人工智能技术、多模态医学影像融合手术导航系统、手术机器人系统实现国产替代，优势领域实现由微创装备进口国向输出国的转变。

（五）搭建了国际合作桥梁

国家自然科学基金为国际学术交流搭建了合作平台，通过基金的国合项目的申报和资助，加深已有合作，拓宽合作领域。同时，面上、青年基金项目的经费中对于项目负责人国际合作与交流差旅费的资助也为医院学者在国际交流中提供一定支持。仅 2023 年上半年，已有 23 人通过科研项目的国际差旅进行出国交流。

（六）深化了科研管理机制，提升了科研管理水平

科研部门通过组织申报各类基金项目，不断提升业务水平，以"科学化、精细化、前瞻化、人性化"为管理工作的思路，加强有组织的科研申报，做好项目过程管理、完善科研管理体系，有力地推动基础研究和学科发展的顺利进行。

（七）推动医院整体实力提升

医院在 2018—2021 年度连续 4 年进入国家三级公立医院绩效考核 A++ 序列，稳居全国三级公立医院前 1%，也是全国唯一一家妙佑医疗联盟成员单位。在全国三级公立医院绩效考核中，连续两年居全国第 11 位，稳居 A++ 序列，是复旦排行榜中进步最快的医院。荣获全国卫生系统先进集体、人文爱心医院等称号，连续六年蝉联"中国医疗机构最佳雇主"，是浙江省首家荣获省政府质量管理创新奖的医疗卫生机构。

三、持续推动一流学科建设，形成邵医的基金特色

国家自然科学基金资助对医院的人才引育、平台建设、成果产出和学科建设等方面都发挥了积极有力的推动作用。在未来的发展中，我们将以国家自然科学基金为抓手，持续推动一流学科建设，发挥高峰学科优势，注重学科交叉，整合优势资源，通过基金对科研创新能力的提升和支撑作用，以点带面，形成邵医的基金特色。

首先，加强基础研究是关键。随着科技的迅速发展，基础研究的重要性愈发凸显。要进一步加大对基础研究的投入，鼓励科研人员开展具有前瞻性、战略性的创新研究，为国家的长远发展提供源源不断的创新动力。

其次，培养优秀人才是核心。人才是科技创新的第一资源。要通过国家自然科学基金等渠道，加强对优秀科学家和青年学者的培养，打造一支具有国际竞争力的科研人才队伍。同时，要优化人才结构，加强跨学科、跨领域的人才交流与合作，激发创新活力。

再次，促进科技成果转化是目标。要加强产学研合作，推动科技成果的转化和

应用，将科技创新与经济发展紧密结合。通过政策引导和市场机制，促进科技成果的商业化和社会化，为国家的经济发展注入新的动力。

最后，完善评价体系是保障。要建立科学、公正、透明的科研评价体系，以创新质量、学术贡献和社会效益为导向，加强对学科建设成果的评价和监督。同时，要注重评价体系的动态调整和完善，以适应学科发展的新趋势和要求。

总之，以国家自然科学基金为抓手推动一流学科建设是一项长期而艰巨的任务。浙大邵逸夫医院将紧密结合国家高质量发展的要求，深入思考和采取有效措施，不断提升基础研究的整体水平和国际竞争力，为建设健康中国作出更大的贡献。

（徐俊杰　张瑄　浙大邵逸夫医院科研办）

中国式现代化医院高质量发展中医学教育体系建设的"邵医"经验与案例

  随着经济的快速发展和人口老龄化的加剧，我国面临着日益增长的健康挑战。为了应对这些挑战并提高国民健康水平，党中央和国务院提出了"健康中国"计划，旨在通过预防为主、促进健康的生活方式、提升医疗服务质量和强化公共卫生服务等方式，提高国民健康水平，应对人口老龄化和慢性病增加等挑战。在这一背景下，我国的医疗体系也面临着现代化的转型。中国式现代化医院的发展趋势不仅仅关注硬件设施的升级，还包括管理体系和服务质量的提升。重点是通过技术创新、服务优化和管理提升，以满足公众日益增长的健康需求。在这个过程中，高校附属医院作为全国高水平医疗和学术资源的集散地，发挥着关键的引领作用。

  根据 2020 年《国务院办公厅关于加快医学教育创新发展的指导意见》（下称《指导意见》），医学教育被强调为卫生健康事业发展的基石，提出了加快医学教育创新发展的意见。《指导意见》强调了优化人才培养结构，提高培养质量，并强化医药创新能力。为了实现这些目标，《指导意见》提出了一系列改革举措，包括优化医学人才培养结构，提升院校医学人才培养质量，深化住院医师培训和继续医学教育改革等。提出以"新理念、新定位、新内涵、新医科"等四个"新"为落实医学教育的基本原则，实现"到 2025 年，医学教育学科专业结构更加优化，管理体制机制更加科学高效；医科与多学科深度交叉融合、高水平的医学人才培养体系基本建立，培养质量进一步提升；医学人才使用激励机制更加健全。到 2030 年，建成具有中国特色、更高水平的医学人才培养体系，医学科研创新能力显著提高，服务卫生健康事业的能力显著增强"的工作目标。

  高校附属医院是指全国各大学医学院下属的医疗机构，既承担着医疗教学的任务，也是医学研究和临床实践的重要场所。它们作为医学研究与临床应用之间的重要桥梁，为医疗人才培养提供重要实践与转化平台。高校附属医院通过与大学医学院校和卫生健康行政部门的充分合作，为医学生和住院医师提供临床实践机会，帮助他们将理论知识应用到实际医疗实践之中。同时，高校附属医院也是医学研究的重要场所，通过开展科学研究，推动医学的进步和创新。因此，夯实高校附属医院作为医学人才培养主阵地，建设与完善高校附属医院的医学教育体系和临床教学基地是重中之重。将人才培养质量纳入临床教学基地绩效考核和卫生专业技术人员医疗卫生职称晋升评价的重要内容。把高校附属医院教学、科研建设纳入高校发展整体规划，强化高校附属医院临床教学主体职能，不断增加对高校附属医院教学工作的经费投入。《指导意见》要求高校附属医院要从健全临床教学组织机构、稳定教学管理队伍，围绕人才培养整合优化临床科室设置等方面建设与完善自身的医学教育体系，为国家医学人才培养提供保障。

结合这些文件和政策内容，可以看出我国在医学教育与现代化医院建设方面正处于高质量发展和转型的阶段，旨在更好地服务于国家的健康战略和公众的医疗需求。高校附属医院在这一进程中扮演着至关重要的角色，它不仅是提供高质量医疗服务的关键机构，也是医学教育和研究的中心。通过高校附属医院的努力和发展，我国的医学教育现代化发展及医疗服务的质量必将得到整体提升，更好地实现"健康中国"的长远目标。

作为连续 5 年全国三级公立医院绩效考核国家监测考核结果进入 1% 的 A++ 序列的最年轻的公立医院和高校附属医院，邵逸夫医院的建设和管理模式——被称为"邵医模式"——一直被认为是"成功的秘诀"。"邵医模式"是一种与国际接轨的创新医疗管理模式。采用了先进的理念、方法和工具，有效提升了运营效率和医疗质量。这些管理实践不仅优化了医院的内部流程，还提升了患者服务的水平。通过这些年的努力，医院实现了现代化高质量的发展，为国内其他医疗机构提供了可借鉴的经验。

浙大邵逸夫医院奋楫前行，先进的管理思路同样被用于探索教育教学、人才培养方面的实践。例如，医院入选全国首批"国家级临床教学培训示范中心"，是全国首批住院医师规范化培训基地和重点专业基地，致力于优秀医学人才培养和培训经验的交流、示范与辐射，并在教学创新和学术研究方面取得了较多的成果。邵逸夫医院还是海外医学生及住院医师轮转培训在中国首选的医疗机构，与多个国外顶尖医疗机构建立了教学培训的交流与合作关系。此外，医院还通过医学教育和研究，在培养医学人才、推动医学教育示范等方面，都取得了显著成效。

一、夯实教育主体责任，为培养人才搭建平台

医院作为医学教育主体的重要性体现在其对培养医学人才具有重要的责任和使命。为确保教育质量，医院需要加强角色认知，明确教育的目标和任务，并通过建立科学的教学管理体系来监督和评估教育质量。例如，医院可以将传统的科教管理分类，设立专门的教育部门，负责教育的规划、组织和管理，确保教育工作顺利进行。此外，医院还应加强与医学院校的合作，建设成为临床医学院，共同制定医学生、研究生、住院医师的培养计划和教学目标，确保教育的连贯性和有效性。理论与实践相结合是在医院中开展临床教育的核心要素之一。医院应构建综合临床胜任力培养体系，将理论知识与实际操作相结合，培养学生的综合临床胜任力。例如，医院可以建立临床技能培训中心和专职培训人员，提供模拟患者和真实临床的操作训练，帮助学生掌握复杂的临床技能。多元化医学教育模式对培养临床医学人才具有重要的影响。医院可以探索不同的教育模式，如问题导向学习（PBL）、基于病例学习（CBL）等，培养学生的审辨思维和团队合作能力。例如，医院不仅可以开设学术报告等活动，还可以开设病例讨论会，让学生通过参与讨论和分享经验来提高临床思维和学术能力。同时，医院还可以提供完善的临床实践培训体系，让学生和住院医师有机会参与到真实的临床工作中，培养独立的临床实践和行医能力。另外，医院还可以与社区医疗机构合作，将学生送往社区实习，让他们接触到更广泛的基础医疗服务形式，培养他们的社区服务意识和健康管理、疾病预防等能力。

2018年，浙江大学医学院教育教学组织架构调整，作为附属医院，邵逸夫医院成立了以"第三临床医学院"为核心的教育教学平台，设立教育委员会与督导委员会、独立的教学管理部门（教育办公室）等组织运行教学专项管理。于2021年建成了3000多平方米的教学信息技术中心、临床技能中心、医学模拟中心等机构，完成整个教育教学管理和培训平台的升级。在此基础上，医院继续坚持传统与创新相结合，传承与发展融汇的教育办学理念，汲取西方现代化医学教育先进理念和方

法，形成了一整套教学内容内涵丰富、教学品牌突出的医学教育项目。如晨间大查房（Grand round）、晨间教学病例报告（Morning case report）、文献研读会（Journal club）、死亡率和并发症讨论会（M&M）、肿瘤多学科讨论（Tumor board）坚持 30 年延续至今，形成了独特的教学文化，丰富了教学学术底蕴，于 2016 年获得浙江大学教学成果二等奖的荣誉。2018 年，医院凭借当时短短 24 年为中国临床医学教育所作出的贡献及在国内外临床医学教育领域的影响力，加之医院独特的发展模式和发展速度、深厚的国际化背景、优越的教学条件和教学水平及医院对教学的高度重视，成功入选教育部和卫健委首批"国家临床教学培训示范中心"，证明邵医已经具备国内一流的教学设施条件与教育水平。此外，医院在全科医学人才培养的建设方面独树一帜，在国内形成了广泛的影响力。逐步形成了以综合医院和社区医院协作培训为特色的全科医师培训模式，也为学生的社区实践式教学搭建了平台。这种教学培训模式是全国全科医师培训的模板，在国内享有盛誉，被同行广泛学习。2016 年，全科成为首个通过英国皇家全科医师协会（RCGP）的教学认证的中国项目；2016 年和 2022 年均获得浙江省教学成果一等奖的荣誉。2017 年，获得"全国十佳全科医生培训基地"称号。

二、构建专业师资团队，整合教学资源和设施

强化教师培训对提升教学质量具有重要的意义。医院可以通过系列师资培训加强对临床教师的培训和培养，提高他们的教育理论水平、培训技能和教学意识。例如，医院可以组织教师培训班、研讨会等活动，提供教学方法和教育理论的培训，帮助教师提高教学能力。此外，医院还应加强对教师的督导、评估和反馈，及时发现并解决教学中存在的问题，形成闭环以提高教学质量。同时，医院要发掘并组建一支热爱教学且具备教学水平和经验的较高年资临床医师团队，充实到教学管理、师资培训、课程创新、学生管理、教学督导、教学学术等工作中去，逐步营造教学医院和高校附属医院"以医生培养医生"的意识、使命和氛围。建立一套教学业绩的考评激励和培养发展的机制，吸引一代代的医生前赴后继地投身到医学教育的事业中来，成为"热爱教学、擅长教学、传承教学"的临床专家和学者。加强临床教学资源的整合、改善教学环境和设施可以提高教学质量。通过改善教学环境和

设施，医院可以提高学生的学习积极性和教师的教学效果。例如，医院整合临床资源，创造良好的教学环境，提供教学门诊和病床等教学条件和场景，如优化科室教学条件设置，为临床教学提供更好的设施。医院可以改善教室设施，提供舒适的学习环境；医院可以建设现代化的临床教学培训中心，集中管理和调配教学资源，共享模拟培训设施设备，确保资源的有效利用。加强信息化建设，提供在线教学和循证资源检索平台等。此外，医院还可以与其他医疗机构合作，共享教学资源，提高教学影响广度和深度。

在领导团队打造教学医院5%专业的临床教学师资队伍理念指导下，以培养卓越的师资队伍为目标，建立分类教学师资库，包括住培指导师资、医学生脱产带教师资、英语授课师资、研究生导师、专职教学管理师资、大学理论授课师资、技能培训师资、模拟培训师资、骨干命题师资等。与此同时，还推进临床教学岗的管理和晋升高级职称教育业绩评分分类管理，为各类临床师资的教学工作建立定量考核系统。在此基础上设置了教学"一招鲜"的高级职称晋升破格制度，激发了广大临床师资的教学热情。为了强化教学基层管理，设置了33名临床科室教学主任助理岗位，打造全面临床教学管理体系，对医院教学管理效率的提升和教学质量的提高起到重要的助推作用。近10年来，医院在教学的硬件设备投入大，教学设施逐步完善、资源日趋丰富。医院设有15个专用教室、60个楼层示教室、7个远程教学中心、1个综合图书馆和1个教学专用机房。拥有条件领先的临床培训中心3800平方米，模拟设备总值650.8万元。医院技能中心是国内最早由美国心脏协会（AHA）授权的培训中心，是国内拥有导师类型最齐全的培训单位。医院拥有图书馆藏书6.5万册，占地400多平方米。推进信息技术与医学教育深度融合，每年投入100余万元打造"UpToDate"临床循证数据资源库与医学全文检索数据库，并免费向师生开放，鼓励学生开展循证医学信息检索与自主学习。还建立了网络云图书馆App，为师生们提供免费中外文献全文检索平台。2019年，模拟培训中心成立，拥有基于临床需求的中心化医学虚拟仿真教学体系和多学科临床思维与技能训练综合平台，具备中英双语教学专业化高水平师资团队。2015年，外科技能培训中心与腹腔镜手术课程获得英国皇家外科协会（RCS）的认证，在国内模拟教育界首屈一指。与美国、加拿大、澳大利亚等国的多家知名模拟中心和国际心血管急救培训专家保持长期的密切交流与合作，开展多种形式的专业培训。医院重视教学管理创新，2018 年以来逐步完成教育系统电子化建设，开通教学活动管理、教学业绩统计、教学评价、教学资源预约、在线学习等功能，实现数字化教学管理。2021 年教育信息化平台持续优化，首次将 AI 督导系统与无人执考分别应用于住院医师技能课程的自我训练与结业考核，并在全国首次呼吸与危重医学专科医师结业考核中得到实践，打造了全国教学信息化管理标杆。

三、以住培教育为契机，提升医学的实践教育

自 2014 年以来的近十年间，住院医师规范化培训对中国医学教育、临床医师质量以及医疗服务水平产生了深远的影响。同时，作为培训基地的各类教学医院，通过落实住院医师培训的严格培训要求，以及加大医学教育投入，能够显著提高医院的教学水平和服务质量。这不仅有助于医院提升自身的学术影响力和社会声誉，培养更多高水平的医学人才，还有助于医院更好地服务于当地人民，推动"健康中国"战略的实施。因此，医院紧紧抓住住院医师规范化培训的契机发展自身，既是高等医学教育改革的需要，也是医院高质量发展的必然选择。增强医学人才培养的实践导向是提高住培教学质量的关键。医院应注重培养住院医师的实践能力和独立行医技能。例如，医院可以开设住院医师规范化培训的特色课程体系，让学员在临床实践中学习和掌握专业知识和技能。此外，临床实践与理论教学的结合是提高教学质量的关键。医院还可以切实开展实践性的教学活动，如临床轮转、教学查房、病例讨论会、床旁教学、模拟技能培训等，让住院医师通过参与真实的临床工作，结合高仿的临床模拟技能培训，提高实践能力。同时，医院应加强住院医师规范化培训的管理和监督，确保培养出具备独立临床能力和专业素养的医学人才。例如，医院可以制定严格的分层递进培训计划和评估标准，提供系统和全面的培训内容，同时设立培训考核评估机制，对住院医师的培训质量进行监督、评估和改进。

邵逸夫医院从 1994 年建院伊始就开始了住院医师规范化培训工作，是国内住院医师规范化培训工作的先行者。借鉴美国的住院医师规范化培训经验，摸索符合中国国情的培训体系，形成一套较为完整的住院医师规范化培训的制度和模式，自 2014 年国家启动住院医师规范化培训工作以来，邵逸夫医院的住培工作成绩脱

颖而出。现拥有专业基地 22 个，其中全国重点专业基地 5 个（全科医学科、妇产科、内科、外科、康复医学科）。2010 年与美国密西根州立大学 Genesys 地区医学中心签订合作协议，共同创建中美合作全科医学培训基地。2011 年与美国罗马琳达大学医学中心合作建设《内科住院医生合作培训项目》。2015 年，英国皇家外科学院（RCS）认证邵逸夫医院外科技能培训中心及（初级）腹腔镜手术课程。2016 年，全科住院医师培训项目通过英国全科医师学院 RCGP 教育认证，成为国内首个通过该认证的机构。据国家和浙江省住院医师培训政策，医院结合自身特点，制定了各项详细的管理、培训、考核和财务政策。培训招收学员数量逐年增加，目前外单位委培和社会人占比达 61.41%，积极响应国家政策要求，承担为社会培养医师的责任，向紧缺专业倾斜招生，援疆援藏，接收新疆和贵州地区的学员参加培训。住院医师的培训质量一直是住院医师培训工作的重点，医院以临床胜任力为核心，开展分层进阶的三级课程体系，保障培训质量。院级层面，有持续 30 年的晨间教学、急诊危重麻醉核心课程、临床技能培训核心课程等。专业基地层面，建立内科、全科和外科三个住培项目管理制度。内科专业基地采用分层进阶模式，开展一年级的内科核心课程、二年级的内科临床思维培训课程、三年级的住院医师病例报告培养临床诊断和决策能力；全科专业基地采用全科临床—社区实践融合交叉培养模式，国内率先提出全科人才培养"四早四进"，即"早进临床、早进门诊、早进基层、早进社区"的全科医师培养策略；外科专业基地开展特色仿真腔镜技能培训和无人执考 AI 辅助技能评估，通过各类模块化的选修课与必修课，全周期、多维度、进阶式地培养住院医师的各种胜任能力。教育管理部门推进 360 度学员评价体系，对学员进行全面评价，同时也进行双向教师评价。通过评价进行教学质量分析来不断促进培训质量的提升。住培督导是规范住培管理工作、提高师资教学和带教水平的关键，也是提升培训质量的重要途径。医院督导小组分别对师资情况、制度落实、培训活动、质量控制全面开展了督导工作，对发现的问题持续追踪和督促整改。科学的教学体系、优质的教学质量、浓厚的教学氛围，孕育了一批优秀的住培师资和管理专家，近 3 年来多位师资参与国家住培政策制定、教学活动指南编写、国家基地评估督导、结业考核题库建设、年度业务水平测试命题等工作。可以认为，推进住培工作的实践和探索，是邵逸夫医院医学教育教学工作持久发展的动力引擎。

四、推进医学教育创新，开展国际化教育合作

医学教育创新是提高教学质量的重要途径。医院应积极探索教学方法和教育模式的创新，提高教学的针对性、灵活性和有效性。例如，引入信息技术和网络传播的手段，开展在线教学和远程教育，提供多样化的学习资源和培训方式。此外，医院应鼓励教师开展教育研究，搭建教学学术研究的平台，引导和推动教学理念和培训方法的创新。医院应加强与国际医学教育机构的合作，共同探索学生教育模式和教师培养方案。利用国际化平台促进教育合作是提高教学质量的可能途径之一，通过合作开展临床实践教学，共享教学资源和设施，提高教学的质量和效果，为学生提供更广阔的学术交流和合作的机会。医院通过与国外医学院校或教学医院建立合作关系，开展学生交流和合作教育研究项目。例如，医院可以组织医学生参加国际学术会议、短期访问观摩等项目，同时接收国际医学生和住院医师访问和见实习，与国外学生进行交流和合作，促进观念的交流和探讨。同时，医院还可以邀请国外高水平教育专家来访，开展学术讲座和合作研究，提高教学的国际化水平。

邵逸夫医院致力于教学的创新实践，注重提升教师能力，营造良好教学氛围。教学办公室坚持每月定期组织院内师资培训，针对以临床教师能力提升为目标，设计了基础课程与进阶课程，每年培训师资约 500 人次，并发放阶段性培训合格证书。同时，还积极组织临床师资参加中国医师协会、浙江省卫健委、浙江大学医学院等举办的各项师资培训班，每年超过 500 人次。搭建院级教学学术平台：全院性大查房。2022 年起设立邵逸夫医院—联合大查房，妙佑医疗国际专家参与医院学术活动，使医院学术活动更加多样化。每年举办学术周。2022 年设立青年医师沙龙，为青年骨干医师提供一个交流平台。医院致力于教学形式的创新。2020 年年初的新冠疫情给教学管理和教学培训的开展带来了重大的影响，因此开始逐步规划和建设教学信息化管理平台，实现线上教学、轮转计划安排、定位考勤、考核、督导全程闭环管理，并进行全程心理健康状态评价动态管理，在疫情防控期间发挥了关键作用，使得学生学员疫情防控安全保障工作得以高效开展，同时确保教学培训工作不中断。医院与国际一流的医疗机构保持着密切交流与合作。近 10 年来，以每年常规 10 人次的频率，派遣临床医师到美国罗马琳达大学接受国际医学教育培训。2015 年，外科技能培训中心及（初级）腹腔镜手术课程获英国皇家外科学院

（RCS）认证。2016 年，全科成为首个通过英国皇家全科医师协会（RCGP）的教学认证的中国项目。2016 年，与剑桥大学医学院实现教学领导互访，商谈英国医学生海外实习基地事宜。2017 年，医院成为美国梅奥诊所在中国唯一的联盟医疗机构，开展包括医学教育在内的全方位事业合作。2018 年，成为接受美国医学教育认证委员会（ACGME）关于"临床胜任力评价"高级师资培训的唯一中国教学医院。2019 年，接待西澳大学医学院院长与副院长的访问与交流。2022 年，利用妙佑医疗联盟成员资源，成功引入妙佑医疗国际经典临床教学能力提升师资培训课程体系，2023 年首批 30 位师资顺利完成妙佑医疗国际医学教育师资培训。2023 年与美国罗马琳达大学举行了国际健康培训学院（SALITAH）揭牌仪式暨首次临床胜任力医学教育研讨会。向美国、新加坡、加拿大、澳大利亚等医学教育发达国家派出临床师资接受培训共计 100 余人次。在附属医院中率先设置了院级学生出国交流项目，共计派遣本科生 18 人分别前往罗马琳达大学、哥伦比亚大学附属医院、斯坦福大学医院以及哈佛大学附属布列根妇女医院等知名医疗机构学习。每年接收来自美国、德国、英国等大学医学院的海外实习生及住院医师自主申请来医院进修实习 30 余人次，并成为 elective.com 网站评选最受国际医学生欢迎的海外（中国）实习基地之一。

五、加大教育培训投入，支持教学的学术研究

增加教育和学术经费的投入是提高教学质量的重要手段。医院应加大对临床教育各用途和教育学术研究的各类投入，提供更好的教学实践条件，使得有兴趣和专长的临床教师在开展教学工作、探索教学创新方面可以大展身手。例如，医院可以增加购置和改善教学条件的经费；设立教师的培训专项经费，提供更多的教学技巧和能力提升的培训机会和资源；并在荣誉表彰和晋升教学绩效方面设立专项经费。

支持医学研究项目的方式可以通过设立专门的教学学术研究基金，为教师提供研究经费和支持，并将教学研究成果纳入晋升绩效，鼓励教师开展学术研究。通过这些方式，医院可以提高教师的学术研究水平，推动研究成果的产出。增加教学学术经费，支持教师开展医学教育学术研究项目，可以提高教师的原创教学水平，增加教学学术沉淀，形成教学学术探究氛围，最终提高教学质量。

浙大邵逸夫医院作为一所高校附属医院，在医学教学领域展现了卓越的经验和成就。医院不仅在培养高素质医疗人才方面取得了显著成效，同时也为医学教育的未来发展提供了可资借鉴的模式，对于提升公立医院的整体质量和中国式现代化医院发展水平具有重要意义。这些经验不仅涉及教育和培训本身，而且与医院的综合发展战略紧密相连。

首先，夯实教育主体责任是高校附属医院提升服务质量的关键。通过建立完善的教育体系和培训平台，不仅可以培养高素质的医疗人才，还能提高医疗团队的整体水平，从而直接影响医院的服务质量和病人满意度。其次，构建专业师资团队和整合教学资源有助于提高医院的专业水平和技术创新能力。专业的师资队伍和丰富的教学资源不仅能够提供高质量的医学教育，还能够促进医院在专业技术和临床服务方面的进步。对住培教育的重视对于提高医学实践教育至关重要。实践式教育的提升直接关系到医生的临床能力和病人治疗的效果。通过提供丰富的临床实践机会，可以确保未来医学人才具备处理复杂和多变医疗情况的能力。此外，推进医学教育创新和国际化合作对于医院的发展同样重要。这不仅能够提升医院的教育水平和国际声誉，还能够带来先进的医疗技术和管理经验，从而提高医院的综合竞争力。最后，加大教育培训投入和支持学术研究是提高医院整体质量的重要手段。通过投入更多资源于教育和研究，可以促进医学知识的更新和医疗技术的创新，从而提升医院的医疗服务水平和科研能力。

综上所述，高校附属医院在现代化医学教育体系的建设中，需要夯实教育主体责任，构建专业师资团队，以住培教育为契机，推进医学教育创新，开展国际化教育合作，并加大教育培训投入，支持教学学术研究。通过采取这些措施，能将这些核心的教学领域整合在一起，体现了一家高校附属医院在医学教育发展中的综合实力和创新方向，可以有效地提高医院的服务水平和竞争力，为医学界培养出更多优秀的医疗人才，为公众提供更高质量的医疗服务。

（王筝扬　浙大邵逸夫医院教育办）

质量管理全面实践
树立品牌标杆

基于全面质量管理理论守护
中国式现代化医院生命线

　　党的二十大报告明确指出以中国式现代化全面推进中华民族伟大复兴，并对中国式现代化的内涵要义作了深刻诠释。近年来，党中央、国务院始终坚定不移地推进中国特色的现代化发展，并强调实现现代化是几代中国共产党人矢志不渝的奋斗目标，只有准确把握中国式现代化的深刻内涵才能充分理解中国式现代化的超越性和独特性。现代化最重要的指标还是人民健康，这是人民幸福生活的基础。把这件事抓牢，人民至上、生命至上应该是全党全社会必须牢牢树立的一个理念。健康是中国式现代化应有之义，中国式现代化这条路之所以走得通、走得对、走得稳，就是因为它既遵循现代化的普遍规律，又立足国情进行独立自主的探索，也充分体现在我国卫生健康事业的发展历程中。在全面推进中国式现代化的征程中，卫生健康工作迎来前所未有的机遇，有条件、有底气、有信心用健康保障中华民族伟大复兴。

　　随着改革开放以来社会经济的迅猛发展，我国的人口老龄化问题也在愈渐加剧，人民群众对医疗卫生服务呈现出多层次、多样化的特征。同时，由于医疗卫生资源稀缺性问题而引发的区域配置、城乡配置不均衡的矛盾也日渐突出，部分医疗机构为了追求眼前的短期利益开始盲目追求医疗效率。长期以来，党中央把维护人民健康摆在更加突出的位置，召开全国卫生与健康大会，确立新时代卫生与健康工作方针，印发《"健康中国2030"规划纲要》，全面推进健康中国建设，持续改善人民健康状况和医疗卫生服务的公平性、可及性。关于健康中国建设的系列重要论述加快推动新时代我国卫生与健康事业发展，努力全方位全周期保障人民健康，为实现中华民族伟大复兴的中国梦打下坚实健康基础。随着医药卫生体制改革的纵深推进，群众的经济支付能力提高、卫生健康意愿增强、自主择医能力提升，医疗卫生事业处于空前活跃、飞速发展、深化改革的阶段，公立医院管理也由粗放型经营转向注重内涵建设、构建集约型医院，这其中的一个重要特征就是对医疗质量与医疗安全的关注。由于医疗卫生服务的特殊性，特别是医学知识专业性、不对称性，外界难以正确判断医院的医疗质量。若缺乏强大的质量意识、服务意识和主动意识，公立医院医疗质量改进很容易失去内在的推动力。以质量为核心的、全员参与、全过程控制的质量管理模式，称之为全面质量管理，是提高医院医疗质量与安全管理水平的有效途径。

一、推进质量管理工作创新与探索

（一）强化顶层设计、系统谋划，筑牢医疗质量与安全防线

科学的顶层设计、健全的组织架构是医院质量与安全管理的基础和保障，浙大邵逸夫医院于 2003 年开创国内先河成立国际医院评审（JCI）办公室，于 2005 年 6 月，根据科室承担的医院质量管理职能，更名为质量管理办公室，并且率先建立完善的委员会架构和现代医院管理制度体系，形成根据制度管人办事的医院文化。

浙大邵逸夫医院采用院—科—组三级质量管理体系，以全面质量管理理论为指导，以医疗质量与安全委员会为统筹，专门设置质量管理办公室全程参与、监督质量管理工作。院级质量与安全管理委员会统领全局，发挥指挥决策作用。由院长担任主席，医疗副院长担任执行主席，由科研副院长、教学副院长、后勤副院长、护理副院长，质管办、医务科、门诊部、教育办等行政科主任，外科、内科、放射科、检验科、麻醉科、输血科临床科主任或科室代表担任委员，其他相关人员列席参会。主要职责包括：院长为医院医疗质量管理第一责任人，科室主任为本科室医疗质量管理第一责任人；促进全院性质量改进和患者安全计划、相关制度在各临床科室的落实；参与医疗事务的管理过程，并在重大医疗问题的处理中发挥决策作用；批准医院各项规章制度的修订，协调全院的医疗工作，保证医疗质量；全院医疗质量和安全管理；组织实施各项医疗质量评估，制订评估的标准细则，并及时解决各项医疗质量检查中发现的问题，提高全院医疗质量；鼓励医生参与医疗质量改

进活动；建议相关质量改进小组的设立，了解各小组质量改进活动情况，定期听取汇报。此外，下设病案管理委员会、临床路径管理委员会等多个分委会，对质量管理的重点环节专项强化管理，各分委会职责和权限清晰，共同参与全院质量与安全监督和改进。院级质量与安全管理委员会负责制定医院质量管理的发展目标、战略规划以及阶段举措，加强医院患者安全文化建设，增进意识形态的重视程度，统筹各部门工作及质量管理体系运行等。科级层面包括职能科室与临床科室两类，医院管理职能部门层面专设质量管理办公室，联合医务科、门诊办公室、院感科、病案室、护理部等相关职能部门共同构成医院质量与安全管理监督网络。各临床科室由科主任为第一负责人，设立医疗质量协调员协同管理，科室质量与安全管理相关事宜，据管理现状选取合适的质量管理工具开展常态化质控工作，推行科内自查互查，落实院级质量与安全管理委员会具体决议和职能部门工作要求，构建医院质量与安全管理执行网络。组级层面下探至各 Attending 医疗组，医疗组组长担任组级层面的医疗质量管理员，以医疗组为单位将医务人员全部覆盖，行使自查和互控职责，使科室质量与安全管理落实到每一个人，将医疗质量与安全从每位医务人员做起，自我检查，自我约束，互相监督。

从上自下"院—科—组"三级质量与安全管理体系，院级为决策层面，科级为监督层面与执行层面，组级为落实层面，共同构成一套设计科学、体系完善、分工明确、沟通顺畅的质量与安全控制体系，树立持续改进理念，应用追踪检查的方法，对医疗质量实施了全员参与、全方位、全过程的质量控制。

（二）推进通盘统筹、整体协调，夯实医疗质量与安全基础

医疗质量管理的目的是全面提升医疗质量安全水平，保障患者的就医安全，通过对医院的组织结构、诊疗流程、资源配置、意识形态等进行优化提升，促使医疗质量达到预设要求和预定状态。医疗质量具备特殊性和复杂性的特征，近年来伴随着医疗服务质量刚性需求的持续提升，包括医务人员、诊疗行为、医疗技术、医疗设备等医疗管理的诸多环节与因素备受各利益主体关注。此外，就组织行为学视角而言，医疗机构作为知识密集、专业程度聚集的组织集合，医疗业务的基础要求为诊疗须精准、专业，服务须高效、便捷，组织须严密、可靠。因此，医疗质量在医院管理过程中始终居于核心地位。浙大邵逸夫医院自建院之初便深入研究并引入全

面质量管理理论，与医院发展历程相结合，通过以质为先、以质为本和以质为解夯实医院质量管理的基础条件，建立起一套科学严密高效的质量体系，提高医院的科学管理水平，实现医院质量管理规范化、制度化、科学化，推进医院可持续发展。全面质量管理的落地既是顺应高质量发展时代潮流之举，更是医疗机构在医疗行业日趋激烈的竞争格局中谋求创新发展的必经之路，主要通过以下三个方面夯实质量基础：

一是以质为先，将医疗质量摆在优先发展的战略位置。医院发展战略是医疗机构在面临复杂的外部环境和内部条件下，通过数据推演、环境预测和科学决策等手段论证在未来一定时期的医院发展中如何把握全局方向，解决根本问题，抓住发展机遇，对应潜在挑战，促进医院发展，以实现预期目标。置身于医院管理的实践中，医院随着国家和卫生主管部门的规划，预定发展的主线方向制定医院发展战略，在外部环境相对稳定的前提下用于指导医院的日常业务开展，在外部环境不稳定时应用战略管理替代计划管理，基于医疗卫生实践调整战略思路与战略规划。浙大邵逸夫医院坚持以质为先，将医疗质量摆在优先发展的战略位置，深入研析行业趋势与内外部发展环境，基于未来可能面临的机遇和挑战，以医疗质量为导向，关注医院整体层面风险问题，以医疗质量发展的全局为重点，解决医疗质量的根源性问题。

二是以质为本。将医疗质量作为医院生存与发展的核心要义。以质量为本其一是将医疗质量融入医院管理的各个层面，坚持以质为引、以质取胜，把医疗质量放在核心位置，提高医疗服务水平、医疗服务质量，推动更高质量、更可持续的发展，以质量发展推动医院发展，形成医疗质量竞争优势。其二是就是把质量升华到价值观层面，引导员工将医疗质量作为文明、理念来认识，把质量作为根本、中心、立足点来对待，通过潜移默化的举措影响全体员工发自内心地崇尚和敬畏医疗质量，发挥对于医疗质量执着专注、精益求精、追求卓越的"工匠"精神，由员工自觉遵循、付诸实践，克服各种可能差错、马虎敷衍等反质量的观念。其三是坚持和贯彻以质为本协调统一。推进高标准、高严格、高要求的技术层面规定，在保证医疗质量的前提下，推行质量效益结构与速度规模总量的统一，与时俱进更新升级发展理念，以质量为本取代以速度为本、以数量为本的唯效率崇拜模式，但也不意味着片面极端追求质量完全放弃效率，质量是发展的新动力，理应带来更合理的增速，应当实现质量与效率的平衡统一。

三是以质为解，将持续质量改进作为医疗质量提升的破解之法。医疗质量管理的核心是追求医疗服务质量的持续提升，以质为解是在医疗实践的背景下参考循证医学开展的医疗质量管理模式，最终目的是追求医疗质量的持续改进和稳步提升，强调识别并合理应用"最佳证据"。伴随着医疗环境、医学理论体系的不断更新变化，可被识别的证据也处于不断变化之中。身处变化的洪流之中，临床实践中的医务人员、医疗管理的管理人员也应当不断更新自身的知识体系和理论视野，面对错综复杂的情况应用"最佳证据"做出理性决策，寻求医疗质量改进的方法不断提升。同时构建全面的质量管理指标体系，突出医疗质量评价要点，细化评价维度内涵，明确评价指标定义，常态化开展医疗质量临床巡查，探寻诊疗全过程中医疗质量与安全潜在问题，及时发现可能造成不良事件的医疗保障风险，分析导致问题产生的主要影响因素，针对性提出对策并贯彻执行，逐步提升医疗质量，实现医疗质量持续改进，构建良好的医疗质量与安全管理文化氛围，提高全体员工的医疗质量意识真正落实行动，进而全面提升医疗质量，确保医疗安全。

（三）贯彻全局部署、全面管理，激发医疗质量与安全动能

1. 全员参与

不仅仅是直接面向患者的医务人员，医疗质量与医院工作的全体员工息息相关。全体员工应当都是保证医院质量行为的执行者与实施者，是全面质量管理体系中的关键人物，全体员工尤其是临床一线医务人员的认可程度和落实程度与医疗服务的质量情况尤为关联。全体员工共同努力成就了医疗质量防范堡垒，根据木桶原理，综合竞争力取决于薄弱短板，任何一位置身于组织中的个体看似微小却足以影响全局。全面质量管理突出特征在于从根源上要求管理的全面性，强调在医院工作每一位员工的参与。保证和维护医疗质量的管理活动不仅仅局限于医院的管理者层面，应当需要医院的每一个部门、每一个科室、全体工作人员、共同参与、维护、落实。培训是人事管理中提升员工业务能力和综合素养的有效手段，强化医务人员质量培训是医疗质量管理中重要环节之一。有效实施全员参与医疗质量管理必然要求医务人员、管理人员等全体员工深入了解、全面掌握医疗质量管理的内涵要义、预期目标、方法程序等理论知识与实践应用，为后续质量管理有效开展，有序运行奠定人力基础。在全员参与中开展质量管理理论与技术的培训尤为重要，医疗机构

应当结合质量管理理论体系首先建立完善的培训与学习机制，对全体员工开展医疗质量管理基础知识培训，包括医疗质量政策规定、管理工具应用和质量管理实践案例分享等。针对各类员工主体开展专业知识培训，例如对医生开展病案质量培训，护理开展护理技能质量培训，后勤开展业务方法质量培训等。

根据现代质量管理八大原则之和领导行为理论，由领导者建立组织的内部环境能使员工充分参与实现组织目标的活动。医院质量管理活动离不开医院领导者的模范带头作用，领导者决策层是医院质量战略方针制定者，是医院质量管理活动的领路人。医院中层领导是医院质量战略方针的理解和执行者，发挥着目标传达与任务分配，团队激励与发展，信息反馈沟通等重要作用。如果医院领导层对于质量管理认识不足，理解不深，即便建设了完善的质量管理体系，也难以发挥应有的作用，需要管理层面真正理解内涵，认识重要性，以身作则，发挥质量管理的传播作用，摒弃形式主义和面子工程的片段观点，加强质量管理内涵建设，实现可持续发展的根本保障。

2. 全要素推动

全系统要素参与是质量管理体系高效运行的支持保障。全要素参与包括政策要素、资金要素、组织要素、人才要素与信息要素等，构建全要素保障系统是全面质量管理的必然要求。其一是政策要素。政策是确定医疗质量管理实施的依据，规范医疗质量管理活动，保障质量管理科学有效。推进医疗质量管理有效实施必须要建立和完善医疗质量管理制度体系，完善医疗质量管理执行政策，规范医疗行为实施程序、技术规范、业务标准，考评制度和奖惩制度等，引导全体员工积极落实制度规定，规范参与质量管理。其二是资金要素，医疗质量体系的建设和运行离不开有效的资金支持。根据质量管理生命周期规律，在建设初期和运行前期，经济效益尚未体现，需要适当资金持续投入，因此要根据所处周期和总体规划建立有效的投入机制推进实施。其三是组织要素，医疗质量管理组织负责质量管理的实施。在医疗质量管理中，通常需要一个部门牵头，多部门配合，明确分工，相互协调，确保顺利进行。宏观来看，完整的质量管理组织应当包括决策层、执行层和监督层三个部分。决策层通常指参与决策的领导成员，执行层则是具体负责实施各项工作的职能部门和科室，监督层则是由多部门组成的委员会或其他监管形式。多层次、分工明确的组织有助于协调配合，形成合力，共同推动质量管理整体目标的实现。其四是人才要素，临床一线医务人员和专业管理人才搭配使用优势互补有利于全面推进医疗质量管理研究和与实践，完善人才管理制度，推进医疗质量管理创新研究。其五是信息要素，完善的医疗质量管理保障和支持不仅包括物资资料，还需要信息平台、研究平台等要素参与。医疗质量管理是建立在全面高效的信息收集与处理分析的基础上开展科学决策。需要健全和完善信息收集体系、处理体系、传递体系和应用体系，提升员工信息收集处理能力，优化信息整合和利用效率。

3. 全过程管理

医院医疗质量管理过程包括三个环节：基础质量，环节质量，终末质量。基础质量贯穿于质量管理的始末应当常抓不懈，环节质量直接作用于整体医疗质量应当必须高度重视，终末质量是基础质量和环节质量的综合结果起反馈控制作用。基础质量是构成医疗服务质量的基本要素，要求能够整体把控人力、物资等方面的效能，从生产源头上保证医疗质量，人力部分主要包括医务人员医学能力、知识储备、专业素养、医德医风、服务态度等，物资部分包括药品耗材的供应，医疗器械设备的功能覆盖，医疗物资的设备保障程度等。环节质量是医疗质量的重要组成部分，直接影响着最终的医疗质量，是质控中的关键步骤。从医疗服务流程来看，环节质量管理可以分为门诊、住院、治疗（手术）及出院等阶段。其中诊断和治疗是环节质量管理的重中之重，在诊断环节，病情正确识别与判断是环节工作的核心，治疗环节需要关注手术质量、危重病人救治等。环节质量可以通过开展不良事件上报、危急值处理以及非计划二次入院和手术数据监测数据等体现与评价。终末质量指患者经过整个医疗服务过程的最终结果，是医疗质量和效果的具体体现，终末质量管理的要点可通过以个体病例为依据，以疾病为单元，通过质量安全指标和运行管理指标等开展数据整理、分析、改进与预测。例如入院诊断符合率、平均住院日、术后住院天数、治愈率、病死率、感染率等统计指标以及患者的就医满意度、反馈信息等，不断总结医疗过程中的经验教训，发现问题并及时改进，优化流程，促进医疗质量循环上升。

4. 全方位展开

推进全面质量管理体系有序运行，一方面需要优化和完善质量管理流程，这就要求医院在建立质量管理体系时就制定明确的管理程序和规程，并严格执行和落实；另一方面，需要完善运行机制，即要通过有效的信息传递和良好协作机制，全方位开展，确保质量管理运转各个点位顺畅，包括临床、临床辅助科室、行政后勤科室在内各方面的职能都能得到体现。全面质量管理全面开展的点位包括但不局限于：构建管理架构与制度闭环，搭建现代医院质量管理架构并制定相应管理制度，实行委员会管理模式，通过制度的制定、修改完善以及检查落实等举措，形成制度的闭环管理。参与评审评价促完善，积极参与医疗机构评审评价工作，充分发挥组织协调作用，借助"以评促建、以评促改"的方式，持续完善医院全面质量管理体系。搭建信息化管理平台，打造完善的医疗质量与安全指标数据的信息化管理平台，助力质量管理工作。监测与整改提升质量，严密监测指标数据异动，同时综合运用患者满意度调查、临床医技后勤质量保证检查、意外事件上报等渠道，及时发现制度、流程及服务方面的漏洞与缺陷，通过整改不断提升质量。强化专项管理保障安全，加强临床路径、单病种管理、危急值管理、患者安全目标管理以及医疗质量和安全改进目标管理，规范医疗行为，保障患者安全。推进日间手术提升体验，大力推行日间手术，以此规范医疗操作，提升医疗质量，改善患者就医体验。多措并举提升病历质量，开展病历文档提升行动，并建设住院电子病历 AI 智能质控系统，提高病历内涵与病案首页质量，为疾病诊断相关分组医保支付、浙江省疾病诊断相关分组绩效、国家三级公立医院绩效考核等提供助力。落实绩效考核推动发展，推行科主任绩效考核，以绩效考核为驱动，调动员工工作的积极性与主动性，推动医院实现高质量发展。

二、以全面质量管理有效推动公立医院高质量发展

浙大邵逸夫医院聚焦卫生健康现代化与公立医院高质量发展，以全面质量管理为有效抓手，以着力保障医疗质量为安全，以患者为中心，医疗质量驱动公立医院高质量发展，推进中国式现代化在卫生健康领域扎根实践。

（一）创新管理模式改革，打造现代化医院管理典范

邵逸夫医院致力于传统医院管理模式的变革，探索出与国际接轨的"邵医模式"。近年来不断借鉴国内外优秀医疗机构管理经验，依托精细化管理根基，充分发挥党委领导下的院长负责制，在国内首家实行委员会制度，强调医院制度建设，将持续质量改进、弘扬安全文化、创新引领发展根植于医疗工作全过程，极大地提升医院综合治理能力和治理效能。规范化、专业化、效率化的管理模式成就了诸多

全国首创：国内首家"门诊不输液"医院，国内首家"全院不加床"医院，国内首家设置入院准备中心医院，国内首推门诊、辅助检查中心化预约医院，国内首推"一人一诊室"，国内首家"无痛医院"，国内首家设立中心化静脉输液配置中心，国内首推门诊病历档案、一人一病历号，国内首家推行 Attending 负责制（主诊医师负责制），同时医院平均住院日和药品比例始终保持国内医院最低水平。

（二）聚焦医疗关键环节，助力国家三级公立医院绩效考核

邵逸夫医院"国考"成绩连续 4 年稳居全国参评医院前 1% 的 A++ 序列，最新排名为全国第 11。在 2021 年"国考"成绩单上，浙大邵逸夫医院在运营效率、满意度评价两大维度上取得满分，总分提高 8 分；在 26 个指标当中有 18 个指标满分，较 2020 年度新增 2 个满分指标，高质量发展有目共睹。国家三级公立医院绩效考核作为国家深化医疗卫生体制改革、推进医院高质量发展的"指挥棒"，是考核医疗综合能力和水平的"金标准"，充分彰显各家医院的硬实力。在公立医院绩效考核的"风向标"和"指挥棒"下，邵逸夫医院通过国际化、精细化、智慧化、人性化、微创化、产业化"六大抓手"，瞄准学科发展前沿，补短板、找差距，从质量、技术、服务、效率、创新、担当上下足功夫，不断提升医院科学管理水平和医疗服务能力，打造一家有水平、有温度又高效的现代化医院，实现医院高质量内涵式发展，蝉联"国考"A++ 的全国最年轻医院，为争创社会主义现代化先行省、全面建设社会主义现代化国家新征程贡献健康力量。

（三）凝聚价值共识，质量管理文化深入人心

以临床诊疗为中心，规范管理医疗环境和医疗行为，常态化开展临床巡查、患者安全文化调查等专项行动，邵逸夫医院展现互帮互助的精神，团队合作意识，作为质量主体的主人翁意识和使命担当意识强烈，质量管理文化深入人心。此外，通过不断致力于强化科室内的团队合作、管理活动支持患者安全和跨部门的团队合作，完善不良事件与无责呈报管理机制，消除个人责难的不良安全文化，鼓励科室内部形成开放的沟通氛围，从根源上保障了医疗质量，维护了患者的就医安全。

（陈艺成　申靖　朱心宇　浙大邵逸夫医院质管办）

精细化医务管理　赋能高质量发展

　　全面提高医疗质量与安全水平，是落实健康中国战略的重要举措，科学化、精细化医务管理对促进医疗质量持续改进具有重要意义，是提升医疗质量与安全管理内涵的关键，更是医院实现高水平高质量发展的重要驱动力。

　　在国务院全面深化公立医院综合改革的背景下，国务院办公厅发布了《关于推动公立医院高质量发展的意见》，要求以建立健全现代医院管理制度为目标，发展方式从规模扩张转向提质增效，运行模式从粗放管理转向精细化管理，资源配置从注重物质要素转向更加注重人才技术要素，更好提供优质高效医疗卫生服务。国家卫生健康委办公厅发布了《关于印发公立医院高质量发展评价指标（试行）的通知》，要求公立医院持续提升医疗服务能力，不断改进医疗质量，强化公立医院运营管理科学化、规范化、精细化。国家卫生健康委和国家中医药局发布了《全面提升医疗质量行动计划（2023—2025 年）》，目标为在全行业进一步树立质量安全意识，完善质量安全管理体系和管理机制，巩固基础医疗质量安全管理，提升医疗质量安全管理精细化、科学化、规范化程度，持续改善人民群众对医疗服务的满意度。国家级文件政策都反复强调，精细化医务管理是医院立足的基石和发展的推动力。

一、精细化医务管理的必要性

　　面对纷繁复杂的工作职能和日益变化的工作环境，实施精细化管理是医务管理工作的重要方法和客观要求。对于医院而言，精细化医务管理是提高医疗质量、保障医疗安全、增进医疗效益、提升学科建设、织牢疫情防控网络、增拓国际合作的重要驱动力，对于医院实现现代化建设目标具有重要意义。

浙江大学医学院附属邵逸夫医院以精细化和智慧化为抓手，不断提高医院科学管理水平和医疗服务能力，以高质量发展打造中国式现代化医院。精细化医务管理贯穿邵逸夫医院的发展，将精细化管理作为立院之本与兴院推手，不断借鉴全球优秀医疗机构组织架构和管理经验，结合我国国情探索出与国际接轨的"邵医模式"，建立健全现代化医院制度体系。鼓励员工发现问题、提出问题，以问题为导向推动精细化医务管理的不断完善与长足发展，纵深推进全流程精细化规范管理，全面提高医疗质量与安全水平。

二、精细化医务管理赋能高质量发展

（一）防微杜渐保安全，多措并举扎实医疗安全底线

一是增强全体医务人员的安全意识，组织全院医师大会，开展全面的安全警示教育和普法教育，让医务人员对医疗工作中的安全隐患和法律知识有了更深入的理解，从而为减少医疗事件的发生提供了有力保障。

二是针对重点科室和重点人员，医务科组织了一系列的医患沟通与医疗纠纷预防培训会议，旨在提高医务人员的沟通技巧和处理医疗纠纷的能力，从而更有效地化解医患矛盾，构建和谐的医患关系。

三是坚定加强医院责任险与意外险的宣传，尤其是意外险普及推广，该项新事物的普及推广本身就是医生和患者以及家属对医疗风险认识意识提高的表现，目前手术安全意外险开展良好，争取未来患者手术安全意外险全面普及。

四是通过加强对疑难病例讨论、重大疑难手术审批、多学科讨论尤其是四级手术术前多学科讨论等关键环节管控，提升医疗安全意识。

五是继续加大对核心制度的监督落实力度，有效防范医疗纠纷，切实保障医疗安全。医疗安全软件在医疗安全事件中的闭环管理作用日趋完善，年度事件完结率有了明显提高。以医疗安全软件为基础的《构建全周期医疗安全管理体系，推动医疗安全风险防范和医疗决策》，在中国医院协会 2022 年患者安全目标实践典型案例征集活动中荣获 2022 年患者安全目标十佳实践典型案例。

（二）规范医疗技术与权限，提高医疗质量

科学精细的医疗技术管理是保障医疗质量安全的重要组成部分。然而，许多医疗机构管理医疗技术的模式仍以"经验式"或"终点式"为主，无法对医疗技术与权限实时监测与动态管控，人员资质无法与医疗技术正向匹配，很难通过智慧化管控手段防止发生医务人员越权限、跨专业、超范围的不良执业行为。既往与医疗机构级别挂钩的医疗技术和手术分级分类管理模式，已不适应新时期医疗机构高质量发展的要求。

国家卫生健康委和国家中医药局印发《全面提升医疗质量行动计划（2023—2025年）》、国家卫生健康委办公厅印发《患者安全专项行动方案（2023—2025年）》、浙江省卫生健康委《浙江省医疗质量"强基提质培优"行动方案（2023—2025年）》，都强调规范医疗技术是推动特色专科建设、促进医院高质量发展的关键。医务科开发了一套以医院医疗技术与权限管理为中心，拓展医务人员医疗技术资质能力提升考核与评定、人员专业化分组管理等精细化管理内容融合的医疗技术与权限管理系统，与院内管理系统和业务系统相融合，实现管理数据可溯源追踪，业务数据可析可控，医疗技术与权限数字化、智能化的全周期动态管理。依据《医疗技术临床应用管理办法》，成立医院医疗技术临床应用管理委员会和医疗技术与权限小组，形成院科两级管理架构。重点关注人体器官移植技术，人类辅助生殖技术，限制类技术，三、四级手术，内镜，介入技术等，建立医疗人员准入授权管理项目清单，明确各事项准入条件、授权原则、授权时限等要求，进一步与数字医务管理系统实现动态调整。根据相关文件及发展需求，完善新技术新项目管理制度和奖励制度，保证新技术新项目安全有效开展，提高医院新技术新项目申报开展的质和量，进而提升整体医疗技术水平，增强医院核心竞争力。

（三）精准施策协同发力，持续提升医疗效率

首创患者预住院和预出院流程。畅通预住院流程，入院前完善相关检查，临床医生标记患者预出院信息，医生端、护理端和管理端同步共享，方便医疗组内了解病人出院信息、护理出院工作安排和及时报床，入院准备中心提前进行科学合理安排入院工作，提高床位周转效率。进一步缩短了患者平均住院日，深入优化自助预

约住院、预住院、预出院、床位信息化等流程，让床位预约和调控流转更为精确，让每张病床达到使用率最大化。

为解决医院患者等待住院时间长、床位周转慢、超长住院患者床占比较多、待入院患者"一床难等"、超长住院患者"一床难腾"的实际问题，根据浙江省三甲等级医院评审标准要求，其中 4.5.6 条款："对住院时间超过 30 天的患者进行管理与评价，优化医疗服务，提高工作效率，确保医疗安全。"医院高度重视，启动有效降低住院超 30 天患者床占比下的医疗质量及效率持续改进项目。

项目启动后，由医疗副院长牵头，医务科推进，IT 中心协助，临床科主任落实。首先对 2016—2018 年共 6910 例超 30 天住院患者进行回顾性分析，共归类八大原因，且对不同原因采取针对性措施。针对溯源分析中排名第一原因：患者疾病系慢性疾病，疗程长（含肿瘤放化疗）。采取措施：建立肿瘤日间放化疗中心，并不断优化流程，增加门诊放化疗，成立重症胰腺炎中心、门诊血透中心。排名第二原因：患者病情需多学科治疗治疗。采取措施：强化院内多学科讨论，组织建立规范化多学科诊疗团队。排名第三原因：并发症（含感染、静脉血栓栓塞症、创伤愈合慢等），采取措施：（1）院感科加大宣教、院感培训等管控措施，2019—2022 年院内感染保持下降到 0.6% 以内；（2）成立全院静脉血栓栓塞症防治项目。排名第四原因：患者入院前病情危重或未明确诊断，术前等待检查（手术）时间长，采取措施：畅通预住院流程，入院前完善相关检查。

自 2019 年开始，全院参与开启了"有效降低住院超 30 天患者床占比下的医疗质量及效率持续改进项目"，并取得了明显成效，超 30 天住院患者床占比从 2019 年的 11% 下降至 2023 年的 2%，向社会持续释放积压挤占的床位资源，该项目荣获第六季"中国医院管理奖"全国总决赛银奖，获得业内同行和社会大众的认可。同时不断优化住院与出院的流程及诊疗效率，实现医疗服务提升、医疗质量提高、医疗安全保障的目标。

（四）坚持高原筑峰，加快构筑一流医院高峰学科体系

切实坚持医疗技术创新与国际同频共振，坚持"错位发展、精准微创、问题导向、交叉融合"发展方针，全面推进国家呼吸疾病区域医疗中心建设和综合类别国家区域医疗中心共建，深化学科发展，助推攀登医学高峰。

着力实施医学高峰攀登计划，推动做精尖峰学科、做强优势学科、发展潜力学科。在医学领域不断追求卓越，推动医学科学、医疗技术和医疗服务的发展。2023年新获批"生殖健康与不孕症"国家临床重点专科建设项目1项，"骨外科""心血管内科"省级临床重点专科建设项目2项。报送国家中西医协同旗舰科室项目（普外科）1项，作为牵头单位报送国家重大疑难疾病中西医临床协作项目4项(心内科、呼吸科、妇产科和精神卫生科)。同时，历经4年努力，国家呼吸区域医疗中心已取得多方面飞跃性突破，在呼吸疑难与危重症的临床诊治能力及技术、PCCM的建设、慢病防治与分级诊疗、临床教学与科研产品转化四大领域发展成整个中心成效最突出、特色最鲜明、影响力最大的核心体系。同时，以高标准参与建设国家综合类别区域医疗中心为契机，医院围绕打造医学高峰和生命健康科创高地的战略，积极谋划推动高峰学科建设，扎实推进科研创新，全面落地重点建设项目、重大科研平台、关键技术创新；全力引进高层次人才，完善学科人才队伍建设，"微创品牌力"和"学科高峰矩阵"效应已初见规模。而作为兵团首个国家区域医疗中心，阿拉尔医院以微创技术诊治中心、呼吸危重症诊疗中心、肿瘤诊治中心、妇儿急危重症诊疗中心、病理诊断中心、紧急医学救援中心为重点，开创性提出"平疫、平急、平战""三平"模式，用实际行动打造南疆区域医疗高地，推动构建中国—中亚命运共同体。

（五）坚持面向全球，对外合作提质增速

一是妙佑医疗联盟合作。自2017年9月邵逸夫医院成为妙佑医疗联盟中国首家成员以来，双方专家共同合作，已为国内558位疑难重症患者提供了书面咨询（eConsult）、肿瘤多学科联合研讨会（eTumor Boards）等高品质的远程会诊医疗服务。依托邵逸夫医院与妙佑医疗国际顶尖专家资源，老百姓足不出嘉、足不出杭就能享受到"卓越医疗＋商业保险＋健康综合管理服务"合作新模式的最新成果，在家门口就能享受国内外优质诊疗服务。2023年，国际远程会诊项目与嘉兴一院、中国人寿财险、千信雅公司深化合作，目前已为嘉兴一院转诊会诊病例4个，千信雅公司转诊会诊病例2个。让国内百姓在家门口就能享受最优化的国际诊疗方案，在患者中建立良好口碑。

二是数字化病理远程会诊。为缩短国际会诊患者的等待时间，避免病理切片

因寄送而导致的遗失、海关清关等问题，减少患者国内外来回奔波的费用，2022年 11 月，邵逸夫医院与妙佑医疗国际合作开展数字化病理远程会诊项目，该项目是通过高性能特殊仪器设备将病理切片扫描并转化成数字切片，由 Mayo 病理专科医生通过提供的数字切片及相应的临床资料给予病理诊断意见或相关检测建议，从而得到一个较为可靠的诊断结果，为疑难病例提供病理诊断和寻求最佳治疗方案。

三是疑难罕见病项目。为进一步提升国内疑难重症及罕见疾病诊治水平，让更多深陷相关疾病的患者及家庭获益，邵逸夫医院"公益同心　逸路有爱"疑难及罕见疾病国际诊疗公益项目于 2023 年 9 月 1 日正式启动。项目启动为全国范围内患有疑难重症及罕见疾病并符合救助要求的患者提供公益会诊服务，让国内百姓在家门口就能享受最优化的国际诊疗方案。该项目的开展不仅提高了邵逸夫医院国际远程会诊量，提升医院学科团队在诊治疑难重症及罕见病领域的技术水平和综合能力，对加快国际化建设水平、促进区域医疗水平的高质量发展也具有重要作用。

（六）促进优质医疗资源下沉，推出"名医进万家　携手奔共富"大型公益义诊活动

医务科牵头开展"名医进万家　携手奔共富"公益系列活动走进嘉兴、舟山、丽水、湖州、衢州、金华、绍兴等地，汇聚优势学科名医阵容，并且现场免费提供移动 CT、B 超、PSA 血检、呼气试验等医疗检查，将高质量诊疗所需的软硬件带到了基层"邻里圈"，实现了现场检验检查结果实时共享并存储至医院，便于有需要的患者一键预约进一步的检查、入院等，有效减少等待与重复检查的时间。自 2023 年 3 月至今，此活动医院共派出百余位专家，服务 4000 余人。

三、精细化医务管理工作展望

精细化医务管理是医院高质量发展的重要驱动力，邵逸夫医院积极推进全流程精细化规范管理，承担国家卫生行业规范和标准的制定，同时面向海内外，热情接待大批同行来院交流参观，分享精细化管理经验与方案。

未来，医院还将继续加强精细化医务管理，进一步强化巩固基础医疗质量，提升医疗质量与安全管理内涵，培育优化新服务模式管理体系，推进管理文化建设，不断提高医疗管理水平，保障人民群众健康权益，为打造中国式现代化医院不懈奋斗。

（戴胜　顾冠力　浙大邵逸夫医院医务科）

以指标为指引 以患者需求为导向的
护理质量与安全管理

随着我国经济由高速增长阶段转向高质量发展阶段，党的十九届五中全会将全面推进健康中国建设作为"十四五"规划的重要内容，提出了以推动高质量发展为主题。高质量发展是适应经济发展新常态的主动选择，也是适应我国社会主要矛盾变化的必然要求，是贯彻新发展理念的根本体现，是建设现代化经济体系的必由之路。党中央、国务院作出全面推进健康中国建设的重要部署，要求以人民为中心，为人民提供全方位全周期健康服务。随着社会经济发展和医学技术进步，人民群众对护理服务需求呈现出多元化、多层次、全生命周期、高质量的特点；人口老龄化与疾病谱的变化，也对护理专业发展提出了新任务、新要求。国家卫生健康委《关于坚持以人民健康为中心推动医疗服务高质量发展的意见》提出护理工作高质量发展规划，提出了四个重点和四项任务，为高质量护理发展的内涵提出了方向性引领，因此护理工作高质量发展是契合社会创新发展趋势和医疗卫生改革的方向，也是保障人民群众健康新需求。

浙大邵逸夫医院护理部紧跟国家健康中国战略发展定位和政策方向，主动把握高质量发展战略机遇的站位与思考，以护理专业医疗质量控制指标为指引，在科学化、信息化的基础上，以患者需求为导向，以患者就医过程中的难点、痛点为突破口，以客观数据为依托，进行护理质量与安全内涵建设，为患者提供全程、全面、全人的优质、可及、高效、人文的护理，以保证患者在就医过程中得到安全、准确、及时、有效的优质护理，全面提升护理服务质量。

一、构建护理质量与安全管理组织架构，完善护理管理制度

构建护理质量与安全管理组织架构，浙大邵逸夫医院护理质量与安全管理组织架构图由两条管理线组成，一条是行政管理线，由院长—护理副院长—护理部—各质量监测指标专项小组组成；另一条是医院行政管理委员会—护理协调委员会或医院质量与安全管理委员会—护理质量与安全管理核心委员会（见图2-8）。护理质量与安全管理核心委员会由护理部副主任担任主席，成员有护理质控专员、各质量监测指标专项小组负责人和护士代表，每季度举行例会。护理质量与安全管理核心委员会成立后依据质量管理三部曲以及结构—过程—结果建立护理质量与安全管理模型（见图2-9）。护理质量与安全管理核心委员会根据国家卫生健康委、浙江省

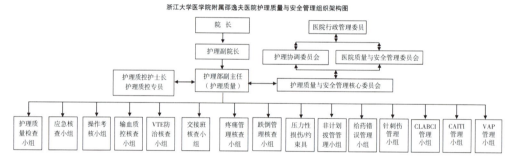

图2-8　护理质量与安全管理组织架构

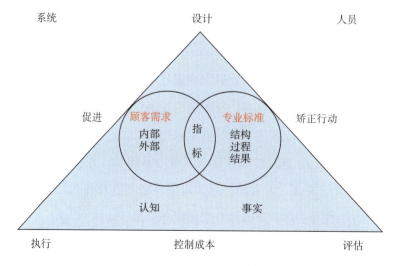

图2-9　护理质量与安全管理模型

卫生健康委、浙江大学等各级下发的各类要求及文件，修订护理质量与安全管理计划；核查、分析和改进监测指标；修订各核查标准表；解读等级医院评审标准、学习护理专业指标等。

安全管理，制度先行。护理部充分解读各级各类文件、要求以及行业标准，全面考虑服务流程所涉及人员、制度、设施设备、法律法规、环境、关键环节等，创建了以循证护理为基础的护理制度和规范，提倡以人为本的制度化管理理念，确保临床实践高效、标准、科学。护理部每三年对护理相关制度和《护理实践指南》进行回顾、更新和修改。当有新的行业标准和指南颁布时，及时更新制度并进行培训和追踪落实情况。

二、完善护理质量与安全管理计划、实施质量控制和持续质量改进

根据护理部的护理质量与安全管理模型可知，模型中首先是系统和人员顶层设计，基于遵守的质量和感知的质量以及质量计划明确了质量管理的目标和实现目标的途径，是质量管理的前提和基础。该计划是基于护理人员管理指标、护理质量敏感指标、核心制度及安全指标、仪器设备物品管理指标和满意度（护理专科指标根据各专科情况而定）5 个维度共 45 项监测指标，明确各指标要素如指标名称、检查内容、目的/背景、目标、目标对照来源、检查方法、数据收集频度、数据收集部门、负责人、分析频度和信息发布途径等。质量控制是对过程进行控制，以保证质量目标的实现。各质量监测指标专项小组根据质量计划要求对各监测指标进行核查，动态监测各指标的稳定度。质量改进是通过打破旧的平稳状态而达到新的更高的质量水平。每年根据护理部质量监测结果确立优先级质量监测指标并设立项目组，确认质量问题的产生原因，制定并实施纠正措施，验证措施的有效性，在新的水平上进行质量控制，近年来重点关注跌倒（致髋部骨折）、压力性损伤和给药身份错误事件。

三、推进数据化质量管理，研发信息化系统

以质量安全为核心，从顶层设计研发护理信息化系统，借助物联网和移动通信

技术建立全流程护理信息体系，借助大数据技术实现护理资源共享，驱动精准护理、智能决策和动态监控。

（一）临床护理系统

聚焦临床业务管理、流程管理，建设基于最佳证据的智能护理决策支持平台，提升临床护理服务的精准化、规范化和同质化，使护理信息互动、交融，实现临床护理科学化、标准化、结构化和智能化。

精准护理：建立住院患者信息全景视图，能够快速查阅该患者在门诊、急诊、住院等不同就诊部门信息。建立涵盖六大系统的结构化评估系统，从社会支持、文化、精神、心理和生理 5 个维度对患者进行全面评估。同时，每日对患者进行跌倒、压力性损伤、静脉血栓栓塞症和营养的风险评估，指导护士对高风险患者采取有效的预防措施，提高患者安全。系统将数据同步至医生工作站和移动终端，医护共享患者信息，实现医护共享诊疗计划，共同为患者的医疗护理质量与安全保驾护航。

智能决策：建设基于最佳证据的智能护理决策支持系统，提升临床护理服务的精准性、科学性和标准性。如责任护士采用 MORSE FALL 跌倒评分表方式对住院患者进行跌倒风险评估，若患者 MSF ≥ 45 分，护理智能决策系统判别该患者为高风险跌倒患者，自动弹出预防跌倒相关处置：专人陪护、手腕戴贴防跌倒标识、穿防跌倒标志衣服、呼叫铃可及、物品放在患者容易拿到的地方、床在最低位等护理评估智能决策，同时弹出"有跌倒的危险"护理计划和预防跌倒的相关患者及家属的宣教。智能护理决策支持系统的应用，有效指导护士为患者提供同质化、精准化、标准化的健康照护，保障了护理质量和患者安全。

动态监控：患者生命体征信息、各风险评估信息、出入量信息、医生病历书写、会诊意见和检验检查结果，医生工作站、护士工作站和移动终端能够实时获取，医生根据患者个体化情况及时调整治疗方案。

（二）护理管理系统

护理部研发了基于医院信息系统的护理监测指标数据直采平台，实时采集相关数据，自动生成过程及结果指标，并对过程指标进行监测和分析。同时该系统也融合了人员数据、护理人员学分管理、绩效考核等人员管理以及随访等功能，该系统的开发，不仅提高了各类数据的准确性和客观性，而且为护理管理决策提供依据，大大节约了护理管理者和质控专科护士统计收集数据时间，提高了工作效率。

四、加强管理人才培训，提升护管核心能力

《全国护理事业发展规划（2021—2025 年）》明确指出，要加强护理管理人员的培训，提升护理管理理念和方法，助力护理专业高质量发展的指导方针。基层护理管理者作为医院护理管理的主体，既是医院基层领导者，又是临床护理工作的参与者与实践者，其素质的高低、管理技能的优劣和综合能力直接影响员工发展、满意度、患者安全、护理质量和实现组织目标。2017 年始，浙大邵逸夫医院护理部从护士长核心能力 6 个维度：临床管理、人力资源管理、绩效改进(护理质量)、专业发展、财务管理（预算）和领导力（综合能力），构建导师制新手护士长培训方案。通过新手护士长自学、临床观摩、导师带教、上课、一对一指导、护士长培训小组讨论等一系列培训，使新手护士长快速熟悉并进入护士长角色，培养了护士长核心能力，提升了护理管理能力，保证了护理质量与患者安全，使护理单元正常顺畅地运转。

通过对护理管理后备人才培训，培养护理管理核心能力，提升护理管理能力，使护理管理后备人才快速熟悉护理管理角色和管理任务，为护理管理人才库蓄能，一旦医院发展需要，通过竞聘上岗的后备人才能够快速履行护士长职责，保证护理质量和患者安全，使护理单元安全顺畅地运转。为此，2023 年护理部开启了护理管理后备人才培训项目（也称"护理管理者继任计划"），在前期新手护士长培训方案基础上，以护士长核心能力为导向，以岗位培训需求为基础，以创新多途径培训方式为突破口，设置了相应课程。浙大邵逸夫医院 56 名护理管理后备人才以及浙大邵逸夫新疆兵团阿拉尔医院、新疆兵团第一师医院、普陀医院、龙游县人民医院、武义县人民医院共 214 名护理管理者及护理骨干们通过 6 个月的线下线上课程，顺利结业，扬帆起航，踏上护理管理的新征程。

五、持续质量改进项目管理日常化

质量改进是质量管理的一部分，浙大邵逸夫医院护理部聚焦于结构—过程—结

果质量模型，动态监测各监测指标结果，基于循证不断完善护理部和专科质量监测与反馈体系，基于临床需求开展持续质量改进工作，要求每个护理单元每年完成1—2项持续质量改进项目。近年来，在护理质量敏感指标、核心制度、患者安全、流程优化、创新、成本降低等提质增效方面开展了持续质量改进，充分运用了如FOCUS-PDCA、QCC、六西格玛、循证、QFD和五常法等质量改进方法完成持续质量改进项目，每年完成45—55项。其中一半以上为多科合作，并取得了丰硕的成果。

80/20法则也称帕累托法则，由美国品管大师朱兰博士运用到质量管理中，帕累托图能够充分地反映出"少数关键、多数次要"的规律。护士长和教育护士是护理团队的核心，是护士团队中的20%。回顾2017—2018年浙大邵逸夫医院护理开展的97项CQI项目，以"发现、组织、澄清、理解、选择、计划、实施、检查和执行（Find、Organize、Clarify、Understand、Select、Plan、Do、Check、Act）"（即"FOCUS-PDCA"）模式为多数，分析发现：部分概念模糊，工具使用错误或不恰当，实施方案缺乏科学性。因此，以自愿报名方式，选择以FOCUS-PDCA模式为例对邵医护士长（77位）和教育护士（96位）进行翻转课堂教学，以提高护士长和教育护士解决临床实际问题和质量管理能力，有效保证护理质量与患者安全。每6—8人为一组，组员选择临床实际需改善的问题作为持续质量改进项目，授课老师对FOCUS-PDCA各阶段性的汇报是理论学习知识应用及内化的体现。课堂中，组间互评、老师重点分析、查漏纠错，有助于加深对知识的记忆与应用，提升对CQI工具与方法的熟悉度，灵活应用理论知识于临床，强化质量管理意识，实现"做中学，学中思"。培训后，护士长对持续质量改进方法和质量工具熟悉度明显上升（$P<0.05$），满意度评价各条目均在4分以上，总体满意度为92.2%（表2-1、表2-2是77位护士长培训结果）。

表2-1 CQI工具与方法熟悉度结果（分，$x \pm s$）

熟悉度	培训前（$n=77$）	培训后（$n=70$）	t	P
CQI工具熟悉度	50.21 ± 7.13	64.23 ± 5.67	-13.11	0.000
CQI方法熟悉度	33.92 ± 6.98	39.90 ± 4.10	-6.25	0.000

表 2-2　培训后满意度评价（分，$x \pm s$）

评价内容	满意度评分
授课时间长度	4.44 ± 0.50
授课内容对你很有意义	4.77 ± 0.42
课程达到了你预期的目标	4.47 ± 0.53
对授课方式的满意度	4.63 ± 0.49
对授课老师的技巧	4.64 ± 0.48
老师与学生的互动和交流	4.67 ± 0.47
能帮助自身发现实践过程中的问题	4.64 ± 0.48
总分	32.26 ± 3.37

百舸争流，奋楫者先。浙大邵逸夫医院护理部将会坚持以患者为中心，以患者需求为导向，以保证质量安全为主题，以改革创新为动力，构建全面全程、优质高效的护理服务体系，不断满足患者差异化的护理服务需求。

目前，公立医院发展方式从规模扩张转向提质增效，运行模式从粗放管理转向精细化管理，浙大邵逸夫医院通过国际化、精细化、智慧化、人性化、微创化、产业化"六大抓手"，瞄准学科发展前沿，从质量、技术、服务、效率、创新、担当上下足功夫，护理部作为医院重要的组成部分，必须深耕厚植细育，持续提高护理质量与安全，为人民提供优质的医疗护理服务和健康保障，为打造一家有水平、有温度的中国式现代化医院贡献应有的力量。

（潘红英　程丽丽　浙大邵逸夫医院护理部）

医疗废物闭环管理系统
助力提升医院后勤智慧化管理

为贯彻落实中共中央、国务院印发的《"健康中国 2030"规划纲要》，近年来，各地区持续推进健康中国建设，完善健康服务体系。在扩大健康产业规模的同时，更注重医疗产业的绿色集约式高质量发展。同时在"十四五"时期，建设"三位一体"智慧医院是公立医院高质量发展促进行动中的重点建设行动之一，通过完善智慧医院管理，鼓励公立医院加快智慧服务软硬件的应用，推进公立医院信息化建设标准化、规范化，促进智慧医院的发展。

随着医疗卫生体系的全面建立，健康科技创新实力与健康服务水平得以全面提升，医疗科学仪器和一次性医疗用品在临床上投入使用数量逐渐增多，随之产生的医疗废物也在不断增加。医疗废物中含有大量的致病微生物和病毒，不仅污染环境，而且传播疾病，还可能引起交叉感染。近年来，医疗卫生机构数量及服务量不断增长，但面对医疗废物的管理难点，部分地区仍存在医疗废物处置不规范、处置能力不足等问题。根据《中华人民共和国固体废物污染环境法》《医疗废物管理条例》《医疗卫生机构医疗废物管理办法》等法律法规要求，医疗废物在分类收集、包装、运送、存储和处置等各个环节都要进行规范化处理。但目前大部分医疗系统所产生的医疗废物仍然采用手工交接的模式。而医疗废物在院内收集、处理过程中，又容易成为疾病的传染源，造成交叉感染或二次污染。如何追溯医疗废物流向，提高医疗废物收集、转运和处置的工作效率是亟待解决的问题。

为了实现医疗废物的科学、高效、安全处理和管理，浙大邵逸夫医院率先引入医疗废物闭环管理系统，成为全国首家使用该系统的公立医院。此系统能够跟踪医疗废物的分类、收集、运输、处理和监管等全流程环节，通过信息化手段实现全生命周期的信息化管理。同时，还配有相关完善的制度和机制，明确各部门职责和工作流程，确保医疗废物管理的合规性和有效性。

一、创新医疗废物管理模式

浙大邵逸夫医院始终秉持健康中国的理念，以完善医疗服务体系为己任，注重医疗产业的绿色集约式高质量发展，通过物联网、云计算、人工智能等新技术手段，创新院内医疗废物管理模式，推动医疗废物治理能力科学化、现代化发展。

（一）科学引领建设"示范田"，推动医疗废物管理进入"智能监管"时代

为了加强我国医疗废物的安全管理，防止疾病传播，保护环境，保障人体健康，2003 年 6 月，《医疗废物管理条例》正式颁布实施，对医疗废物的收集、运送、贮存、处置以及监督管理等活动进行了明确规定，自此，我国医疗废物管理进入了法治化轨道。作为浙江省首批示范单位，浙大邵逸夫医院在 2016 年开始探索院内医疗废物信息化管理建设新模式，引入物联网、云计算、人工智能等技术，为医疗废物处理各环节的对象状态和信息的实时采集与监管提供了技术保障，通过 RFID

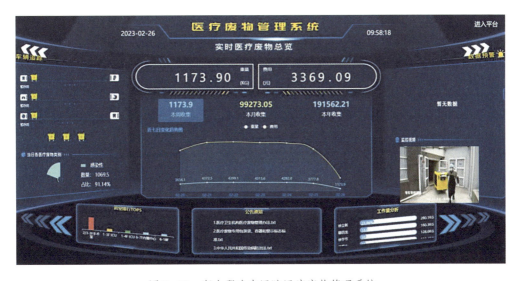

图 2-10　浙大邵逸夫医院医疗废物管理系统

电子标签、二维码等信息化手段对分类的医疗废物进行唯一标识，对医疗废物的产生、收集、贮存、交接、运输、处置等环节进行精细化全程跟踪管理，有效、实时、可视化监控医疗废物整个生命周期，从而提高医疗安全管理效率，推进医疗废物在医疗卫生机构各环节与后期医疗废物处置技术和管理模式相衔接，使医疗废物的监管规范化、系统化、科学化，为相关管理部门的督导检查和跟踪分析提供科学依据，全面提升我国医疗废物治理能力现代化。

（二）创新医疗废物管理模式，实现医疗废物全程闭环监管

医疗废物具有空间污染、急性传染和潜伏性污染等特征，其含有大量传染性病原体，危害性明显高于普通生活垃圾，若管理不严或处置不当，医疗废物极易造成对水体、土壤和空气的污染，成为传播病毒的源头，造成疫情的扩散。浙大邵逸夫医院医疗废物管理系统为医疗废物处理各环节中的对象状态和信息的实时采集、控管提供了技术基础和保障。系统自上线以来，覆盖了浙大邵逸夫医院庆春、钱塘、大运河、双菱四院区180多个科室。仅2023年扫码回收操作就达到20多万次，总计回收医疗废物3200多吨。系统与医院现有人力资源系统深度融合，自动采集交接人员信息，完成了医疗废物全过程闭环管理。浙大邵逸夫医院庆春院区、双菱院区在现有基础上控源头强管理，庆春院区在门诊增加了源头采集器监测，用于实时采集各种利器及医疗废物垃圾投放的重量。若出现重量数据减少、丢失、满溢等异常情况，会及时将异常信息发送至管理人员App和医疗卫生机构的管理平台，提醒回收人员及时处理医疗废物的异常情况，以实现医疗废物从产生源头进行有效监管。同时在浙大邵逸夫医院庆春院区神经内科病房和双菱院区综合病房分别引入了

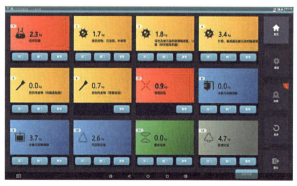
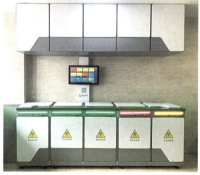

图 2-11　智慧污物间管理

智慧污物间管理，进行定制化的空间优化，提升了一倍的空间利用率，通过设备自动化、智能化的工作管控，降低源头感染的风险，提高了污物间处置效率，采用人工智能图像识别和算法分析手段，对污物间场所内异常事件分析预警提醒，起到实时监管作用，使操作更加规范。

（三）建立跨部门小组和完善制度相结合，全面强化监督责任分配管理体系

浙大邵逸夫医院成立了医疗废物管理小组，分管院长担任组长，组员由院感科、后勤服务中心、护理部、医务科、IT 中心相关责任人组成。制定了《院内医疗废物处理制度》《医疗废物房管理制度》《医疗废物（除化学性）处置流程》《医疗废物（化学性废液）处置流程》《医疗废物（化学性试剂瓶）处置流程》《术后一次性医疗器械回收流程》等一系列相关规定，敦促相关人员加强学习并认真执行。在院长带领下，由院感科监督指导，后勤服务中心严格执行医疗废物的收集、运送、暂存、转运等工作。制定了管理人员及运送人员的职责并参照执行。落实院内医疗废物管理人员管理和处置责任分配，后勤中心主任、院感科负责全功能系统管理、处置异常预警审核、报表查看等功能；物业经理对基础人员建档、报表查看和档案进行管理；收集工人对设备端操作，完成全过程数据采集；库管员完成医疗废物出入暂存地记录采集管理；信息科工程师负责系统运维支撑等。每月在全院开展不少于 2 次医疗废物相关法律知识及医疗废物分类目录的学习，对医疗废物分类收集运送人员进行了职业安全防护和医疗废物收集运送流程及废弃物流失、泄漏、扩散上报流程等知识的学习，每年定期对收集运送人员进行健康体检，确保医疗废物规范运送的同时，也保障了人员的安全健康。

二、数字化赋能医疗废物管理

数字化赋能在医疗服务领域潜力巨大，同时为医疗废物管理提供更多可能性。通过前沿技术的应用，医疗废物管理实现云端化、智能化，提升处理效率和质量。浙大邵逸夫医院在医疗后勤领域的创新，广受认可，进一步推动医疗废物管理现代化转型。

（一）科技赋能，全国各级医疗机构医疗废物管理水平大幅提升

浙大邵逸夫医院率先采用物联网、云计算、人工智能等新技术，并持续创新医疗废物管理新理念、新实践，牵头研发一套全国领先的院内医疗废物闭环管理系统。基于该系统，医院医疗废物收集工人通过智能收集计重终端设备，自动记载医疗废物从科室产生、交接、计重、转运、贮存、出入暂存地等全过程可溯源，实现医疗废物全过程智能化管理，管理人员通过 PC 端和移动手机端，即可实时掌握医疗废物运转处置全过程管理，及时管理和应对异常突发情况，全院医疗废物也实现了无纸化管理。该系统已实现无缝集成上报到浙江省医疗废物智慧监管平台，同时也为国家医疗废物智慧监管平台的数据上报提供了依据和基础。2016 年系统建设至今，成功在全国几千余家医疗机构，其中包括 500 余家三甲医院用户、10 家百强医院投入使用。该新系统建设先后多次在全省医院后勤精细化管理、全国医院协会后勤专业委员会学术研讨会等做经验交流和成功案例分享。2023 年接待兄弟医院及卫健部门参观学习 30 余批次。

（二）智能操作，切实有效提升了一线员工及管理人员的工作质量和满意度

浙大邵逸夫医院对医疗废物信息化管理的深入实践，不仅优化了工作流程，更为一线员工带来了切实的利益。传统模式下，文化程度不高的一线员工面临着手工称重、手工登记繁杂信息等挑战，工作任务重且效率低下，信息化系统的到来，为他们提供了强有力的支持。比如，扫描科室二维码和交接护士工作牌，立即完成了对医废产生科室、交接人信息的录入上传。针对一线员工文化程度不高的特殊情况，医院对医废回收车界面进行了创新优化：回收物的类别描述，在常规的文字形式基础上，增加了特征性图片、采用不同颜色，按操作习惯优化排序，同时还增加了自动语音播报。废弃物只要放上收集车，点"称重"按钮，系统自动完成重量数据上传。一系列智能化的操作，切实有效方便了员工，减少了人工判断的错误和时间成本。信息化系统对每一环节的实时监控，确保了所有操作的规范有序，也为一线员工筑起了一道安全防线。此外，该系统的智能预警功能，对医疗废物的满溢等异常信息推送，能及时提醒员工处理，不需要人为时常前往现场查看，大大减轻了

他们的工作负担，避免了可能的安全风险，还让他们能够更加专注于提高处理质量和效率。

在浙大邵逸夫医院，医疗废物闭环管理系统的推行，不仅对一线操作员工的工作流程是一场改革，更为管理人员带来了前所未有的便捷与高效，随着系统的不断深入创新，管理人员的工作模式和成效有了显著的提升。传统模式中，管理人员面临着手工数据的录入汇总分析、监控废弃物处置流程及资源调配都需要花费大量的时间和精力。信息化系统数据的自动上传、实时更新、自动生成各类数据报表，让管理人员摆脱了烦琐的基础性作业，随时能查看各类废弃物的数量、种类及处理状态等，从而作出更科学合理的决策。该系统对医疗废物从产生、收集、转运到最终出库的全流程监控，使每一环节都处于透明状态，可追溯，成为管理人员强有力的监管工具。更为重要的是，信息化管理系统极大地提高了应急响应的效率，一旦出现异常情况，系统能够立即发出预警，管理人员可以迅速采取行动，从而最大程度地降低了潜在的安全风险，确保了医疗废物管理的规范化和合规性，医疗安全和环境保护得到了更好的保障。

（三）数字加持助力通过多项国家级奖项和首批"无废医院"

浙大邵逸夫医院按照"需求牵引、应用至上、数字赋能"的要求，创新后勤治理方法与手段，优化后勤治理模式，推进后勤治理的科学化、精细化、高效化。院内医疗废物管理系统先后获得全国首届"医疗机构废弃物管理评选活动"优秀案例，2021 年度中国医院建筑与装备匠心案例，2022 年度中国现代医院管理典型案例评选"医院后勤管理典型案例"，2023 年浙江省百优无废城市细胞"无废医院"。

绿色医院已经成为医院建设的必然趋势，将可持续发展的理念引入医院规划。同时，自 2020 年浙江省启动全域"无废城市"建设以来，杭州市也全域推进，探索构建"多元共治、绿色循环、智慧监管、创新示范"的"无废杭州"新模式。2021 年，浙大邵逸夫医院庆春院区作为唯一被杭州市上城区推荐参与第一批"无废医院"建设的省级医院，也积极响应"无废医院"建设，强化医院废弃物综合管理，推进实现医院废弃物无害化、资源化、减量化目标。医院特此成立"无废医院"委员会，协调院内多部门医疗废物管理工作。

移动互联网技术及物联网技术的兴起，为医疗废物安全管理提供了良好的发展机遇。党的十九届五中全会明确，公立医院的高质量发展，需要强化信息化支撑作用。推动云计算、大数据、物联网、区块链、第五代移动通信（5G）等新一代信息技术与医疗服务深度融合。院内医疗废物闭环管理系统的应用实现了医疗废物硬件设备智能化、采集数据实时化、现场操作自动化、业务流程标准化、处置交接规范化、监管控制全程化、管理手段信息化、异常提醒及时化、溯源问责清晰化。因此通过医疗废物管理的信息化、全程化和实时化，有效控制医疗废物遗失、泄漏造成对人体和环境的危害。通过信息化管理系统的上线，实现了医疗废物的实时监管和定位，医疗废物处置全程可追溯，避免了交接差错和遗失、泄漏风险，实现了无纸化管理和可追溯。医疗废物信息化管理的实施应用对避免医疗废物流失、规范医疗废物管理和提高监管效能具有重要意义，也提升了医院后勤智慧化管理工作。

公立医院要高举公益性旗帜，坚持新发展理念，浙大邵逸夫医院也一直走在持续创新改进的道路上。搭载院内医疗废物闭环管理系统，实现对医疗废物从入库到销毁的整个生命周期的实时在线跟踪管理，可有效降低医院管理负担和处置成本。浙大邵逸夫医院将在医院后勤管理上继续推进智能化管理建设的创新和应用，持续开拓后勤管理理念，一如既往地支持"无废医院"与"无废城市"建设，共同为创造健康、舒适、节约、环保型医院贡献力量。

（施剑斌　程萌珠　吴正祥　张琪　浙大邵逸夫医院后勤服务中心）

数智医院超前布局
引领行业变革

数字化创新　打造医疗质量管理"邵医模式"

　　人民健康是中国式现代化的应有之义。全球医疗健康行业的高速发展以及人民群众对生命质量和健康安全的高质量需求，促使卫生健康现代化建设成为新时代的核心议题。我们应深入认识并思考卫生健康现代化与人民健康需求之间的紧密关系，并以此为契机全面提升医疗服务质量水平，高质量推进健康中国建设这一重要任务。信息化作为现代化的战略引擎，促进信息技术与医疗管理创新的有机结合是推动医疗服务质量提升的重中之重。当前，医疗服务质量提升正步入医疗服务数字化、智能化转型发展的"快车道"，信息技术与管理创新的有效结合在其中发挥着至关重要的作用。同时，智慧医院建设是彰显医疗服务质量的重要标识，需要技术与管理并重，通过数据治理体系的流程重塑确保数据的准确性、一致性和安全性，为医院决策提供具有准确性、科学性、可行性的策略支持，进而提升医疗服务质量与效率，实现资源的优化配置和运营成本的有效降低。

　　浙大邵逸夫医院在数字化转型的浪潮中走在前列，勇立潮头，不仅在医疗技术方面勇于突破、追求创新，更致力于医院数智化质量管理系统的一体化构建，全面优化医疗管理流程，有效提升了服务质量与运营效率。这种数智化的管理模式显著增强了医院的整体社会信誉和竞争力。同时，该模式有力保障了医疗安全水平，通过实施综合风险管理和错误预防策略，为患者安全筑起坚固屏障。此外，先进的质量管理系统还激发了医院内部的创新活力。通过定期的质量评估和改进机制，鼓励员工积极参与质量管理活动，分享最佳实践，推动知识传播和技术创新，为医院的长期发展注入了不竭动力。

　　在推进卫生健康现代化的征程上，浙大邵逸夫医院以信息化为引领，坚定不移地提升医疗质量管理水平，不断优化资源配置，为医疗服务的高质量发展注入新活力。

一、QBI 大数据平台，解决多头数据源问题

浙大邵逸夫医院充分发挥大数据优势，秉承"系统顶层设计，逐步实施"理念，探索建立基于医院全系统覆盖的大数据分析平台 QBI。基于国家及浙江省相关规定与要求，平台结合医院内部医疗流程与习惯，考虑各主管部门的业务监管需要，建立普适和特殊的取数规则。旨在打通医院目前所有系统，进行数据提取与统计分析，解决多头数据源问题，同时建立各专业、各科室、多维度、全方位的数据池，解决临床数据需求问题，最终实现院内数据统一规则、灵活查询、分析功能多样化。目前 QBI 平台已建立包括合理用药、护理管理、财务管理、门诊流量、三级公立医院绩效考核、临床绩效及工作量、单病种等在内的 25 个模块数据，涵盖医院运营效率、医疗质量、收治结构、服务流程各个方面，如临床绩效考核(内科、外科、麻醉科)、医技科室绩效指标库、手术绩效管理、疾病诊断相关分组管理、临床路径管理、单病种管理等内容。其中的三级公立医院绩效考核模块以国家 56个指标为框架，设计院区、科室和主管医生（Attending）维度，并内嵌国家微创和四级手术目录，指标负责部门及临床科室均有权限查看指标统计和明细数据。并且将国家反馈的绩效考核结果与 QBI 平台中的科室明细数据结合，通过系统历年数据及科室、Attending 数据趋势分析，修改制订医院手术激励方案，并要求临床科室基于 QBI 平台数据持续改进与提升。多维度分析数据，打通绩效管理"最后一公里"，使管理实施有据可依。

QBI 大数据分析平台的建设，严谨地体现了系统顶层设计、多维度数据分析和数据驱动管理理念，为医院的数字化转型和高质量发展提供了可贵的实践经验。

首先，该平台充分体现了系统性思维。浙大邵逸夫医院以日常运营的最小单元——数据为锚定，通过构建 QBI 平台，打通了数据传输的基本架构，成功实现了不同系统之间的数据互通与共享，充分释放了数据价值。这展现了医院在数据管理方面的集成性战略布局，夯实了数字化基础，构建了稳固的数据生态，为数字化转型奠定了坚实基础。其次，该平台的多维度数据分析涵盖了医院运营效率、医疗质量、收治结构、服务流程等多个方面。这种综合性分析不仅为医院提供了更全面的管理决策支持，还有助于医院更好地了解内部运作需求，更准确地识别现存问题，以采取针对性的措施来改进和优化。此外，该平台体现了数据驱动的管理理

念。QBI 平台不仅仅收集和汇总数据，还通过数据联动来制订管理方案。数据趋势分析可以帮助医院更好地预测发展需求，制定相应的策略。这种数据驱动的管理方式有助于医院更加灵活地应对不断变化的大环境，进一步提高医疗质量和运营效率。

综上所述，QBI 大数据分析平台的建设对于医院的数字化转型和高质量发展具有重要的借鉴意义。

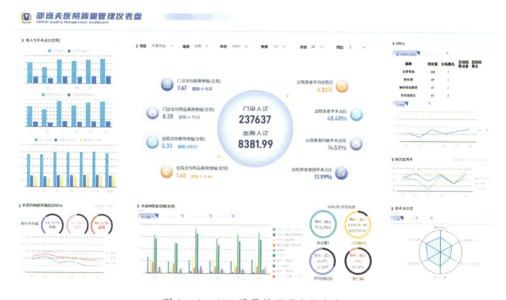

图 2-12　QBI 质量管理平台仪表盘

二、AI 电子病历智能控制系统，
助力病历文档质量提升

病历文书在医、教、研各方面承担着重要作用，近年来，随着国家三级公立医院绩效考核、依据疾病诊断相关分组医保支付的开展、医院质量管理数据的自动采集，病历文书的质量越来越受到重视。为符合国家和浙江省病历书写各项规范制度的要求，提升病历文书完成的及时性、完整性，以及内涵质量，浙大邵逸夫医院从 2021 年年初开始探索搭建基于 AI 的电子病历智能控制系统，构建 AI 与人工相结合的病历质控流程。该系统能够有效与电子病历系统、BI 系统互联互通，具备对时效性、完整性存在问题的电子病历自动判断、提醒、退回等功能；也能实现 AI

与人工相结合的病历质控。AI 电子病历智能控制系统，有助于形成病案质控闭环管理，病案修改过程状态可监控；事中质控可及时提醒运行病历完成的及时性和完整性；专家质控对抽检的运行病历和归档病历进行 AI 与人工相结合的病历内涵质量质控。系统以电子病历应用等级水平评审标准病历管理两条基本项为基础，依靠质控专家的智慧和临床经验技能逐步建成完善，具有创新性和国内首创性。目前，浙大邵逸夫医院良好的质控工作格局基本形成，以内涵质量为核心的三级质控、全程质控体系建设稳步推进，AI 电子病历智能控制系统稳定运行两年有余，全院性持续质量改进项目开展，全院性优先监测指标提升，病历书写规范制度不断完善，医疗服务能力持续提升，医疗服务质量和医疗安全稳步向好。浙大邵逸夫医院已顺利通过电子病历应用等级水平 6 级，象征着邵逸夫医院在检查、检验、治疗、手术、输血、护理等方面实现了全流程数据跟踪与闭环管理，在高级医疗决策支持上作出了一定的成绩，得到了权威的认可。

现代化医院管理倚重数据化、信息化的手段，以期不断提升管理质量和效率。病历是医疗活动的记录，是医疗质量的直观表现，病历质控是医院质量管理的重要组成部分。提升病历质量是医院管理的重中之重，与现代化医院高质量发展中重点关注患者安全、管理效率与质量的精神高度契合，不仅关系医院声誉，而且关系医院的"钱袋子"。浙大邵逸夫医院的 AI 电子病历智能控制系统充分体现了医疗信息化建设的先进性和实用性，不仅提高了电子病历的形式质量和内涵质量，也推动了医疗服务向规范化、专业化、精细化和信息化方向的发展。AI 电子病历智能控制系统充分体现《健康中国"2030"规划纲要》中提出的，通过信息技术的应用提高医疗质量和服务水平，实现全面的医疗信息化这一要求。同时，也体现了卫生健康现代化的核心思想，即通过现代技术手段提高医疗管理的效率和精度。这一经验不仅有益于医院内部的管理和服务提升，还有助于医院的可持续发展，推动了医疗信息化的进一步推广和应用。

三、决策支持系统，助力规范诊疗标准落地

制定科学合理的治疗路径，实现诊疗项目的标准化管理，对于提高临床决策效率、确保医疗服务质量与安全、增进患者满意度具有重要意义。借助信息化技

术，医生可以更快速准确地作出诊断和治疗决策，提升医疗服务的效率和品质。浙大邵逸夫医院在临床决策支持系统建设方面积极探索，基于大数据等前沿信息技术，创新医疗服务模式，优化临床诊疗流程，持续改进医疗服务质量。例如，全国肿瘤患者营养指导中心建设项目，通过对相关规范和流程进行有序梳理，建设电子病历（EMR）决策支持系统，对标准操作程序（SOP）及标准病例进行宣教与培训，建立科学合理并具有可复制性的肿瘤营养监管体系。通过实现每位肿瘤患者的"门诊—住院—出院"全人全程闭环管理，患者住院及门诊随访、营养情况都能够得到及时充分、科学合理的筛查、评估及处理。这一项目有效提高了肿瘤患者的生活质量，延长了患者的生存时间，并降低了患者并发症和病死率。它充分体现了医疗领域信息化决策系统在实际医疗服务中的应用价值，为医院提供更高效、安全的医疗服务，提升患者的满意度和治疗效果，为整个医疗行业的发展树立了典范。

以浙江大学邵逸夫医院全国肿瘤患者营养指导中心建设项目为典范，充分彰显了医疗决策过程中信息化建设的关键作用。这一举措不仅对提升医疗服务效率与质量产生了深远影响，而且有力地推动了医疗行业的现代化进程，为医疗管理与建设提供了宝贵的经验借鉴。首先，该项目建设在充分以患者为中心的基础上，多角度运用信息化手段。具体而言，通过将电子病历系统和自动化评估工具有机融入患者入院流程，实现了对肿瘤患者营养管理全流程的精准把控和效果的全面提升。这一举措不仅提高了评估和治疗的效率，而且确保了信息的准确性和一致性，为患者提供了更加个性化、精准的营养干预方案，进一步提升了医疗服务的质量和效益。这充分展示了卫生信息化和智能化的发展趋势，完全符合健康服务模式创新的需求。其次，在管理机制方面，团队间的良好协作有助于实现更优质的治疗效果与管理效能。该中心通过构建跨学科团队，有效整合临床医生、营养师、护理人员、IT专家等各方资源，共同致力于提升临床诊疗与护理质量。这种跨学科、全方位的合作模式不仅增强了决策的科学性，而且提高了实施效率。此外，重视团队成员的持续教育和质量提升也是该中心的一项重要工作。通过定期开展培训和教育活动，不断提升医疗团队的专业素养。同时，构建一套完善的质量监督与反馈机制，通过定期的质量评估和实时的监控，持续优化治疗方案与管理流程。这种持续改进的理念确保了医疗服务质量的不断提升，使其能够适应不断变化的医疗环境，为推动卫生健康领域的现代化进程提供有力支持。

四、"刀刃向内"改革，区块链助力医疗与科研

浙大邵逸夫医院高度重视新一代信息技术与医疗健康的深度融合发展问题，已率先在医疗领域引入区块链技术，成功实现全国范围内首创区块链技术在医疗文书与科研数据领域的应用。此举旨在打破信息壁垒、重构全民健康信息标准化，为整个医疗行业提供全新的解决方案。在电子病历管理方面，浙大邵逸夫医院已实现全流程上链，并与相关司法机构保持同步。此外，区块链＋医疗文书的应用，从技术上促使医生提高书写电子病历文书的及时性、准确性、规范性和客观性，推动医疗行为更高质量、更有效率。同时，这也进一步保护了患者隐私，增强患者使用医疗数据的自主性，推动实现患者医疗信息的共享和医疗的去中心化。在科研数据管理方面，区块链＋科研数据的应用搭建了以数据治理和区块链技术为核心基础的"科研数据管理系统"平台。该平台从实验室源头入手，对科研全流程进行数字化管控，通过技术手段充分体现浙大邵逸夫医院对医学研究实事求是的精神，保证科研数据的可信性。在医疗设备管理方面，浙大邵逸夫医院结合区块链和物联网技术，确保了医疗设备运行的安全可靠。在创新驱动理念的指引下，浙大邵逸夫医院将坚定不移地推进区块链技术在医疗领域的深度融合与应用，以助力医疗行业的数字化转型与改革。浙大邵逸夫医院将以"区块链＋"作为推动医院精细化管理和高质量发展的重要手段，全面提升医院的综合服务水平，为广大患者提供更加安全、高效的诊疗环境。

浙大邵逸夫医院的"区块链＋"，不仅在医疗质量管理、数据管理等方面取得了实质性的进步，而且在加强信息安全管理、推动医疗现代化等方面获得了提升。首先，在信息化和智能化建设方面，浙大邵逸夫医院将区块链技术融入医疗文书与科研数据，是提高精细化管理水平、推动医疗行业持续改革的创新尝试。推动了公立医院探索全新的去中心化"互联网＋医疗健康"服务新体系，为医疗领域的数字化改革注入新动力，为数字经济增添新的增长点，这是现代医院管理的重要内容。其次，医院通过电子病历全流程上链，不仅实现了电子病历的规范化和标准化管理，而且减少医疗差错，加快服务响应，通过技术手段保障数据的准确性和安全

性，这种质量与效率的双重提升正是医院高质量发展的体现。此外，医院促进了与多方利益相关者的合作，通过共享可靠的数据和资源，增强了医疗服务的整体效能和社会效益。同时，利用区块链的不可篡改性和去中心化特征，医院增强了管理的透明度和可信度，这是卫生健康向更智能、更精准的方向发展的体现。浙大邵逸夫医院的区块链实践，反映了医院在医疗领域技术创新和管理优化方面的卓越贡献，为我国医疗行业的发展提供了有力支持。同时体现了其作为现代医疗机构追求高质量发展的坚定步伐，不断探索和实践新技术在医疗领域的应用，为构建更高质量的医疗卫生服务体系、促进我国医疗行业数字化转型贡献力量。

五、人工智能随访，提升患者就医获得感

在当前医疗改革的关键时期，我国卫生行政部门大力推动公立医院向以服务质量为导向的转型。服务质量和能力的提升已成为公立医院在竞争中立足的核心要素，也是更好地满足人民群众医疗健康需求的重要举措。浙大邵逸夫医院积极响应号召，运用互联网和大数据技术，建立起人工智能患者随访平台。这一平台实现了患者就医体验的动态调查，构建起患者"在院—离院—居家"的全流程管理体系。通过患者满意度测评，医院精准定位影响医患双方满意度的关键问题，持续优化医疗服务行动计划。此外，人工智能患者随访平台为医护人员提供了便捷的病情跟踪机制，为医学科研和医务人员业务能力提升提供了有力的数据支持。目前，人工智能患者随访平台已在门诊住院患者、日间手术患者、肿瘤患者等各类人群中得到应用。浙大邵逸夫医院人工智能随访这一创新实践强化了医护人员"以患者为中心"的服务理念，推动了科室服务水平的持续提升，为患者提供更高质量的医疗服务。这不仅提升了医院的整体服务水平与绩效，更为医院的健康、可持续发展注入了强大动力。

浙大邵逸夫医院积极响应国家卫生健康现代化的号召，深入贯彻落实以人民健康为中心的发展思想，在应用人工智能患者随访平台方面取得了显著成效。该平台的成功应用，不仅提升了医疗服务的延续性和覆盖面，为患者提供了更加便捷、高效的随访服务，而且为医院的可持续发展奠定了坚实基础。依托互联网和大数据技术，浙大邵逸夫医院实现了对患者就医的全程跟踪，为医疗决策提供了更为精准的

数据支持。同时，借助人工智能随访调查手段，医院基于患者的满意度情况，深入挖掘影响医患双方满意度的关键问题，提升了患者的就医体验。此外，人工智能随访平台还充分考虑了各类患者的个性化需求，通过智慧赋能，让医疗服务更加人性化、更有温度。这种以患者为中心的管理方式，充分体现了浙大邵逸夫医院"给您真诚、信心和爱"的服务理念。浙大邵逸夫医院在建立与应用人工智能患者随访平台方面，为卫生管理领域树立了良好的榜样，对推动医疗服务的创新与发展具有重要的借鉴意义。

推进医院信息化建设，是提升医院管理效能和服务能力的重要举措，更是医院实现高质量发展的必然要求，对于提高医疗质量和效率，优化患者就医体验，促进医院整体协调发展具有深远意义。我们必须将医院信息化建设作为医院发展的重要战略，将信息化建设摆在医院发展更突出位置，不断完善信息化基础设施，提升信息化应用水平，为医院高质量发展提供有力支撑。浙大邵逸夫医院作为数智化医疗建设的先行者，始终坚持以人民健康为中心的可持续发展理念，积极探索与推进数字化、智能化的医疗服务体系。通过将大数据、人工智能等先进科技与医疗质量管理相结合，为广大患者提供更加可感知、可获得、可惠及的医疗服务。同时，医院的管理效率也得到了显著提升，为医院的持续高质量发展提供了强有力的支撑和保障。

数字驱动发展，信息引领未来。数字中国建设的宏伟蓝图正展现出中国式现代化的别样图景。在信息化技术的不断突破之下，浙大邵逸夫医院作为高质量发展医院梯队的典范先行者、排头兵、实干家，始终坚持以患者为中心的人文理念，借助人工智能、大数据、云计算等前沿信息技术，将医院管理与运营的数智化转型和新一代信息技术相耦合，为患者提供更加个性化、精准化的医疗服务，为推动中国医疗卫生事业的现代化作出积极贡献。面向未来，浙大邵逸夫医院将继续秉承中国式现代化医院的精神，立足国内、放眼全球，以信息化技术创新为引擎，推动医疗事业不断迈向新的高峰。在这幅数字中国建设的壮丽画卷中，浙大邵逸夫医院将以更加饱满的热情和斗志，为人民群众的健康事业贡献自己的力量，书写新时代医疗事业辉煌的新篇章。

（陈艺成　申靖　岑建萍　顾梦佳　崔璐　叶天娇

浙大邵逸夫医院质量管理办公室）

信息赋能　构建智慧医院新生态

促进优质医疗资源扩容和区域均衡布局，是持续推进健康中国建设的先行之路。党的二十大报告提出，要积极推进健康中国建设，促进优质医疗资源扩容和区域均衡布局。同时，我们要以公益性为导向，深化公立医院改革，以人民健康保障为优先发展战略地位，不断优化医疗卫生服务体系，切实增强人民群众的改革获得感、就医安全感和健康幸福感。现代化的本质是人的现代化，人民健康水平是检验中国式现代化建设成效的重要标尺，站在新的历史起点上，我们必须深刻领会党的二十大精神，坚持以人民为中心的发展思想，将卫生健康事业的高质量发展和人民对美好生活的向往紧密结合，完善高质量的医疗保障体系和提供高水平的医疗卫生服务。卫生健康行业作为保障人民健康的主力军，要紧密围绕健康优先、健康共富的发展大局，坚持走具有中国特色的卫生与健康发展道路，不断创新服务模式，提升服务效能，不断满足人民群众对健康的需求，为人民群众提供更加优质、高效的医疗卫生服务。

在全球数字化浪潮的推动下，新一代信息技术正以其数字化、网络化和智能化的特性，深刻融入并重塑人们的生产生活方式，推动传统的医疗卫生服务迈向数字健康的新阶段。信息化时代的到来，为中华民族带来了前所未有的发展机遇。浙大邵逸夫医院深刻认识到新一代信息技术在医药卫生领域的重要性，始终坚守新发展理念，以高质量、竞争力和现代化发展为指引，以满足人民群众对卫生健康服务日益增长的需求为己任。医院积极探索新技术应用，稳步推进数字化建设，致力于构建智慧医院，实现信息技术与医药卫生服务模式的深度融合。通过优化资源配置、提升服务效率，促进医院信息化事业实现高质量发展。在数字化信息化的发展道路上，浙大邵逸夫医院坚守开放创新的初心，积极投身于为广大患者提供优质、高效医疗服务的伟大事业中。以满足人民群众日益增长的健康需求为己任，全面激发医院内在活力，广泛吸引多元主体共同参与智慧医疗建设，持续引领医疗科技的创新潮流。

信息化是我国现代化进程中的关键战略机遇。浙大邵逸夫医院深入把握信息革命的脉搏，充分运用云计算、大数据、边缘计算等前沿信息技术，积极推进医院数字化、网络化、智能化的转型升级，创新服务新模式，为我国医药卫生事业的现代化贡献力量。

一、三大数据中心，打造医院信息互联共享新模式

在互联网经济蓬勃发展的时代背景下，数据已然成为推动社会进步的新型生产要素，既是基础资源，也是战略资源，其开放、共享和应用对于优化资源配置、提升使用效率以及提高全要素生产率具有深远影响。智慧医院建设作为构建现代医疗服务体系的关键环节，对于提升医疗服务效率和质量具有至关重要的作用。在这一过程中，数据作为基石，是确保医院数字化转型顺利推进的核心要素。医院运营管理数据中心在智慧医院建设中发挥着举足轻重的作用。它不仅是医院各类管理数据的汇集地，更是通过构建科学机制，使这些数据得以充分利用。数据的有效利用直接关系到医疗服务质量与效率的提升，对于推动医院高质量发展具有决定性意义。同时，医院运营管理数据中心还是将数据转化为资产、服务于医院运营管理业务的重要工具，为医院的科学决策和精细管理提供了有力支撑。

浙大邵逸夫医院高度重视数据管理工作，成功构建并完善了全院统一的临床、运营、科研三大数据中心。其中临床数据中心可集成院内各级临床信息系统，包括病历、检验、病理等，实现以患者为中心的所有临床诊疗数据的整合与集中展现，可为临床决策提供数据支持；运营数据中心可实现医院运营数据的集中存储和信息资源的深度挖掘分析，为医院管理者提供辅助决策支持、全成本核算和综合绩效评价等服务；科研数据中心通过对医疗大数据进行深度挖掘和分析，结合智能搜索引擎，为临床辅助医疗和科研教学管理提供强有力的数据支撑。三大数据中心实现了数据的统一存储、处理、治理和访问管理，为临床、运营、科研数据的查询、调阅、分析和决策提供了全面支持。这一举措不仅推动了医院数字化转型的进程，也为提升医疗服务效率和质量奠定了坚实基础。医院的数据中心坚持以病人为中心，将临

床全流程数据归档和存储，遵循"全量""实时""准确"的原则，提供实时的信息访问服务，更好地服务于科研、管理和临床决策。同时，数据中心还助力各级医疗质量管理人员延伸管理职能，充分发挥数据分析的最佳实践总结作用，成为医院数字化转型的"后视镜"、实时数据监测的"仪表盘"以及面向未来发展规划的"望远镜"。

二、基于新一代技术的医院信息系统（HIS+EMR），推进数字化医院转型

随着移动互联网技术的迅猛发展和智能终端设备的广泛应用，移动信息化已成为推动各行业转型升级的关键力量。特别是在医疗与健康服务领域，信息化建设正处在一个承前启后、继往开来的重要阶段，其步伐日益加快，对于提升医疗服务质量和效率具有举足轻重的意义。智慧医院建设作为推动医院高质量发展的核心引擎，其重要性不言而喻。在这一时代背景下，加快智慧医院建设与业务流程优化已成为行业内外共识，是提升医院综合竞争力、满足人民群众日益增长的健康需求的必由之路。

浙大邵逸夫医院在国内医院信息化领域勇担先行先试之责，展现出了卓越的领导力和实践成果。医院始终致力于深化医药卫生体制改革，以满足人民群众的健康需求为己任，紧密结合智慧医院的发展定位和区域化集团运营的战略目标，秉承"优化服务流程，提升患者体验"的信息化建设核心理念，制定了独具特色且切实可行的信息化建设规划。通过不断优化和固化医院内部流程运作规则与管理模式，医院整体管理效能和行业竞争力得到了显著提升。在业务架构设计方面，浙大邵逸夫医院坚持以患者需求为导向，以电子病历系统为核心，充分利用先进的互联网技术和云计算平台，成功打造了集成化程度更高、功能更完善的新一代医院信息系统（HIS+EMR），为医院高质量发展提供了有力支撑。这一系统实现了跨平台的前端交互，在传统系统架构之上具备了更高水平的一体化部署能力。不仅实现了院内诊疗与互联网业务的无缝对接，还通过统一的工作界面，将患者的线下就诊数据与线上互联网诊疗信息紧密融合，既可在院内 PC 终端操作，也支持手机端便捷访问，并在便民服务、医疗服务、医疗管理、运营管理、医疗协同、科研教学六大方面进行应用。新一代系统深入贯彻信息化治理策略，通过构建了统一的数据中心，有效

支持了多院区业务的协同运作。此外，系统还引入了知识驱动的闭环式临床服务应用，充分彰显了"智慧医疗"的时代特色，为患者就医路径的优化提供了有力支撑。这一创新举措满足了线上线下一体化、分级诊疗、双向转诊等多元化业务协同需求，为提升医疗服务质量和效率奠定了坚实基础。在新兴信息化环境的推动下，浙大邵逸夫医院对业务流程进行了全面优化，实现了基于网络的协同医疗与协同办公。通过全闭环、全过程、全环节的信息化支撑，医院不仅大幅提升了资源管理的效率，还显著降低了运营成本，为医院的可持续发展注入了新的活力。

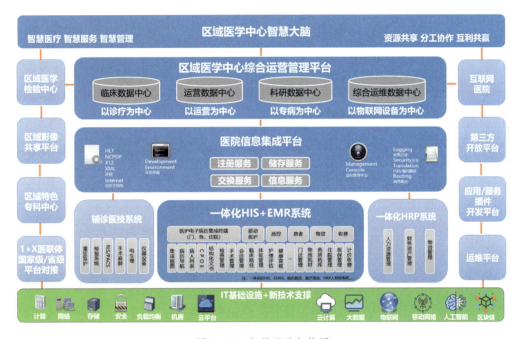

图 2-13 智慧医院架构图

三、"三位一体"智慧医院，助力医院高质量发展

随着科技的不断进步和创新，医疗信息化已成为提升医疗服务质量、效率和患者满意度的核心战略。通过信息化手段，医疗服务能够更好地满足患者需求，提高服务的精准性和效率，进一步推动医疗事业的持续发展。在智慧医院的建设过程中，信息化系统发挥着不可替代的关键作用。为进一步优化患者就医体验，全面提升医疗服务质量，浙大邵逸夫医院积极推进智慧医院信息化建设，不断优化医疗服务流程，提升医疗信息化水平，为患者提供更加便捷、高效、优质的医疗服务。

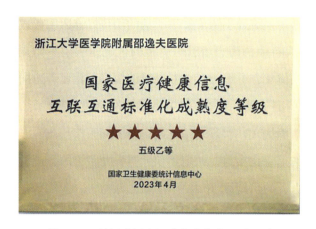

图 2-14　被评为国家医疗健康信息互联互通
标准化成熟度等级五级乙等

浙大邵逸夫医院以"智慧服务"为抓手，聚焦构建医疗服务全流程智慧化体系，推动医疗信息的数字化、网络化和智能化进程，同时加强信息安全体系建设，确保患者信息的安全可靠。这些举措的实施，将为智慧医院信息化建设注入新的动力，推动医院向更高水平迈进。同时，以"智慧医疗"为核心，利用"云大物移智"新一代技术，深化打造智慧医院，浙大邵逸夫医院高度重视医疗设备智能化的推进，将其作为智慧医院发展的重要动力，不断推动医疗服务模式的创新优化。在此过程中，浙大邵逸夫医院将信息化作为医院基本建设的优先领域，建立了一套符合本院实际、运行有效的高水平信息化模式。通过整合复用业务、数据和技术资源，构建了强大的院级服务能力，消除了内部各业务部门、各分支机构间的壁垒，为业务多元化、管理个性化的发展战略提供了有力支撑。在智慧医院建设方面，坚持智慧医疗、智慧服务、智慧管理"三位一体"的发展理念，不断完善智慧医院顶层设计。此外，加快 5G 智能应用、智能可穿戴设备、人工智能辅助诊断和治疗系统等智慧服务软硬件的研发和应用，以提升医疗服务的智慧化、个性化水平，推动医院信息化建设向标准化、规范化方向发展。在信息安全方面，始终将患者信息安全放在首位，采取数据库元素加密、提供数据库安全审计等措施，确保患者信息安全无虞。目前，浙大邵逸夫医院已成功通过国家电子病历系统功能应用水平分级六级，以及国家医疗健康信息互联互通标准化成熟度等级五级乙等，达到了医院智慧服务分级评估标准体系三级、医院智慧管理分级评估标准体系三级，评审是督导医院持续改进工作的重要抓手，推动医院不断加强内涵建设、完善和落实医院管理制度，促进医院高质量发展，也是对医院的综合服务、管理能力和水平的考验。展望未来，浙大邵逸夫医院将继续发挥示范引领作用，致力于高标准完善系统功能，提升应用水平，提高数据质量，精进信息化素养，为人民群众提供更加优质、便捷的医疗服务。

在全球经济格局深刻变革与数字化转型的历史潮流之下，数字经济以其强大的驱动力，已成为推动社会进步的重要引擎。在这一重要的历史交汇点上，浙大邵逸夫医院以高瞻远瞩的战略眼光，紧密把握时代跳动的脉搏，秉持着创新发展的理念，积极应对医疗卫生体制改革的重大挑战。医院深刻

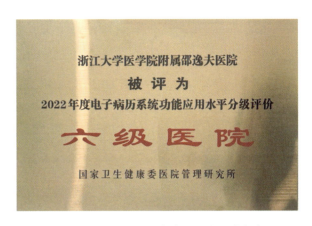

图 2-15　被评为 2022 年度电子病历系统功能应用水平分级六级医院

认识到，唯有坚持不懈地推进改革创新，实现高质量发展，方能持续提升医疗服务水平，更好地满足人民群众日益增长的健康需求，推进卫生健康现代化发展。智慧医疗建设在中国卫生健康现代化进程中扮演着日益重要的角色。浙大邵逸夫医院坚持以创新为引领、以发展为己任，积极投身于智慧医疗建设，努力为中国卫生健康现代化发展贡献力量。医院深知，智慧医疗建设不仅关乎医疗技术的进步，更关乎人民健康福祉的提升。因此，浙大邵逸夫医院致力于将最新的科技应用于医疗领域，推动医疗服务向智能化、高效化、个性化方向发展。我们坚信，只有不断创新，方能满足人民群众对美好生活的向往，为实现中华民族伟大复兴的中国梦贡献力量。

（叶进明　王雨扬　浙大邵逸夫医院 IT 中心）

从"互联网+"到"人工智能+"
邵医智慧医疗开放服务体系的创新实践

随着"数字中国"与"健康中国"国家战略的深度融合和协同推进，以互联网、大数据、人工智能、云计算等为代表的先进数字技术与卫生健康领域日益紧密融合，正在逐步构建数字健康与智慧医疗的全新格局。这种转型以数字化、网络化、智能化为核心驱动力，引领着我国医疗健康行业实现质量、效率和动力的深刻变革。2015 年，《国务院关于积极推进"互联网+"行动的指导意见》的发布标志着"互联网+"正式上升为国家战略，并纳入国民经济和社会发展的顶层设计中。2018 年，国务院办公厅发布《关于促进"互联网+医疗健康"发展的意见》，旨在推动互联网技术在医疗健康领域的广泛应用和深入发展。"互联网+医疗健康"作为一种创新型的医疗服务模式，成为了推动医疗健康事业持续发展的重要力量。2017 年，国务院发布《新一代人工智能发展规划》，从国家层面将人工智能确立为重要的发展战略。2024 年，新一届政府首次在政府工作报告中提出开展"人工智能+"行动，标志着人工智能技术在国家战略层面得到了前所未有的重视和推动。

浙大邵逸夫医院始终站在创新的前沿，提出了宏伟的智慧医院建设规划，致力于运用先进的数字技术为人民健康福祉提供坚实支撑和全面保障，推动我国医疗健康事业迈向更高的发展阶段。浙大邵逸夫医院充分运用互联网、人工智能等数字技术，成功构建了国内首个以分级诊疗为核心的邵医（纳里）健康云平台，并创新性地打造了以"循证知识+临床经验"双轮驱动的智慧医疗服务决策引擎——AI 医学大脑。通过将健康云平台与 AI 医学大脑进行深度整合，将互联网、人工智能等数字技术全面融入临床诊疗服务全流程和区域医疗协同生态，构建了智慧医疗开放服务体系。这一体系不仅高效支撑了区域医疗机构间的资源数据融合及全流程业务智慧协同，显著提升了基层医疗服务能力和整体医疗服务供给效能，促进了区域分级诊疗服务体系的落地生根和区域医疗的协同共进，还有力推动了合理有序的就医格局的形成，切实增强了群众就医的满意度和获得感。

一、数智融合打造智慧医疗新模式

浙大邵逸夫医院持续发挥引领示范作用，积极应用前沿科技力量，全方位推进数字科技在临床诊疗服务全流程和区域医疗协作中的深入运用，打造了一个开放融合、智能高效的智慧医疗开放服务新体系，致力于满足人民群众日益增长的医疗健康需求，为健康中国建设贡献力量。

（一）健康云平台，推动分级诊疗落地惠民

分级诊疗是优化医疗资源配置、促进医疗服务均等化、破解群众"看病难"的重要举措，也是我国五项基本医疗卫生制度之首。分级诊疗制度自实施以来，虽然已经取得了一些阶段性成果，但距离其总体目标仍有较大差距，究其原因，首先是医患之间存在巨大的知识和信息鸿沟，导致患者往往难以充分理解自身的健康状况和治疗选择，从而影响就医决策；其次是优质医疗资源总体上供给不足且分布不均衡，基层医疗服务能力目前仍较薄弱，一定程度上成为制约整个系统效能的短板。以互联网为代表的数字技术是实现医疗卫生转型升级、提质增效的重要引擎，也是协同推进医疗卫生体制改革和解决当前难题的重要抓手。浙大邵逸夫医院创新提出了"互联网＋医院联盟＋医生＋健康产业"的医疗4.0模式，研发了旨在推进区域协作互联的高性能医疗健康服务云平台——邵医（纳里）健康云平台，通过广泛连接各类医疗健康要素及相关信息系统，有效促进了区域多源异构医疗健康数据的融合共享，有力推动了区域医疗资源的柔性整合和医疗业务协作联动，更丰富了各类"医医协同""医患协同""三医协同""人机协同"的业务应用，初步构建了线上线下一体化、区域多级联动的分级诊疗服务体系。通过科研攻关和技术创新，云平台在管理、技术和应用方面取得了显著突破，有效消除了医患间的知识和信息障碍，打破了机构间医疗协作的时空界限。在推动优质医疗资源下沉和分级诊疗落地方面，云平台发挥了重要的引领示范作用，极大地促进了医

患沟通的顺畅、业务协作的高效以及导诊分流的精准，为实现协同医疗卫生体制改革、服务民生目标奠定了坚实基础。

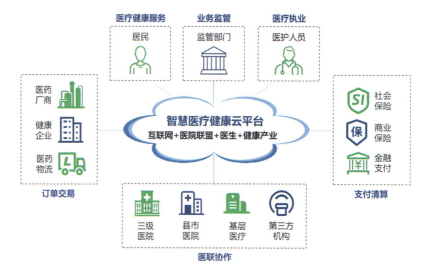

图 2-16　邵医（纳里）健康云平台模式架构

（二）AI 医学大脑，赋能临床诊疗服务全流程

将人工智能全面融入临床诊疗服务全流程，可显著提升医院数字化服务层次，为医院管理的精细化和智慧化提供强大助力，进而全面提高医疗服务的可及性、公平性和患者满意度。针对医疗数据利用瓶颈、区域医疗协作障碍以及患者就医体验不足等问题，浙大邵逸夫医院充分运用大数据、自然语言处理、神经网络、知识图谱等人工智能技术，将海量的临床诊疗数据与循证医学知识进行有机融合，构建了一套标准化的医学术语库。在此基础上，浙大邵逸夫医院充分运用机器学习技术对语义关系进行精准自动标注，利用远程监督和信息抽取技术实现了知识图谱的自动化构建。同时，通过图嵌入技术，实现了知识图谱的动态更新与完善。依托知识图谱，研发了覆盖 9000 余种常见病、多发病和急性病的医疗决策推理模型。基于医疗决策推理模型，打造了群体智慧增效的临床诊疗辅助 AI 医学大脑。作为智慧医院决策的核心枢纽，浙大邵逸夫医院的 AI 医学大脑广泛应用于临床诊疗全流程、智慧健康管理及医院运营管理等多个领域，为医院提供强大的辅助决策支持。

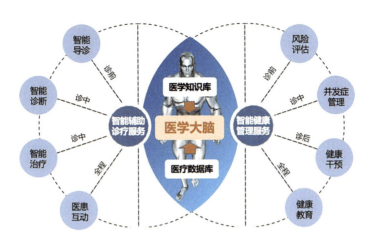

图 2-17 AI 医学大脑的设计

（三）夯实数据基座，构建医疗服务开放创新生态

浙大邵逸夫医院持续探索数字技术在医疗健康场景的创新应用，将健康云平台与 AI 医学大脑进行深度融合。通过促进区域医疗数据的融合共享、资源的柔性整合以及业务的互联协作，打造了一个集智慧健康助理、智慧医生助理和智慧质管助理于一体的智能辅助决策体系，实现除了面诊、检验检查、处置、住院等必须要至线下处置的核心医疗环节以外的一站式线上全流程智能辅助医疗服务，构建了覆盖医疗服务全流程、支持区域分级诊疗落地的智慧医疗开放服务体系。该体系的有效推行，显著提升了基层医疗的服务质量和服务水平，有力促进了区域医疗服务的均等化与同质化，有助于形成高效、可及、个性化和精准的就医格局，极大地改善了群众的就医体验。同时，这一创新模式的探索和实践也为"互联网+""人工智能+"在区域多级联动、线上线下一体化区域分级诊疗服务中的新典范，提供了宝贵的实践经验和思路。这不仅标志着智慧医疗服务的未来发展方向，也为整个医疗行业的数字化转型提供了重要的参考和借鉴。

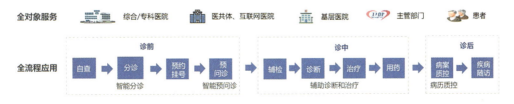

图 2-18 邵医智慧医疗开放服务创新生态

二、数智驱动医疗健康事业高质量发展

浙大邵逸夫医院将数字科技全面应用于临床诊疗服务全流程及区域协作实现了医疗服务流程的升级和患者体验的优化。不仅促进了区域医疗机构的资源共享和业务流程的无缝衔接，还显著提升了整体医疗服务的质量效率，为医疗健康事业的高质量发展提供了有力支持。

（一）精准就医推荐，实现医疗服务更高效、可及

浙大邵逸夫医院积极推动智慧医疗开放服务体系建设，打造了邵医智慧医疗健康云平台，建立了群众与专业医疗系统之间便捷沟通的桥梁。依托健康云平台，群众能够不受时间和地点的限制，随时随地在移动端轻松向医生发起健康咨询，医生也可以充分利用碎片化时间为群众提供专业远程健康指导和个性化健康管理建议。而智慧医疗开放服务体系的智慧决策中枢——AI 医学大脑，可以在患者就诊前智能分析患者的症状病情，科学推理出患者可能的疾病类型，并智能匹配适合的科室及医生，精准对接线下医疗服务资源，为患者提供高效、个性、精准、有序的医疗服务，减少群众的无谓奔波，极大提升了患者的就医体验。浙大邵逸夫医院的这些创新举措被权威媒体誉为"互联网＋"医疗卫生体制改革行动的典范和"最多跑一次"改革的示范样本。

（二）全流程服务闭环，提高就医获得感、满足感

邵医智慧医疗开放服务体系，构建起了"院内院外""线上线下""上下级"一体化的整合型医疗服务体系，该体系依托健康云平台搭建了全流程移动化智慧就医服务系统，实现除了面诊、检验检查、处置、住院等医疗服务环节须在线下完成，其他医疗服务环节均可在线完成，基本解决了传统就医的"三长"问题，群众的就医时间显著缩短、就医体验明显提升。全流程移动化智慧就医服务系统上线以来，在国内多家医院得到广泛应用和推广，成为"互联网＋"优化院内医疗服务流程的典范。

依托 AI 医学大脑构建的全流程智能辅助临床诊疗决策系统，全面介入了"检、预、诊、疗、护、管"等核心医疗服务全流程，其在基层医疗机构的深入应用，有

效解决了区域医师诊疗水平参差不齐、医学生培养周期长及供应不足等所造成的看病难题，进一步促进了区域医疗服务资源均等化、同质化发展，推进了分级诊疗制度落地和医疗质量全面提升。该系统的建设成果也获得了中央网络安全和信息化委员会办公室的认可，被评为 2020 年人工智能社会实验典型案例；获得了由国家卫生健康委员会主办的第一届全国数字健康创新应用大赛医学人工智能主题赛"精准医疗赛道"二等奖等多项荣誉。该系统的研究还获得了浙江省 2020 年省重大研发计划项目、2022 年度浙江省"尖兵""领雁"重点研发计划项目、2023 年国家科技创新 2030—"新一代人工智能"重大项目等多项基金的支持。

（三）多模态区域医疗协作，提升区域医疗健康服务水平

传统的远程会诊模式，往往要求专家医生与基层医生在特定的时间、空间条件下进行会诊交流，这种固定的"双规"模式在一定程度上抑制了专家医生的参与热情，进而影响会诊的响应速度和整体效果。浙大邵逸夫医院通过构建智慧化的医疗开放服务体系，依托健康云平台，创新性地推出了"点对点"与"点对多"、"实时"与"非实时"、"定向点名"与"不定向邀请"等远程会诊服务模式，成功打破了这一限制。通过这些灵活多样的远程会诊模式，专家医生可以在基层医生的远程协助下随时随地为患者提供在线诊疗服务，让患者在家门口的基层医疗机构中获得专家医生提供的优质医疗服务。此模式不仅充分利用了专家医生的碎片化时间，还极大地拓展了专家医生的服务半径，提升了专家医生的服务效能，深受专家医生认可；同时也为基层医生创造了宝贵的学习机会，促进了基层医生的专业成长和技能提升；进而有助于缩小城乡医疗服务水平的差距，提高区域医疗体系的均衡性和整体效能。

邵医（纳里）健康云平台现已开放区域核心医疗机构的医疗设备及医技检查服务。基层医生可在线为患者就近预约相应的检查治疗项目，患者只需按约接受检查治疗，检查治疗结果会及时反馈给基层医生，极大地减少了患者的无效往返和等待时间。不仅满足了基层医疗机构"不求所有，但求所用"的实际需求，更推动了区域内优质技术设备的灵活共享与高效利用。此外，邵医智慧医疗健康云平台还实现了专家医生反向预约基层医疗机构检验检查项目的功能，构建了区域内医疗机构间高效协作的新机制。邵医智慧医疗健康云平台建设的创新实践获得了主管部门、同

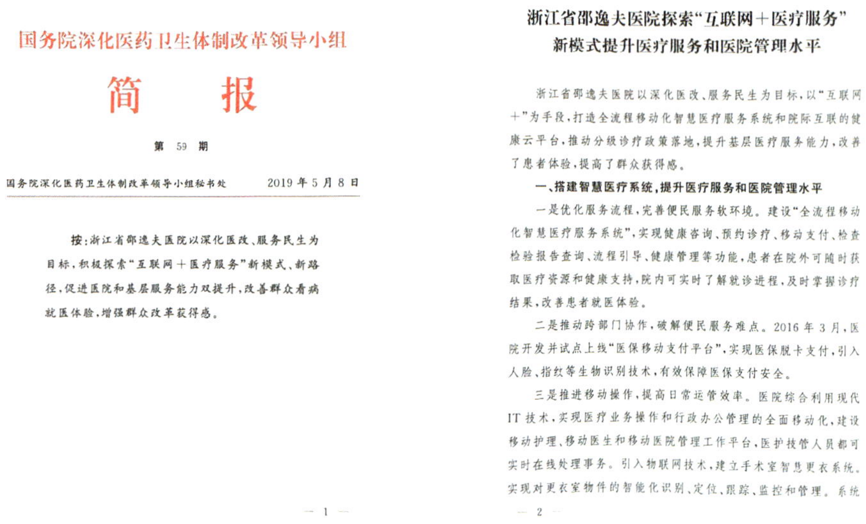

国务院深化医药卫生体制改革领导小组

简 报

第 59 期

国务院深化医药卫生体制改革领导小组秘书处　　2019 年 5 月 8 日

按：浙江省邵逸夫医院以深化医改、服务民生为目标，积极探索"互联网＋医疗服务"新模式、新路径，促进医院和基层服务能力双提升，改善群众看病就医体验，增强群众改革获得感。

— 1 —

浙江省邵逸夫医院探索"互联网＋医疗服务"
新模式提升医疗服务和医院管理水平

浙江省邵逸夫医院以深化医改、服务民生为目标，以"互联网＋"为手段，打造全流程移动化智慧医疗服务系统和院际互联的健康云平台，推动分级诊疗政策落地，提升基层医疗服务能力，改善了患者体验，提高了群众获得感。

一、搭建智慧医疗系统，提升医疗服务和医院管理水平

一是优化服务流程，完善便民服务软环境。建设"全流程移动化智慧医疗服务系统"，实现健康咨询、预约诊疗、移动支付、检查检验报告查询、流程引导、健康管理等功能，患者在院内外可随时获取医疗资源和健康支持，院内可实时了解就诊进度，及时掌握诊疗结果，改善患者就医体验。

二是推动跨部门协作，破解便民服务难点。2016 年 3 月，医院开发并试点上线"医保移动支付平台"，实现医保脱卡支付，引入人脸、指纹等生物识别技术，有效保障医保支付安全。

三是推进移动操作，提高日常运管效率。医院综合利用现代 IT 技术，实现医疗业务操作和行政办公管理的全面移动化，建设移动护理、移动医生和移动医院管理工作平台，医护技管人员都可实时在线处理事务。引入物联网技术，建立手术室智慧更衣系统，实现对更衣室物件的智能化识别、定位、跟踪、监控和管理。系统

— 2 —

图 2-19　邵医健康云平台相关经验做法被国务院深化医药卫生
体制改革领导小组第 59 期简报专题刊发推广

行和社会各界的高度肯定和广泛赞誉，被国务院深化医药卫生体制改革领导小组第 59 期简报专题刊发向全国推广；入选 2020 年（乌镇）世界互联网大会"互联网科技成果展示馆永久展示项目"；连续多年受到国家卫生健康委员会办公厅的高度认可与通报表扬，并荣获 2022 年度浙江省科学技术奖科技进步奖二等奖、2023 年中国医院协会医院科技创新奖"技术进步奖"等多项殊荣。

当前，数字科技已成为推动经济社会高质量发展的新动力，为各行业拓展了无限的想象空间。随着互联网、人工智能等数字技术迅速融入医疗健康领域，医疗健康数字化、网络化、智能化的转型，已成为医疗健康行业提升质量、提高效率、激发新动能的重要契机和关键驱动力。浙大邵逸夫医院通过构建智慧医疗开放服务体系，促进患者与医务人员、医疗机构、医疗设备间的智慧互动，提高临床诊疗服务全流程的效率和质量，推动医疗服务向标准化、流程化、科学化的方向发展，进而引领临床诊疗服务模式的全面升级，为群众提供更加优质、便捷、高效、连贯的医疗健康服务。通过"互联网＋"、"人工智能＋"与医疗数字化转型的深度融合，让群众真切感受到科技创新带来的实惠，为我国医疗健康行业的快速发展注入强大动

力。同时，浙大邵逸夫医院积极推进区域医疗服务生态的数字化转型，促进优质医疗资源的柔性流动与服务协同，助力优质医疗资源扩容和区域医疗协同发展。这将进一步提升优质医疗资源的服务能力和覆盖范围，有效推动区域分级诊疗制度的落地实施，促进区域医疗健康生态的协同创新，打造更具活力和创新性的数字化医疗健康生态。

　　未来，浙大邵逸夫医院将继续依托互联网、人工智能等数字技术，深入整合5G、云计算、物联网、可穿戴设备、机器人、区块链、数字孪生等前沿科技，通过科技力量的赋能，显著提升智慧医疗服务的普及率和用户友好性，持续推动临床诊疗服务的便捷化、个性化、智能化和精准化，使医学创新、服务场景与群众需求更加紧密地结合，构建一个惠及民众、开放共享、融合创新、智慧高效的医疗服务体系，开启医疗高质量发展的新篇章，推动我国智慧医疗事业不断迈向新的高峰。

（林辉　方辛未　吴俊　浙大邵逸夫医院互联网与人工智能办公室）

大语言模型的智能医生助理：
引领医疗新质生产力

　　人工智能正在以空前的速度和广度深刻改变着人类社会的各个领域，促进人工智能同经济社会发展深度融合，不仅有利于满足人民群众美好生活需要，更有助于实现全面建设社会主义现代化国家的各项目标任务。我国高度重视新一代人工智能的发展，通过出台一系列加快推动人工智能发展的指导性文件，将其提升至国家战略的层面，这一重要决策无疑将为我国社会的各个方面带来深远的影响。作为前沿技术，人工智能大语言模型正在崛起，成为新时代人工智能发展的新范式和新动力，尤其在医疗领域，人工智能大语言模型的应用前景广阔，被视为拓宽医学发展空间的重要手段，同时也是医疗机构提升服务质量的关键路径。人工智能大语言模型在医疗领域的广泛应用，将极大促进医学科技的快速发展，为我国医疗环境的优化与提升奠定坚实基础。这一重要趋势将推动我国医学事业迈向新的高峰，为人民群众的健康福祉贡献更多力量。

　　随着人民群众对医疗服务质量要求的日益提高，当前医疗服务领域面临着一系列亟待解决的突出问题和挑战。为应对这些挑战，医疗机构必须紧跟全球医疗行业的发展趋势，把握多元化医疗服务的重大机遇，实现医疗行业的质量变革和效率提升。门诊服务作为医疗服务体系的核心组成部分，其智能化、高效化的转型升级已成为当前亟待解决的重要任务。在政策引领、技术革新和民众需求的共同推动下，浙大邵逸夫医院充分发挥大语言模型在人工智能领域的先导作用，研发出基于大语言模型的智能医生助理(以下简称"AI 医助")，其能够精准高效地整合医院内各科室的医疗资源，为患者提供全方位、一站式医疗服务，显著优化诊疗流程，从而极大地提升医疗服务的整体效率与质量。"AI 医助"的全方位应用，能给患者带来更加精确、智能且个性化的医疗服务，更为增进人民群众的健康福祉作出积极贡献，也将为医学创新提供更广阔的领域、更深入的层次和更高标准的质量推动力，助力医学事业，打造新质生产力。在人工智能的赋能下，我国医疗服务水平必将实现新的发展，为推动全民健康事业的深入发展、全面建设社会主义现代化国家作出积极而重要的贡献。

信息化时代，"AI 医助"应运而生，大语言模型技术与医疗领域的深度融合得以实现，为行业树立了崭新的典范。这一创新成果为浙大邵逸夫医院中国式现代化医院的建设之路注入了强大动力，成为推动医疗领域持续发展的核心驱动力。

一、"AI 医助"之预问诊：让等待变得有意义

医患之间的沟通在诊疗过程中具有至关重要的地位。沟通不畅或信息的不对称，不仅会导致时间的无效消耗，降低医生的工作效率，更可能诱发患者的不满情绪，对医疗服务质量和医患关系产生不良影响。因此，加强医患之间的沟通，确保信息的准确传递，是提升医疗服务水平、构建和谐医患关系的必要举措。

浙大邵逸夫医院的"AI 医助"平台积极运用先进的人工智能技术，深度整合了海量的医疗数据与知识图谱，结合对专业文献的系统性采集与精准分析，成功模拟了临床医生的诊疗思维。通过智能化的提问方式，"AI 医助"能够预先收集并整理患者的各类医疗信息，包括主诉症状、伴随症状、诊疗历程、既往病史以及家族病史等关键数据，为后续的精准诊断与个性化治疗提供了强有力的数据支持。不仅帮助

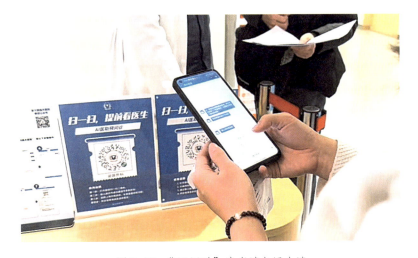

图 2-20 "AI 医助"患者端与医生端

患者迅速掌握自身病情，建立清晰的自我认知，还能在 5 秒内自动生成预问诊标准病历，并实时同步至医生工作站。这样，医生在患者进入诊室之前就能全面、迅速地了解患者的病史信息，从而极大地提升了诊疗效率。通过此举，不仅使患者的候诊时间更加有价值，也进一步增强了医疗服务的人文关怀，让看病过程更加温暖人心。此外，这一举措还提升了医疗服务的智能化水平，有助于全方位提升医疗服务的质量和效率，积极构建和谐稳定的医患关系，进一步推动医疗事业实现高质量发展。

二、"AI 医助"之病历生成：让医生更专注

为了全面提高医生的工作效率和病历书写质量，"AI 医助"全面搭建了科学、严谨的病历生成机制，实现了病历的自动化、智能化生成，减轻了医生的工作负担，提高了病历编写的效率。该系统通过精准的数据分析与处理，确保了病历内容的准确性与规范性，为医疗工作的顺利推进提供了有力保障。在诊疗过程中，医生只需启动"医生小助理"的录音功能，系统即可实时记录医生与患者之间的交流内容。运用先进的语音识别、自然语言处理及机器学习技术，该系统能够精准解析临床语义，自动标注患者症状、病史等关键信息，并快速生成结构化、标准化的电子病历。这不仅极大地减轻了医生书写病历的负担，使他们能够更专注于与患者的沟通，提高病情诊断的准确性，也为患者提供了更为个性化的治疗方案。系统还链接预问诊环节，使患者在诊疗前能够全面回顾自身病情，减少因遗忘病情而引发的医患摩擦，使整个诊疗过程更加和谐高效。此外，标准化病历的自动生成，显著提高了病历的完整性和准确性，促进医疗服务质量的全面提升。通过构建全面科学、严谨规范的病例生成体系，"AI 医助"既能够有效提高医生的工作效率，又确保了病历的精确性与规范性，从而为广大患者提供更加优质、高效的医疗服务。此举不仅为医疗服务质量的全面提升奠定了坚实基础，更为人民群众的健康福祉作出了积极贡献，彰显了医疗科技与社会责任的紧密结合。

三、"AI 医助"之辅助诊疗：让诊疗更精准

为了有效提升临床诊疗的效率和精准度，"AI 医助"系统不仅实现了病历的自

动化生成，大幅减轻了医务工作者的负担，更创新性地为医师提供了临床诊疗辅助决策方案推荐。该系统积极收集并分析患者的全面医疗信息，涵盖症状表现、病史记录、检查数据等关键内容，通过深度处理复杂的医疗数据，为医师提供智能提醒、辅助诊断、智能审方等多元化辅助功能。借助大语言模型的自我学习与更新机制，系统的诊断能力持续优化，确保从跨学科的角度全面把控医疗全局。"AI 医助"系统具备高效识别疾病潜在风险的能力，能够精确评估病情严重程度，为医师制订科学严谨的治疗方案提供有力支持。该系统通过提供决策参考，显著提升了诊疗的精确性与可靠性，为实现更为精准的诊疗服务提供了有力保障，从而为广大患者提供更加优质的医疗服务。

四、"AI 医助"之智能质控：让监管更科学

为切实加强病历文书的时效性与完整性，"AI 医助"提供全流程智慧质控服务。此项服务依托海量的医学文献、严谨的临床试验以及资深专家的丰富经验和共识，对医疗数据进行深度剖析与挖掘，进而生成标准化的临床指南与治疗方案。此举不仅将传统的主观判断升级为统一、科学的质控标准，更大幅提升了诊疗行为的规范性与一致性。同时，"AI 医助"借助对医疗数据的全面分析，实时监控诊疗过程，及时发现并纠正潜在问题，从而确保诊疗行为的规范性，显著降低诊疗失误的风险。这一创新举措显著提高了诊疗的精确性与可靠性，为患者提供了更加优质的治疗体验，也为医院的高质量发展注入了新的动力。此外，智慧质控服务还为监管部门提供了更加科学、有效的监管手段，共同推动医疗服务质量的持续提升。

五、"AI 医助"应用取得的成效

"AI 医助"的诞生，开创了大语言模型技术与医疗应用全面融合的先河，树立了行业典范，为中国式现代化标杆医院的打造贡献了强大力量，成为推动医疗领域发展的重要驱动力。对患者来说，提升了患者的就医体验，减少了门诊等待时间，对提高群众医疗满意度产生着至关重要的影响。对医生来说，病历的自动生成更智能，减少了病情问询的冗余工作，提高诊断的精准性。对医院来说，为进一步提升

病历文书的及时性、完整性，将传统的主观判断升级为统一质控标准，增加了医疗安全，助力医院高质量发展。

本项目自上线以来，获得多家主流媒体的广泛关注和宣传报道，包括但不限于人民日报、新华社、中央电视台等国内知名媒体，通过新闻稿、专访、特写等各种形式的报道，进行了全面深入的介绍，给予了极高的评价。

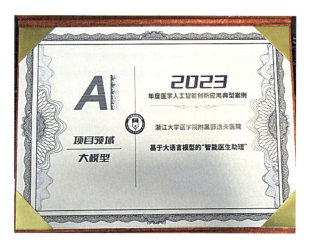

图 2-21　荣获"2023 年度医学人工智能创新应用典型案例"称号

同时，基于大语言模型的智能医生助理，凭借卓越的创新理念和前沿的技术应用，成功入选 2023 年度浙江省卫生信息学会数字健康"十佳案例"名单，荣获"2023 年度医学人工智能创新应用典型案例"称号，在"2023 第一届全国数字健康创新应用大赛医学人工智能主题赛"获得二等奖。

在成果转化方面：一是在软件著作权方面，积极申请并获得了八项大模型相关的软件著作权，包括《基于大模型的智能医生助理系统》《基于大语言模型的预问诊系统》《基于大模型的病历自动生成系统》《基于大语言模型的临床辅助诊疗决策系统》《基于大模型的智能质控系统》《基于自然语言处理的智能质控系统》等，这些系统的研发和应用为医疗信息化领域带来了全新的变革；二是在文章期刊方面，发表了八篇关于大模型应用的文章，《基于大模型的智慧门诊建设与探索》《基于大模型技术的智慧门诊服务流程的创新与实践》《智慧门诊提升患者就医体验的探索与实践》《基于信创技术的智慧门诊建设探索》《大模型时代下公立三甲医院门诊的机遇与挑战》《一院多区视角下智慧门诊协同服务体系建设路径研究》《智能预问诊系统的研发与应用：大模型在医疗信息化中的创新与实践》《大语言模型的智慧门诊诊疗服务模式构建与应用研究》，为医疗行业的数字化转型提供了宝贵的经验和参考；三是在标准制定方面，参与了多项重要标准，包括但不限于《医疗健康行业大模型成熟度测评技术要求》《医疗健康行业大模型应用技术要求—医疗侧服务》《医疗健康行业大模型应用技术要求—患者侧服务》《医疗健康行业大模型安全管理能力—应用安全》以及《医疗健康行业大模型合成服务治理要求—数据处理》等，致力于推动国家医疗大模型标准的完善，为行业的健康发展提供了有力保障；四是在项目推广方面，本项目已在包括浙江大学医学院附属第四医院、浙江医院、浙江省人民医院、黑龙江省中医院、北京东直门医院等在内的 20 余家顶级三甲医院成功落地应用，充分展现了其强大的实用性与广泛的适用性。

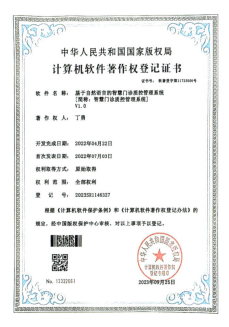

图 2-22　获得计算机软件著作权

数字技术，特别是以人工智能为代表的新兴技术，正以前所未有的速度推动着社会进步。在知识、数据、算法和算力等关键要素的联合推动下，人工智能的大规模预训练模型实现了跨越式发展。从自然语言处理领域起步，逐步扩展并迁移至计算机视觉、大语言、多模态等领域，显著提升了人工智能的泛化性和通用性，开启了人工智能发展的新篇章。大语言模型在医疗领域的应用，让我们迎来了医疗新时代，也对智慧医疗有了全新思考和理解。将大语言模型与医疗健康领域全面深度融合，不仅有助于推动医疗健康行业的数字化转型升级，更是满足人民群众日益增长的健康需求的关键所在。浙大邵逸夫医院的"AI 医助"，实现技术与人文的深度融合，充分体现了对医疗改革和患者需求的深度理解与积极响应。此举不仅为医学创新提供了更广阔的空间和更深入的层次，更在提升医疗服务质量方面发挥了重要作用。通过"AI 医助"的应用，医院能够为广大患者提供更加精准、智能、个性化的医疗服务，这既是医院对科技进步的积极拥抱，也是对患者福祉的深切关怀。

展望未来，浙江大学邵逸夫医院将依托新兴科技力量，以人文关怀为核心理念，不断深化人工智能大模型的研究与应用工作，积极推动其在医疗健康等领域的广泛应用，为医疗服务的高质量发展注入新的动力，共同开创医疗事业发展的新篇章。

（丁勇　庞晓燕　浙大邵逸夫医院门诊部）

信息赋能提升护理服务质量

在人类社会发展的历史长河中，护理事业始终扮演着守护生命、促进健康的关键角色，深蕴着人文精神的关怀与职业使命的崇高。然而，当前社会老龄化问题日益严峻，慢性病患者数量不断增加，传统的护理模式已无法完全满足公众对健康服务的迫切需求。与此同时，科技的迅猛发展，尤其是信息技术、人工智能等领域的突破性进展，为护理服务的创新与升级提供了前所未有的契机。

近年来，我国政府高度重视卫生健康事业的发展，相继出台了一系列政策文件，旨在推动护理服务与现代科技的深度融合。这些政策文件不仅强调了技术创新在提升护理服务质量中的重要作用，也为护理行业的未来发展指明了方向。作为国内在移动护理领域先行先试的医疗机构，浙大邵逸夫医院自 1994 年建院以来，始终将医院信息化建设放在重要地位，护理信息化建设已经成为医院信息化发展战略的关键组成部分。在全面深入解读相关政策方针的前提下，护理部在邵医护理团队高质量发展的引领下，逐渐开辟了一条以满足临床护理、护理管理、护理教育等专业领域的实际需求为出发点的护理信息专业化发展之路。这条道路以护理服务与信息技术深度融合为动力，以提升护理服务质量与工作效率为目标，致力于为人民群众提供世界一流的健康照护服务，充分展现了邵医护理的独特价值和内涵。

一、以护理服务与技术融合为核心，
探索现代科技赋能护理服务

浙大邵逸夫医院护理部始终以护理服务与技术融合为核心，不断实践与探索现代科技赋能护理服务，推动护理服务向智能化、个性化、精准化的方向发展，为人民群众提供更加优质、便捷、高效的健康护理服务。

（一）发展导向，因地制宜，开拓护理信息专业化探索之路

随着信息技术与医疗护理业务场景深度融合，护理专业发展迎来了新的飞跃。2022 年，《全国护理事业发展规划（2021—2025 年）》就明确指出需要大力推进护理信息化建设，提高护理服务效率和质量，减轻护士工作负荷。护理信息化建设已成为当下护理事业发展的大势所趋。在相关政策的指引下，浙大邵逸夫医院护理部结合自身高质量发展的需求，在医院信息化发展的基础之上，逐渐形成了一条赋有邵医内涵的护理信息专业化实践之路。

自 2004 年以来，浙大邵逸夫医院护理部便联合 IT 部门组建护理信息小组，开始实践移动护理；2012 年 11 月成立护理资讯委员会，调动全院护理信息化氛围，实现全院联动；2014 年 9 月开创性地设立全国第一个信息专科护士专职岗位，开展护理信息专业化实践的探索，在分管护理信息及护理质量的护理部副主任的带领

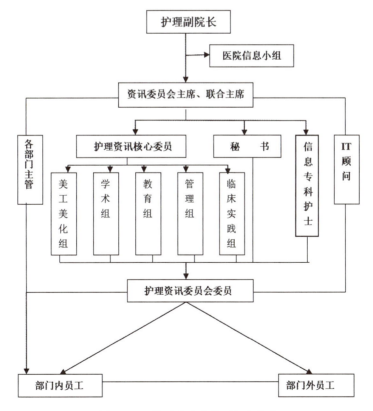

图 2-23　护理信息化管理组织架构

下，护理信息团队全面深入解读相关政策方针，逐渐形成了以垂直联合扁平化的管理体系为基础，以护理信息专业化团队为主导，以护理资讯委员会为核心的模式开展护理信息专业化实践。护理信息专业化团队通过和 IT 部门的通力合作，坚持以医院业务流程及规章制度为依据，以护理程序为指导，以临床需求为导向，以信息技术为手段，护理信息业务系统不断完善。

（二）标准先行，内化于心，夯实标准化护理术语体系

为推动护理学科的规范化、科学化发展，浙大邵逸夫医院护理信息团队自 2013 年起便开始标准化护理术语相关研究，通过参照国际护理实践分类（ICNP）、北美护理诊断学会的护理诊断（NANDA－I）、护理诊断分类（NDC）、护理措施分类（NIC）和护理结果分类（NOC）的内容，构建护理术语数据元，建立以护理诊断、护理措施和护理结局 3 个维度为主的基础字典库，研发标准化文书模板编辑器功能，从而构建全结构化护理电子病历系统。依托医院信息集成平台，浙大邵逸夫医院护理信息系统实现医护之间信息的互通、门急诊就诊信息和住院信息的互通、LIS/PACS/HIS/ 药事等的业务系统互通，解决信息孤岛现象，使各业务环节无缝连接。通过构建医护一体化电子病历系统，实现患者诊疗、护理信息实时交互。

标准化护理术语体系的构建，为消除护理信息交流障碍，促进不同系统之间数据共享与交互，实现护理信息的准确、标准记录，避免因语言歧义等原因造成的护理差错，进而为提高工作效率、优化资源配置并提升服务质量打下了坚实基础。

（三）流程整合，业务协同，构建护理全流程闭环管理体系

浙大邵逸夫医院自 2016 年起，建立并完善了以临床数据中心（CDR）为核心的大型医院信息集成平台，采用面向服务架构建设企业服务总线技术（ESB）实现了医院各业务信息系统的集成、资源整合、信息共享和业务协作，为提升医疗质量、监控医疗环节过程、规范医疗过程和医疗行为打下了坚实的信息化基础。

为实现护理业务过程的监视和分析的整体化、集成化、智能化和自动化，护理信息团队采用护理程序为框架设计护理信息系统，指导护理实践过程规范化进行，通过全面的系统评估，明确护理诊断 / 护理问题，设立护理目标，实施护理措施及健康教育，评价护理目标的完成情况。基于护理业务过程应用闭环管理理论，

将质量管理的关注点从发现问题向解决问题转变，实现质量持续改进，目前业务系统已完成手术病人交接、各类管道评估、精麻药品管理、药物医嘱、输血、母乳喂养等闭环管理，通过实时采集护理业务过程中各节点数据，确保护理服务的联系性，同时采用信息化手段形成可视化界面，便于护理业务全过程的跟踪、分析和评价。如药物医嘱闭环中，自动抓取开具医嘱、校对医嘱、药物发送、药物接收、药物执行等流程节点相关时间、人物、事件信息，形成可视化闭环图谱，确保过程受控。

（四）数据治理，智能决策，护航护理团队同质化工作

服务为优，质量先行。在护理信息系统建立过程中，护理信息团队基于数据治理理念，逐步完成了质量监控指标知识库的建立，确保护理服务过程受控，其中包含时限类、数值限类、资质资格类、文书完整性、信息一致性、逻辑顺序等。

（1）时限类：如设置护理电子病历文书修改权限：患者在院期间，护理文书只可在本班次内由本人及护士长权限进行修改，出院患者病历文书无法进行修改；药物在有效期内进行执行，超过计划执行时间点弹出延时提醒。

（2）数值限类：如生命体征后台设置上下限，超过上下限触发预警报警。

（3）资质资格类：如护理信息系统设置护理人员职业资质、操作权限，规范护理业务过程。

（4）文书完整性：如结构化护理文书词汇设置必选项，保障文书完整。

（5）信息一致性：如采用患者唯一病历号进行扫码识别确认患者信息，药物识别码、患者过敏史、用药禁忌、医嘱、对应患者信息进行一一匹配等。

（6）逻辑顺序：如后台自动关联护理文书书写顺序，自动弹出确保护理记录按照规定顺序进行。

结合护理质量敏感指标体系架构的要求，护理信息系统实时采集数据，自动生成过程及结局指标，为护理管理决策提供数据基础。目前，整个护理信息系统采用临床智能决策（CDSS）理念、通过建立症状触发护理措施的临床护理知识库，指导临床护士工作。如对患者进行跌倒风险评估时，存在高风险，系统自动跳出跌倒高危相关智能决策内容，包括存在问题、预期目标、治疗措施、观察内容、宣教内容等。在护理智能决策系统的加持下，实现了同质化护理工作。

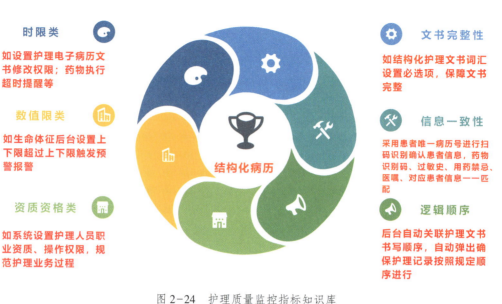

时限类

如设置护理电子病历文书修改权限；药物执行超时提醒等

数值限类

如生命体征后台设置上下限超过上下限触发预警报警

资质资格类

如系统设置护理人员职业资质、操作权限，规范护理业务过程

文书完整性

如结构化护理文书词汇设置必选项，保障文书完整

信息一致性

采用患者唯一病历号进行扫码识别确认患者信息，药物识别码、过敏史、用药禁忌、医嘱、对应患者信息一一匹配

逻辑顺序

后台自动关联护理文书书写顺序，自动弹出确保护理记录按照规定顺序进行

结构化病历

图 2-24　护理质量监控指标知识库

（五）精细管理，融合创新，构建健康疗愈环境

为构建健康疗愈环境，浙大邵逸夫医院护理部以优化护理服务流程为切入点，以构建智能化病区为核心，以方便医患、确保医疗安全为目的，以创新融合人工智能、移动互联网、云计算、大数据、物联网等新技术为手段，通过基于智慧病区的整体架构设计，实现病区内部信息数字化、医院与患者之间的信息交互智能化、病区点到面的管理精细化，建立起拓展、连贯、闭环追溯的管理体系，从而打造出独特的病区智能化生态环境。目前，全院采用 5G 技术的新特性，建设 5G 核心网络，通过 5G 核心网机房的融合网关对接院内数据中心实现医院数据的专网专用，各种医疗设备终端通过独有的 AP 地址对接 EDR（设备）数据中心，从而为院内业务数据高速率、高安全、高保障的交互提供有效支撑。构建 EDR 数据中心，实现院内各类设备数据统一保存、协议标准化、数据格式标准化、字典标准化等功能。构建物联网应用平台、物联网网络控制平台和物联网数据采集平台，三个平台之间相互交互，分别起到数据采集、安全、网络控制等功能。各护理单元基于物联网平台，完善硬件的支持（每位责任护士配备掌上电脑及移动护理车）实现了患者身份的数字化安全核对、床边信息采集、查询、护理病历的无纸化等，全面提升患者安全和护士工作效率。

基于人工智能、大数据等新型信息技术构建智慧病房护理大脑，通过实时持续处理护理业务场景中产生的海量数据，提取关键信息，提供自动化、智能化的临床护理、护理管理决策支持，实现临床护理业务的同质化、系统化、精细化。基于卷积神经网络、边缘计算等关键技术，开发新型智能输液监控系统，实现智能输液监控，提高工作效率，保障患者安全。

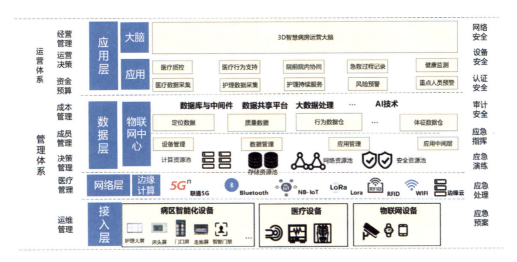

图 2-25　智慧病房设计框架

（六）模式创新，延续护理，实现优质护理资源下沉

为应对人口老龄化、慢病常态化的社会发展趋势，2015 年 4 月，护理部参照"互联网＋医疗"政策，积极开展实践护理服务创新模式的探索，以浙大邵逸夫医院为实体支撑，在兼顾开放、整合、共享与协作的"互联网＋医院＋社区卫生服务机构＋护理"模式的指引下，运用 O2O 的方式，打通了医院、护士与患者的服务链条，构建了"互联网＋护理"服务云平台，结合一线护士的需求反馈，逐步将业务落地及精细化，建立了标准流程和功能规范，在护患沟通、服务管理、安全管控等多个方面实现了功能和业务的创新，形成了面向专科护理、社区护理、居家患者的"互联网＋护理"的护理服务创新模式。尤其是新冠疫情期间，"互联网＋"护理服务云平台从患者实际需求出发，扩展线下配送业务，为伤口造口患者提供敷料配送服务，保障了患者的安全。

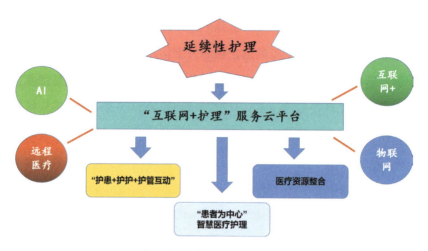

图 2-26 "互联网 + 护理"服务云平台设计框架

二、智慧护理实践为实现健康中国发挥了重要作用

智慧护理实现技术赋能，提升护理服务质量，对于实现"健康中国 2030"具有重要作用。赋有浙大邵逸夫医院护理内涵的信息化建设模式为护理团队高质量发展提供了无限动力，为积极应对人口老龄化、慢病常态化，为满足人民群众日益增长的健康需求提供了强有力支撑。

（一）智慧护理实践推动医院发展，提升业内影响

基于健全的护理信息专业化实践模式，在护理部的指导下，在研发护理信息业务系统前，护理信息团队均会组建护理信息项目小组，其中涵盖临床护理、护理管理、医疗、医技、医务、质量管理、信息等专业人员，通过对护理业务进行流程分析，明确数据流及质控关键点，以护理信息学和软件方法学为指导，采用项目管理的方式，把握项目进度。同时，信息专科护士通过标准化系统问题及需求反馈流程，与临床一线护士不断有效沟通与反馈信息系统问题和项目需求。近 3 年，浙大邵逸夫医院开展护理信息化项目共 104 项，护理信息系统问题解决率为 91.1%，信息需求转化率为 89.7%，高效推动了全院护理信息化建设，为医院整体信息化水平的提升提供支持。2020 年浙大邵逸夫医院通过智慧服务分级评价：三级；2023 年通过国家医疗健康信息互联互通标准化成熟度测评等级：五级乙等，电子病历系统功能应用水平分级评价：六级；2023 年爱力彼 2023 届智慧医院 HIC 榜单排名全国第

七名、浙江省第一名，极大提升了医院在医疗信息化领域的知名度和影响力。

（二）智慧护理实践提升工作效率，保障患者安全

基于健全的护理信息化顶层设计，浙大邵逸夫医院建立了以护理程序为内核的护理信息系统框架，实现了护理业务全流程的闭环管理，构建了以数据治理为基础的护理管理决策体系。目前所有护理单元，均有完善的护理信息软硬件的支持，通过数字化过程管控、无纸化办公环境、临床决策支持系统、护理质量监控数据直采分析等，简化护理病历书写，全面提升患者安全和护士工作效率。近 3 年，日均减少病历书写时间近 40 分钟，年均护理病历书写质量评分维持在 98 分以上；护理质量管理结局指标，如呼吸机相关肺炎发生率、导尿管相关性尿路感染率、中心静脉导管相关性血流感染发生率、住院患者满意度、护士满意度、护士离职率等，均优于全国总平均值和美国教学医院平均值[①]，极大改善了护理工作环境。

（三）智慧护理实践增强创新能力，体现专业价值

浙大邵逸夫医院护理信息团队通过和 IT 部门的通力合作，应用物联网、5G 通信技术、大数据等现代信息技术重构护理业务实践过程，建设智慧病房，通过智能化设备和健康管理系统的应用，患者可以更加方便地了解自己的病情和治疗方法，并积极参与治疗过程。同时，智慧病房软硬件设备的应用为提高工作效率、确保患者安全提供保障，医护人员在智慧病房工作场景下满意度不断提升。近 3 年，浙大邵逸夫医院护理信息团队获得国家发明专利 1 项、实用新型专利 6 项、软件著作权 1 项、外观设计专利 1 项，申报中国卫生人才培养项目 1 项、省厅局级科研项目 7 项，SCI 发表 2 篇，国内核心期刊发表 29 篇；2020 年《邵医"互联网＋医院－社区"多学科联动云平台的探索与实践（以伤口造口为例）》项目获得浙江省"互联网＋医疗健康"创新应用优秀案例奖；2023 年《基于 QFD 优化智慧病房建设提升护理服务质量》项目获得中国医药新闻信息协会主办的第二届中国智慧医院应用案例交流大会全国一等奖，极大提升了护理创新能力，体现了护

---

① 数据来源于国家护理质量数据平台和美国国家护理质量指标数据库（National Database of Nursing Quality Indicators，NDNQI）。

理专业价值。

（四）智慧护理实践实现资源整合，满足健康需求

为扩大优质护理资源服务辐射半径，提升专科护理居家护理同质化服务能力，构建更具可持续性的服务模式，浙大邵逸夫医院基于"互联网＋医院＋社区"多学科联动云平台，建立并完善了护理健康服务的协同机制，以延续性护理为基础理论体系，整合了社区服务中心健康服务资源，实现了线上线下一体化的"互联网＋护理"服务模式创新。目前平台入驻临床护士 707 名，其中专科护士 251 名，开展护理服务项目共 33 项，近 3 年累计完成互联网专科护理门诊 25621 人次，完成线下居家护理服务 218 人次，患者满意度逐年升高，极大满足了患者日益增长的健康需求。

智慧护理，作为现代医疗科技发展的重要产物，正逐步改变着传统护理的模式和理念。它借助信息技术、人工智能等高科技手段，不仅提升了护理服务的质量，还在保障患者安全和改善工作环境方面发挥了重要作用。智慧护理通过数字化和智能化的技术手段，优化护理服务流程，提高工作效率和保障患者安全，有效缓解护理资源紧张的问题，降低医疗成本，使医疗服务更加便捷、高效。智慧护理的发展能够打破地域限制，使患者无论身在何处都能享受到优质的护理服务。

护理服务的创新与升级是一项系统工程，需要政府、行业、学术界和社会各界的共同努力。只要坚持以人民健康为中心，不断深化改革创新，加强跨学科合作与交流，就一定能够开创护理服务与科技融合发展的新局面，为构建人类卫生健康共同体作出新的更大贡献。

继往开来，砥砺前行。浙大邵逸夫医院护理团队将继续秉承以世界一流的健康照护为愿景，以信息技术为依托，以护理质量安全为核心，不断提升自身素养，为患者提供更为安全便捷、专业高效、精准全面的护理服务。

（潘红英　黄晨　浙大邵逸夫医院护理部）

医院治理深化改革
激发组织活力

创新打造单体多院区管理新模式

——以钱塘院区为例

《"健康中国 2030"规划纲要》提出"推动健康领域基本公共服务均等化，维护基本医疗卫生服务的公益性，逐步缩小城乡、地区、人群间基本健康服务和健康水平的差异，实现全民健康覆盖"，旨在让优质医疗资源更多更公平惠及全体人民，为实现中华民族伟大复兴和推动人类文明进步作出更大贡献。党的二十大报告再次强调"把保障人民健康放在优先发展的战略位置"，这是中国式现代化进程中的重要目标，也是建设中国式现代化医院的根本遵循。当前，我国医疗卫生体制改革持续深化，然而优质医疗资源总量不足且区域配置不均衡的问题依然突出，高水平公立医院所提供的医疗服务已无法满足人民群众日益增长的医疗服务需求，许多大型公立医院通过兼并、重组、新建院区、发展医院集团等方式形成"一院多区"的发展模式。2021 年 6 月，国务院办公厅印发《关于推动公立医院高质量发展的意见》，明确支持部分实力强的公立医院在控制单体规模的基础上，适度建设发展多院区。2022 年 1 月 30 日，国家卫生健康委印发《医疗机构设置规划指导原则（2021—2025 年)》，首次提出公立医院"分院区"概念，标志着"一院多区"正式进入规范管理和稳步发展时代。这对实现优质医疗资源扩容和区域均衡布局、构建优质高效的医疗卫生服务体系具有重要现实意义，也是公立医院高质量发展的重要实施路径。

一、复制并创新"邵医"管理模式，
推动多院区同质化发展

在高质量发展新阶段，浙大邵逸夫医院重新审视和规划，通过在保障重点学科空间、各院区综合水平、医技平台综合平衡等方面进行资源重组，在不同院区之间统筹资源、优化功能布局，形成庆春、钱塘、双菱、大运河、绍兴、阿拉尔六大院区的发展格局，采取大专科小综合模式，让优势学科更精更强，复制并创新"邵医"管理模式，推动多院区同质化发展，推动优质医疗资源辐射。

浙江大学医学院附属邵逸夫医院钱塘院区（浙江大学医学院杭州钱塘医院，以下简称"钱塘院区"）是杭州市与浙江大学"市校合作"战略背景下，由杭州市人民政府与浙大邵逸夫医院、杭州经济技术开发区管委会三方合作建设的公立市属非营利性股份制医院，由浙大邵逸夫医院全面经营管理，是浙大邵逸夫医院探索多院区发展建设的第一个院区。

钱塘院区在浙大邵逸夫医院建设发展基础上，在办医模式上积极探索、大胆尝试，既传承了"邵医模式"的精髓和特色，又因地制宜寻求创新发展，一方面建立健全管理制度，建立了"院区模式、一体管理、资源共享、相对独立"的管理体制，创新复制"邵医模式"；另一方面聚焦优质服务，创新推动学科建设，在人才、技术、文化、品牌等方面资源共享、优势互补，提供一体化、同质化优质医疗服务，从而实现高质量跨越式发展。

（一）因地制宜的法人治理结构

医院根据钱塘院区特有的建设背景，搭建了推动院区建设的法人治理结构——董事会领导下的院长负责制，开创性地确立钱塘院区为公立市属非营利性股份制医院。参与建设的三方：杭州市人民政府委托杭州市卫健委，出资建设，占股 64%，为法人单位；浙江大学委托浙大邵逸夫医院，全面经营管理，占股 20%；杭州经济技术开发区管委会，出地建设，占股 16%。共同组成董事会，委托浙大邵逸夫医院院长担任钱塘院区院长行使法人权利，对董事会负责。董事会为非营利性质，钱塘院区经营产生的收益，占股各方不进行分红，用于医院的经营建设。

（二）行之有效的一体化管理模式

一是医疗质量管理模式、临床诊疗规范和标准一体化。以两院区为整体进行评审评价和审核校验，结果同等享有。为达到统一水准，钱塘院区将国家三级公立医院绩效考核和国际医院评审（JCI）标准全面融入管理运营中，强化医疗质量监测、评估和持续改进，把控医疗质量和安全，以实现两院区提供同质化医疗服务的目标。

二是医疗服务管理模式一体化。钱塘院区延续主院区的主诊医师负责制，由一名主诊医师（Attending）、一名专培医生（Fellow）和一至二名住院医生（Resident）组成医疗小组，全面负责病人门诊—住院—出院随访的医疗诊治全过程，以及科研、教学、社会服务等任务。此外，两院区病历资料、办公文件等医疗数据在同一信息平台安全高效流通、共享，互认检查检验结果，实现多院区医疗信息同步性、文件共享性、口径一致性，院区间医务工作的长效交流机制较为完善，业务高效协同。

三是护理管理模式一体化。钱塘院区延续主院区独特的护理管理模式，实行全人照护理念，本着尊重人的价值和尊严，维护个人身体、心理、社交及心灵整全的福祉，打造磁性医院，提倡在护理和病人护理方面表现卓越，以及在专业护理实践方面创新。

四是人、财、物管理模式一体化。在人力资源管理上，医院以"人才流动，管理平移"为理念，邵逸夫医院选派院区分管领导统筹协调，并根据院区实际设置相应的常驻管理岗位，各科室选派副主任或骨干负责分院区科室的具体工作；延续绩效考核体系，两院区共同"做大同一块绩效蛋糕"并"分同一块蛋糕"，体现两院区绩效分配的公平性，平衡多院区利益关系。在财务管理上，钱塘院区实行与庆春院区一脉相承并有所延伸的财务制度，加强成本核算的规范性，降低运行成本；优化两院区的资源流转机制，利用一体化信息系统准确记录各类资源的流转情况，根据资源在各院区、各科室产生的收入，成本分摊；实施集约化管理，将成本控制工作落实到各院区科室等基本功能单位。在物资管理上，钱塘院区的物资采购依托于医院唯一的采购中心，建立耗材、药品、医疗器械等物资的统一采购、统一配发制度。在此基础上，考虑到与主院区在规模、地域等方面的差异，钱塘院区结合自身情况增加和完善管理模式，如建构中心化疾病诊治模式、创新诊疗一站式服务等。

（三）蔚然成风的邵医特色文化

将文化建设融入医学实践，是推动公立医院高质量发展的源头活水。院区间开展一体化文化建设，有利于建构起两院区员工一致的文化认同，文化认同是铸牢多院区共同体意识的基础，能够为"单体多院区"发展提供强大的精神力量。邵逸夫医院凝练出"给您真诚、信心和爱"的服务理念和"以患者为中心、以员工为主体"的管理理念，塑造了具有邵医特色的人文关爱文化和"温度医疗"。这种文化通过一体化管理、员工岗前培训、员工交流与轮转等方式，在钱塘院区得到了充分传承和延伸。同时，钱塘院区还一脉相承了邵逸夫医院独创的微信矩阵、杂志、咖啡等一系列文化品牌。

因地制宜的法人治理结构为钱塘院区在特有建设背景下可能产生的各类难点问题提供了针对性解决方案，大大增强了管理效能。而行之有效的一体化管理模式与蔚然成风的医院特色文化，既在核心管理制度、业务运行、决策执行、信息传递、文化氛围等方面保障了两院区的协同发展，也在很大程度上增强了员工的身份认同和归属感。

（四）便民惠民的同质化医疗服务

为使人民群众在两院区获得同质化的就医体验，钱塘院区与庆春院区在医疗服务水平上力求保持一致。在人员安排上，医院动静结合安排科室人员，将"轮转"和"相对固定"有机结合，保证专家每周在两院区均有出诊安排的同时，培养一批长期驻守钱塘院区的医护团队和医疗小组，在保持队伍相对稳定的前提下做好两院区人员的调配和融合。在便民建设上，钱塘院区一是持续发挥邵逸夫医院"互联网＋医疗"的优势，提供全流程智慧医疗服务，建设了智能化物流运送体系、使用"智慧药房"全自动发药系统等，打造医疗服务领域"最多跑一次"的改革示范样本；二是形成"一站式"医疗服务理念，通过"一站式"综合服务中心、"一站式"出入院系统等，不断提升患者的获得感、幸福感与安全感。

（五）独树一帜的中心化疾病诊治

钱塘院区在开院之初，便根据人才优势和学科特色，以及周边区域的疾病谱情况，确定推行疾病诊治多学科联合的"中心化"发展战略。通过对院内重点专科、优势学科、特色专业、前沿技术、基础学科等分类施治，牵头建设国家呼吸区域医疗中心、高标准参建综合类别国家区域医疗中心，重点建设了微创中心、移植中心、脑科中心、肿瘤中心、康复中心、肾病中心、健康促进中心。融合多学科优势，打造基础宽厚、主干突出、相互支持、彼此加强的学科集群。

（六）拔尖造峰的学科发展战略

单体多院区发展绝不是简单的"复制粘贴"，钱塘院区锚定自身学科优势，在一体化的同时实现错位发展。一方面，钱塘院区有自己的"专属学科"，邵逸夫医院的神经外科、产科、肾内科、康复医学科、精神卫生科等学科全面植根钱塘院区。院区对于这一部分学科进行重点建设，例如在产科建设新生儿重症监护室，打造危重新生儿救治中心，建设核素治疗中心等，实现了学科规模的扩大和学科链的延长，确保了学科建设水平处于国内领先地位。另一方面，在大部分跨院区发展的学科中，钱塘院区各有侧重打造特色亚专科。例如，庆春院区的骨科以发展脊柱微创、运动医学等亚专科为主，钱塘院区则以发展创伤骨科、修复重建和手足外科等亚专科为主；泌尿外科依托于钱塘院区的肿瘤中心，将化疗整体放在钱塘院区。此外，钱塘院区还针对常见疾病、多发疾病或疑难疾病，结合自身专科特色专长，以疾病为导引，开设了多个特色专病诊疗中心，既使患者享受到更加个体化的医疗服务，也有助于院区学科发展方向进一步精准化。

（七）争分夺秒的高效急救网络

邵逸夫医院一直重视急诊医疗的安全和质量以及急救工作的开创性发展。在单体多院区建设中，钱塘院区从建院设计开始就考虑到了飞机急救通道，停机坪离急救中心仅30米，从飞机降落点到急诊、数字减影血管造影（DSA）检查、手术室，"一条线"无缝衔接。一架医疗构型直升机24小时停在钱塘院区，随时搭载医护人员奔赴抢救第一线。2016年，钱塘院区成为浙江省首家空中救援基地医院。2023年4月，国内首创的"航空救援数字创新中心"落户钱塘院区。钱塘院区的急诊中心采取全科医生首诊诊疗、整体学科群共同支撑的全新"一站式"诊疗服务模式，让救治流程更加快速、准确。目前，正着力建设融合水上救援、120急救、航空应急救援的多维度协作的"水陆空"立体救援系统，打造覆盖全省的"黄金一小时"急救网络。

"一脉相承"是单体多院区发展的根本要义，钱塘院区始终在邵逸夫医院的掌舵领航下，锚定患者同质化就医体验的目标，不断优化医疗服务水平；充分发挥邵逸夫医院"互联网＋医疗"的优势，深入推进智慧医疗发展。"矢志创新"是单体多院区发展的核心动能，智能化物流运送体系等创新举措，促使钱塘院区成为医疗服务领域"最多跑一次"的改革示范样本；"一站式"的医疗服务理念，进一步提升了患者的就医获得感；疾病诊治多学科联合的"中心化"发展战略、优势重点学科发展与专病专治，使得钱塘院区实现与庆春院区的高质量错位发展。

二、探索"单体多院区"特色发展路径

面对"单体多院区"一体化管理模式下的新发展机遇与要求，浙大邵逸夫医院钱塘院区求索开拓出一条特色发展路径，从行业新生到区域引领，实现了从无到有、精益求精的高质量跨越式发展，成为邵逸夫医院"单体多院区"模式的首个成功实践，交出一份成效卓著的"钱塘答卷"。

（一）创新发展"邵医模式"，建成具有区域特色的示范性现代化医院

基于"院区模式、一体管理、资源共享、相对独立"的管理体制，钱塘院区因地制宜创新发展"邵医模式"，成为"单体多院区"模式的首个成功实践，在阔步前行中铸就卓越。自启用至 2023 年底，钱塘院区已开设门诊科室 49 个，开设护理单元 40 个，开放住院床位 1544 张。门急诊量基本保持逐年上升态势，年门急诊量已近 200 万人次，几乎实现五年内翻一番；年出院患者已超 10.5 万人次，平均住院天数缩短至 4.8 天左右；年手术量近 6 万台次，其中四类/特类手术量超 2.5 万台次，占据年手术总量的近 45%。各项数据稳步提升的同时，钱塘院区还顺利通过 JCI 国际医院评审和国际医疗信息化 HIMSS 7 级认证、高分通过国家三级甲等综合医院复评以及国际医院评审；高标准推进国家区域医疗中心建设，凸显区域性医疗中心

价值；积极践行社会责任和公益使命，承担 G20 峰会、杭州亚运会等重要会议活动医疗保障工作，辐射引领区域医疗服务能力提升……种种辉煌业绩，彰显着钱塘院区"具有区域特色的示范性现代化医院"的十足成色。

（二）贯彻落实"中心化学科发展"战略，开辟独具特色的学科发展路径

钱塘院区遵循"中心化学科发展"战略，打造了微创中心、移植中心、脑科中心、肿瘤中心、康复中心、肾病中心、健康促进中心，成为国内首家全面推行中心化学科建设的医院。钱塘院区中心化学科建设与学科专业化、专病中心化建设齐头并进，高标准推进国家区域医疗中心建设，走出了一条独具特色的学科发展之路。

学科发展历程中，钱塘院区以敢为人先的"首创精神"为引领，在多个学科领域不断领航——于国际范围内率先开展 AIP 腰椎微创手术、超声引导下血栓介入治疗和复合手术、超声引导下内瘘支架植入；率先使用膜诱导技术治疗糖尿病足溃疡和骨髓炎、基于磁共振定位的经颅磁刺激治疗阿尔茨海默病。于国内首次开展腹腔镜下潜行腹膜透析置管术、穿刺加盆腔固定腹膜透析置管术，首先使用胃肠显像联合氢呼气试验诊断 SIBO 技术，首创基于认知行为理论的戒烟综合干预方法，获得"轻度认知损害筛查量表"的量表发明专利。于省内首次开展单孔腹腔镜腹股沟疝手术，首先使用镭 -223 治疗前列腺癌骨转移，首创全睡眠实验室，首先开展前哨淋巴结显像定位检查、肺 V/Q 显像和脑多巴胺转运蛋白显像。开展浙大邵逸夫医院首例胃食管反流病内镜下射频治疗钇 90 树脂微球手术，以及多学科合作体外膜肺氧合（ECMO）支持下冠脉介入治疗。

2019 年，由浙大邵逸夫医院牵头建设的国家呼吸区域医疗中心落户钱塘院区，为钱塘院区"中心化学科发展"战略再添强大动力引擎。迄今，国家呼吸区域医疗中心在呼吸疑难与危重症的临床诊治能力及技术、PCCM 的建设、慢病防治与分级诊疗、临床教学与科研产品转化四大领域取得多方面飞跃性突破。呼吸与呼吸危重病的救治成功率处于国内领先水平；于大陆首家开设呼吸治疗科室，在国内呼吸治疗领域具有最高知名度，并成立了呼吸治疗学院；于省内最早开展气道内介入诊断和治疗，开展全国首例体外膜肺氧合支持下气管镜介入治疗；成立全国首批 PCCM 专科医师规范化培训基地，进修呼吸内镜介入的医师数量省内最多；复

杂疑难危重介入手术量浙江省最多。在慢病防治上，建成区域性呼吸疾病协同研究网络，网络成员单位总数 50 余家；获批成立浙江省呼吸疾病控制指导中心；牵头建立覆盖浙江省 11 个地市的呼吸道病原菌监测网；建立呼吸疾病相关人群数据库，目前涉及 7 个病种、5500 例病例信息。在技术创新上，新增关键技术创新达 10 项。2023 年，呼吸与危重症医学科团队在钱塘院区成功为一名重度慢阻肺患者实施了经支气管镜热蒸汽消融术，这是浙江省首例、华东地区第二例，标志着浙大邵逸夫医院在慢阻肺治疗领域再上新台阶，彰显了国家呼吸区域医疗中心的实力和担当。

（三）着力打造"最多跑一次"样本，聚焦民之所需提供优质医疗服务

钱塘院区始终将"以患者为中心"贯穿于医疗服务各环节，深化"最多跑一次"惠民行动，聚焦广大人民群众的就医"急、难、愁、盼"问题，切实改善就医体验，形成具有邵医特色的医疗服务模式。

针对患者"就诊、取药等待时间长"的问题，钱塘院区建设检验检查一体化的医疗街，规划合理的就诊区域，减少就诊流程上的奔波；依托智能化物流轨道运送体系，药物等可以直接配送至患者床旁；门诊"智慧药房"自动发药系统具备极高的备药速度，往往医生开完处方，患者刚走到药房，药便已备好。据统计，患者等候取药时间已从 9.2 分钟缩短至 3.5 分钟。

针对"看病烦""看病难"等患者就医的难点、痛点，钱塘院区一是发展"智慧医疗"，依托邵逸夫医院的国内首个全流程移动化智慧医疗服务系统，实现"使用一部手机便可全程就医"目标，患者的门诊就医时间从原来的 4—5 小时缩短为 2 小时以内，就诊效率翻番，患者满意度达到 95% 以上。二是贯彻"一站式"理念，门诊、出入院、急救等系统均实现"一站式"服务，覆盖院前、院中、院后全流程，钱塘院区拥有畅通的院前急救信息化系统和国内最早建立、功能最齐全的入院准备中心，术前可一站式检查会诊；院中，肿瘤日间诊疗中心能够进行快速化疗，日间手术中心已涵盖 340 种病种，5G 智慧病房可实现护理全流程精细化规范管理；院后，患者可在床边办理出院手续，在病房一站式完成结账、出院小结单、发票打印、出院带药等。三是打通急救的空中航线和路面"绿色通道"，钱塘院区是浙江省首家

空中救援基地医院，建有华东地区最大急救直升机停机坪，实践证明，从急救直升机落地钱塘院区停机坪，到将患者送达抢救室，用时仅需 56 秒。院区实力的凸显、学科发展的蓬勃、医疗服务的升级，这张"钱塘答卷"标志着钱塘院区已然成为"市校合作"产学研共兴、成果共享的新典范，正积极主动为浙江省"两个先行"建设及健康中国建设贡献更为强劲的邵医力量。

三、"单体多院区"高质量发展经验

历经十年沉淀，浙大邵逸夫医院钱塘院区已经实现了高质量跨越式发展。与庆春院区实现优势互补、错位发展、同质化管理，开展多学科联合的"腔镜中心、脑科中心、肿瘤中心、康复中心、肾病中心、健康促进中心"六大中心建设战略，进一步布局发展器官移植、国家呼吸区域医疗中心等，成为具有区域特色的示范性现代化医院。在"单体多院区"建设过程中，浙大邵逸夫医院将持续总结高质量发展经验，引领行业革新方向，向建成中国式现代化医院不断迈进。

（一）坚持制度引领，赋能院区高质量发展

一是持续加强核心制度执行与监督，进一步促进制度与运行相融相生。二是纵深推进清廉医院建设，加强对关键环节的监督检查，严格执行追查问责制。三是持续加强院区文化建设，厚植"邵医文化"土壤，营造团结一心、积极进取的院内氛围。

（二）强化学科建设，提升院区核心竞争力

持续推进国家区域中心建设，不断提高国家呼吸区域医疗中心、移植中心在国内及国际上的影响力，打造成为相关疾病防治体系建设及学科医疗、教学、科研、预防、管理工作的引领者。持续深耕学科建设，以优势学科、病种推进多学科团队建设，打造"招牌"亚专科，不断增强学科区域竞争力及全国影响力，争取获得更多科研成果突破。培育和建设常驻钱塘院区的高层次人才梯队，加强人才引进和培训交流，培养学科带头人和临床技术骨干，引进"国家千人计划""国家千青计划""国家杰出青年"人才或同等层次人才。

（三）升级医疗服务，构建和谐的医患关系

进一步改善患者就医体验，一方面贯彻落实首诉负责制，及时对接相关科室，使得患者的问题有反馈、合理投诉有落实；另一方面协同职能部门实施医患沟通和医疗安全培训，不断提高医护人员的医疗安全意识和医患沟通技巧。进一步优化就医就诊布局，一要扩容，拟订可利用诊区改造方案，理顺各诊区科室排布，实现诊区扩容；二要增设，增设有针对性的多学科协作诊治门诊；三要疏通，为基层医院诊断有重大疾病的患者开通绿色通道，免去其预约挂号流程，尽快安排就诊及住院。进一步完善智慧医院建设，全面打通一体化全流程；建立智慧手术平台，科学提升手术室运转效率，从而提高疾病救治效率。

（韩钢　刘翔　浙大邵逸夫医院党政办公室）

患者有其医　医者有其"器"

——以患者为中心的床位集约化管理

党的十八届五中全会作出"推进健康中国建设"的重大决策，党的十九大从国家整体战略层面统筹谋划实施健康中国战略，党的二十大将推进健康中国建设作为增进民生福祉、提高人民生活品质的重要内容和战略举措，建设健康中国逐步形成了从蓝图纲领、指导思想、原则目标到实施路线、组织保障的政策体系和制度体系。中国式现代化包含着人民健康的应有之义，也为推进健康中国建设提供了价值取向和实践原则。新时代卫生健康工作方针的根本点是坚持以人民为中心的发展思想，"坚持为人民健康服务，这是我国卫生与健康事业必须一以贯之坚持的基本要求"。让14亿多人民"看得起病""看得上病"，让医生有条件"看得好病"，这就需要将目前有限的医疗资源满足尽可能多的患者对健康医疗的需求。"盘活医院床位"服务更多患者就是其中重要的课题。

一、实行以患者为中心的床位集约化管理

浙大邵逸夫医院始终践行"人民至上、生命至上"的理念，从围绕自身流程为主转向以患者为中心的全新管理理念，在床位资源管理上进行了积极大胆创新，实行了以患者为中心的床位集约化管理，使床位随着患者"活"起来，让医护人员围绕患者"转"起来。病人与床位在院内的合理流动，使有限的床位资源得到最大化的合理利用。

传统医院的床位管理方法，是将床位按不同的临床专科分成不同的病区，由相

应的专科医生和护士构成较为固定的组合，共同负责本病区患者的治疗和护理，床位的实际使用权控制在专科医生或病房护士长手中。浙大邵逸夫医院自 1994 年建院以来，虽然设有相对固定的专科病区，但一直秉承床位资源属于医院，不属于科室或个人的管理理念，全院床位由专人负责统一管理，立体收住不加床，护理部配合临床科室进行"全科 + 专科"相结合的护理培训，以保障每一位住院患者都能得到同质化的专业护理。2007 年浙大邵逸夫医院首开先河，成为国内首家设立入院准备中心的医院，经过多年实践，逐渐搭建起患者信息分层分类管理、入院检查前移、床位弹性管理、医技资源适配及信息共享的床位资源管理体系。浙大邵逸夫医院床位管理迭代创新的举措主要包括以下六个方面。

（一）信息渠道多样化

凭借先进的系统设计技术和住院信息规范化的管理制度，基本上实现了住院患者信息的整体管理。推进预约住院患者信息与其他部门信息系统无缝对接，实现患者信息处理和诊疗服务项目的一体化管理，合理规划患者的入院诊疗过程，统筹使用有限的医疗资源，为患者提供优质便捷服务的同时，提高医院资源利用效率。住院患者信息通过自助预约、系统直接获取、基层医院转诊信息互联网直接上传等渠道进入系统平台，入院准备中心对患者信息进行实时处理，通过对患者信息分层分类，保障急诊、重症患者及时入院；转诊、限期手术或治疗的患者优先安排入院；择期手术或治疗患者按照医生的手术或治疗时间预约住院。

（二）入院流程数字化

患者在就医就诊过程中涉及多学科、多部门、多体系的分工配合，如医生、护理、医技及后勤，环节的流畅和自然过渡是医院精细化管理的难点所在。浙大邵逸夫医院首先加强工作一体化设计，将入院服务相关的全部医疗工作流程和患者服务流程，如住院预约系统、入出院收费系统、检查预约系统、床位管理系统等，借助智慧医疗及信息化载体，逐渐实现各环节数字化衔接及各流程的线上管理，通过平台一体化管理实现住院预约、入院手续、检查预约、床位安排、出院结账等服务的一站式办理。

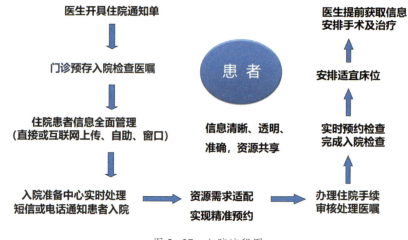

图 2-27　入院流程图

（三）检查预约可视化

在整个入院检查过程中，将关键环节分别形成一个个闭环链路，利用信息化手段，实现各个节点信息资源共享。以患者入院检查为例：患者在入院当天办理住院手续后，护士对医嘱进行审核处理，检查信息实时传送到检查预约平台，通过检查预约平台可视化的统一预约管理，合理安排各检查项目的时间和地点，充分利用患者在等待入院的间歇，在入院准备中心一站式完成抽血、心电图、B 超、胸部 CT 等检查，其他检查由发送部工作人员引导到相应科室检查，确保患者入住病房后，能开展下一步诊疗，有效缩短入院检查时间。

（四）床位管理弹性化

床位管理的真正内涵是围绕医院的床位资源，统筹、协调、整合医院的各式资源以满足患者的就医便利为导向动态运营。由于医院各学科发展的不平衡，临床科室床位周转及床位占有率参差不齐，随着疾病的季节性变化、假期的到来及患者医疗需求的变化导致部分临床科室出现"住院难""一床难求"现象，而部分科室又有空床，床位的紧张并非完全因为床位配备不够，而是因为床位的管理体制不够完善。实行弹性的床位管理方法可以有效缓解床位紧张并减少目标患者的流失，使医院床位资源得到充分利用，有效缓解老百姓"看病难""住院难"的问题。如冬春季心内科患者流量增加时的举措，在保障急重症患者及时入院的同时，评估等待住院患者的数量、病种结构、诊疗方式等，综合评估全院各护理单元专科患者收住情况，将专科患者较少的护理单元随时进行专科切换，对病情稳定、住院时间短的患者，固定非专科病房分流，积极推进临床科室开展日间手术及预住院，使等待住院的患者得到及时有效的分流。

（五）医护服务同质化

在整个医疗护理活动中，医生和护士是一个不可分割的整体，医护之间只有密切配合，才能为患者提供高质量的医疗护理服务，邵医以医疗"院内多点执业"和护理"机场式服务"的模式，通过规范化、制度化的管理以保障该模式的顺利运行。首先，安排床位时既要保障住院患者的安全又要考虑医生诊疗的方便性和护理人员对患者的专业护理。医院制定了专科、就近、集中的床位安排原则，确保ICU转出、急重症及大手术患者转回或安排在专科病房，使这些患者能在足够的监护设备和足够的经过专门训练的医生、护士手中得到标准的治疗和护理，保障患者的安全。同一个临床科室的患者安排在同一个护理单元，方便护理人员有计划地进行专科护理培训，同一个医生的患者集中安排在同一个楼层，有利于护理人员与医生尽快建立良好的合作关系。其次，医生在开具住院证时要明晰病情分类及收住院无专科限制，方便对病人床位进行合理的安排，床位安排时严格按照床位统一调配的步骤和原则进行。再次，护理单元初次收住非专科患者后，科室及时组织晨间学习，由责任护士跟随医生查房，了解病人的特殊检查、用药和治疗，采取"派出去""请进来"的方式，对护士进行有针对性的专科知识和技能的培训，邀请相关科室的带教人员或医生授课，派护士参加相关科室组织的教学培训，确保患者得到同质化的护理。最后，医院静脉治疗师、创口造口师、呼吸治疗师、药师等专业团队全流程全方位的管理以保障全院"一张床"医疗护理服务的同质化。

（六）住院预约精准化

预约诊疗服务是综合性医院以患者为中心、改善医疗服务的重要改革措施，精准预约服务是全方位考验医院的管理能力、统筹能力和执行能力，根据患者的诊疗需求，为其精准匹配住院、检查及手术治疗时间，有效缩短入院后等待检查和手术治疗的时间，通过不断收集各临床科室主管医生固定的手术、内镜治疗、介入治疗等时间，B超室、放射科等医技科室配合临床开展的各种诊疗项目，如穿刺活检、插管化疗和射频治疗等的服务时间、服务能力和工作量，梳理和优化临床科室各病种的住院流程，根据医生的诊疗时间，安排患者在最适宜的时间入院，入院当天合理有序完成入院检查，使患者的入院检查时间与手术治疗时间做到无缝对接，如B超引导下的前列腺穿刺活检，通过泌尿外科、检查预约中心、入院准备中心、B超室等多部门合作，实现精准预约。

二、床位集约化管理取得的成效

通过上述创新性的举措，邵医在医疗资源高效利用、统筹调配和信息化建设等方面取得了突出的成效，为中国式现代化医院在回应群众关切、解决急难愁盼问题和增进民生福祉等方面提供了新思路、新动能。

（一）床位资源高效使用、医技资源精准适配

集约化管理要求对医院组织内部不同部门、不同流程、不同环节之间的资源进行统一、集中的配置，并以约束、节俭以及高效为最终的价值取向，体现出成本低、管理高效、可持续发展、竞争力强等优势。全院床位统一管理，打破了科室界限和固定床位限制，根据患者医疗需求和季节病种变化情况灵活配置床位，使每张床位实现高效合理使用，有效缓解科室床位松紧不一的矛盾，提高床位使用率，同时围绕着医院的床位资源，把过去以医院为中心进行组织架构设计转变为以患者为中心进行服务流程再造。以医院床位资源为切入点，通过整合、优化手术室、内镜室、数字减影血管造影机房及医技科室等资源平台，形成统一的、连续的医疗服务系统，为患者提供一体化的医疗服务。从原先患者要到各医技部门去做检查，到现在医技部门从方便患者的角度改变服务流程，实现各资源平台效益和效率的最大化。

（二）有效缩短平均住院日，提高医院床位使用率

通过门诊医生、入院准备中心、医技科室和楼层护理的共同努力，实现了患者入院检查流程从门诊到病房的穿越、全流程预约平台与现场患者的互动，让患者全

程无缝衔接地完成各项入院检查，体现了"以患者为中心"的服务理念，促进了医院各个职能部门为患者入院做好服务上的准备和横向衔接管理，使医疗护理服务更加方便、快捷、有效。

（三）攻克医院资源断裂、分散的问题

借助信息化技术平台，以患者的需求为导向，整合医院各式资源，实现资源利用及效益的最大化。

（四）助力医院高质量发展

公立医院高质量发展的内涵丰富，高质量发展是公立医院发展模式、运行管理、资源配置等全方位的系统性转变，公立医院是全心全意为人民服务的，配合省政府、省卫健委从老百姓最急、最忧、最烦的"关键小事"做起，在医疗卫生系统推出了"一站式服务""最多跑一次"改革行动。收治患者时定位于急重症优先，疑难、罕见病及基层医院转诊优先，促进医院学科发展和医生专业能力的提升。

（五）推动智慧医院建设

借助医院信息化载体，通过数据跨部门、跨科室来缩小管理的时间和空间，真正做到了"数据多跑路，患者少跑腿"。通过面向患者的智慧服务，面向医、护、技的智慧医疗，面向行政的智慧管理，丰富了医疗护理质量管控的内涵和外延，实现了各项服务流程的监管和延续以及各部门、各流程的互联互通，避免出现信息"孤岛"。

（六）推广应用

邵医床位中心化管理的理念在国内得到大多数三甲医院借鉴和推广。非疫情期间，每年国内有 200 余家医院到入院准备中心参观学习，接收全国各地的进修老师 20 余人，进行省内外及院内外授课 10 余次。

加强医院床位的集约化管理，是浙大邵逸夫医院提高医疗服务质量，进一步增强人民群众就医获得感、幸福感、安全感的有力抓手。

党的二十大提出了中国式现代化的新要求，没有人民健康就不是真正的现代

化，缺少健康支撑的现代化进程更是乏力虚弱的。坚持以人民为中心，全力提升健康水平是满足人民群众对美好生活需要的必要之举。

不忘初心，人民至上。从建院之初单一的床位协调到现在成熟的集约化床位管理体系，医院一直坚持以方便患者就医、提高患者获得感和满意度为变革出发点。

问题导向，动态管理。依托医院制度章程修订和持续质量改进项目，使就医就诊流程先固化、后优化、再创新，遇到问题边实践边解决，不断完善工作流程。

数字转型，系统思维。以医院床位资源为切入点，借助智慧医疗及信息化载体，整合医院医技检查、医保医费、人力资源等各类资源，攻克资源分散的问题；同时定期收集临床科室、护理单元、医技部门及患者反馈的问题，由医务科牵头相关部门协调讨论解决，达到全院"一盘棋"。

（徐玉莲　浙大邵逸夫医院入院准备中心）

创新医保 DRG 管理模式实践

党的二十大报告提出在把握高质量发展本质要求的基础上，促进医保、医疗、医药协同发展和治理这一重要任务，标志着以医保为杠杆，充分发挥医保基金战略性购买作用，高效推进新"三医"协同改革新时期的到来。医疗保障作为惠及全体人民、促进健康公平的重大制度，无疑在切实减轻群众就医负担、持续增进民生福祉、扎实推动共同富裕、加快落实健康中国战略、促进实现中国式现代化的新征程中发挥着重要作用。

医保支付机制是医保制度持续稳健运行的关键环节。2021 年《国务院办公厅关于推动公立医院高质量发展的意见》指出，深化医保支付方式改革是公立医院实现规模扩张向提质增效、粗放管理向精细化管理、注重物质要素资源配置向注重人才技术要素资源配置转变这一过程的重要动力。我国医保支付方式改革稳步向前，从按项目付费的后付制向住院按 DRG/DIP 支付、医联体按人头付费等的预付制转变，改革目标也从简单控制医疗费用增长逐渐向规范医疗机构诊疗行为上引导，提高医保基金使用效率和医疗服务质量，以人民健康为中心推进医防融合转变。自2019 年国家启动 DRG 付费试点工作以来，浙江省科学研判改革方向，立足省情实际，自 2020 年 1 月 1 日起，在全国率先推行全省域住院患者按 DRG 点数法付费。医保支付方式的变革对公立医院传统运营管理模式带来了重大冲击和挑战，从组织管理、预算管理和成本管控、临床流程管理、病案管理、信息化集成建设等方面倒逼医院加速创新转型，调整运营战略，注重内涵式建设发展，提升精细化管理水平，提高医疗服务质量和效率。

一、DRG 管理模式的探索实践

面对新形势、新任务和新挑战，浙江大学医学院附属邵逸夫医院积极应对，主动求变，以协同治理为指导思想，综合运用 SWOT 分析法、FOCUS－PDCA 循环等管理工具开展了一系列的探索实践，以期为促进医院、医保高质量发展，助力健康中国建设提供有关参考借鉴。

（一）精准分析制定目标，科学研判支撑战略

首先，系统分析在医保 DRG 支付改革背景下，医院所面临的内部优劣势、外部机遇与压力以及政策导向，并据此制定符合政策要求和自身特点的各级管理目标和行动方案。在协同治理理念的指导下，由院级领导牵头，各相关部门负责人组成 DRG 工作委员会，对行动目标达成共识，协同合作。其次，为提高行动效率、保证管理质量，以 SWOT 分析法、FOCUS－PDCA 循环等管理工具形成标准化管理流程。此外，医院还在医保领域创新应用了六西格玛质量管理方法，以降本增效为目标、发展需求为重点、医保结算大数据为基础，利用多种数据统计软件与方法，对各临床科室、医疗组的医疗费用情况进行系统动态的监测与分析，据此制定多阶段管理措施（包括诊疗行为、项目收费、高值耗材和药品管理等）。在不断完善医院医保精细化管理中制定了以下具体管理目标。

1. 转变管理理念，提高政策认知

加强临床控费意识，注重成本核算，树立工作量与成本管控的运营理念。同时，提高临床对 DRG 支付政策认知，使其熟知规则制度和操作规范，并就医保 DRG 管理中的问题及解决措施开展宣教。

2. 注重问题反馈，建立评价指标

建立医保结算清单上传和问题反馈机制以及医保评价体系，形成医疗服务能力、运营效率、费用控制、异常病例等多维度的评价指标体系，实现关键评价指标持续向好。

3. 加强数字赋能，实现动态管理

应用信息化手段与大数据分析实现对医院盈亏情况、费用使用情况、异常病例等的实时监测与动态管理，并能够针对科室具体问题，及时制定管理策略，规范诊

疗行为。

4. 紧抓学科发展，打造管理标杆

以学科建设为抓手打造医保管理标杆医院，通过总结管理经验和参与项目研究，为医保政策制定、执行、评价提供理论和数据依据。

（二）建梁立柱明确职责，建立网格化管理体系

1. 建立 DRG 工作委员会

在组织架构方面，医院成立 DRG 工作委员会，由分管副院长担任组长，医保医费办公室主任担任副组长，组员由医保医费办公室工作人员及各有关科室负责人组成。工作委员会定期召开专项会议，解决医院推行 DRG 支付中所遇到的问题，落实方案。在工作职责方面，工作委员会主要编制组织实施 DRG 管理工作总体方案，贯彻执行国家、省、市医保行政管理部门的有关法律法规和规章制度，及时掌握有关政策调整，会同有关科室制定配套政策。同时由医保医费办公室牵头，对包括职能科室在内的各科室执行 DRG 政策情况进行监督，为医院顶层设计决策提供参考。

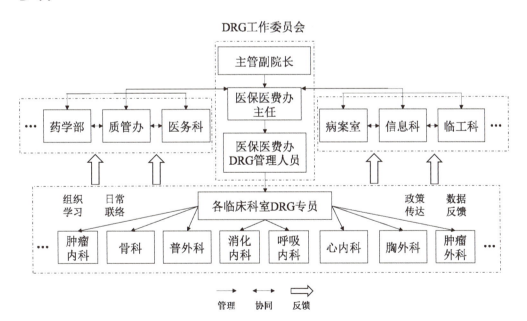

图 2-28　DRG 工作委员会组织与管理架构图

2. 协调职能科室，履行科室职责

医保医费办公室牵头形成医院多部门联动机制，在 DRG 工作委员会的基础上，让医保、病案、医务、质管、护理、医技、药学、临工、采购、IT、财务、门诊、纪检等医院内部职能管理部门协同管理。医保医费办公室作为医院 DRG 管理牵头科室，负责拟订 DRG 管理具体事项；及时传达和解读 DRG 支付政策；依托积累的 DRG 大数据进行全院病组 / 病种结构分析，以标杆、优势与特色病组 / 病种为引领，不断推动病组 / 病种结构转型，优化学科体系，合理配置院内资源；强化合理成本控制和监管，对重点关注项目成本进行实时监控；重视第三方赋能，建立院端异化医疗行为监管和分析系统等，形成院内 DRG 支付下重点科室、重点病区、重点项目、重点病组 / 病种、高低倍率病组 / 病种等的全流程监管体系。

3. 网格化人员管理体系建设

对医保 DRG 管理相关人员的管理与培训，是政策落地和措施执行的基础。基于 DRG 的岗位管理，以垂直和横向两个维度进行。测量岗位工作量与质量水平，从人力成本和收益角度考量人力资源情况。医院增设 DRG 管理专员岗位，以及数据反馈及质控专员等岗位，保障 DRG 管理工作高质高效地完成。各职能科室设立 DRG 联络员，负责日常工作联络和对工作内容监督。各临床科室设置 DRG 管理专员，要求其固定性和连续性，管理专员组织本科室 DRG 相关内容学习、日常联络、数据反馈、政策信息传达等工作，帮助临床科室快速熟悉 DRG 工作内容，协同分析科室 DRG 管理情况。

4. 注重管理人员能力建设

DRG 支付涉及制度、规则、临床诊疗需求等复杂问题，其管理人员的能力建设至关重要，特别是在政策解读、专业知识、数据分析、信息传达、语言沟通等能力的培养上，关系到 DRG 管理的质量。针对以上问题需要组织医保 DRG 管理专员进行相关知识培训，邀请行业内相关专家来院宣讲授课，了解 DRG 政策及国内的应用情况。配合国家、省、市医保部门调研工作，积极反馈问题及建议。除参与上级单位组织的培训外，DRG 管理人员还需制订自我学习计划，从 DRG 的基本理论到具体实施方案和工作要求，再到医保清单质控和交叉评审规则等方面有计划地安排学习，并进行相关知识考核，快速胜任 DRG 管理工作。

（三）深入临床加强培训，提升医保 DRG 接受度

1. 培训流程和理念

对于上级主管部门下发的医保政策，医保医费办公室进行快速、准确地整理与解读，再由院内医保 DRG 工作委员会进一步分析并制订多阶段政策宣教计划；根据受众岗位类型与具体需求，在保证宣教内容准确性、时效性、易懂性的同时，注重政策价值的积极引导，促进群体内化的快速产生；采用多途径整合传播模式，提高信息传播的效率与质量，避免无效沟通；及时关注受众的各类反馈信息，以动态调整培训策略，帮助医务人员向更高的政策接受反应层级跃迁。

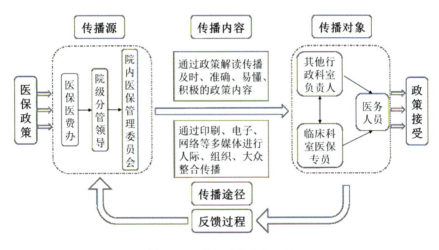

图 2-29　医保政策宣教流程

2. 培训规划和反馈

在培训设计与规划基础上，分阶段组织多层次、多维度、多形式的临床培训。截至 2023 年年底，先后开展 6 轮 200 余场的全院临床科室的定向培训，主要包括政策落地后的动员培训、DRG 基础知识及政策解读、分组数据反馈与分析、政策调整与年度分析等。后期更是针对病案书写、DRG 病组结算分析、专家共识、交叉检查等问题进行重点宣教，提高临床医疗和病案质量。培训后发放调查问卷，对培训效果进行评价，总结经验和反馈，为后期培训提供参考依据。

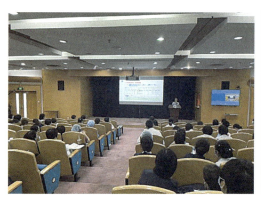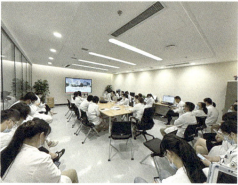

图 2-30　医保 DRG 临床培训现场

（四）加强信息系统建设，助推流程信息化

1. 医院信息技术支持

邵逸夫医院 IT 中心积极配合省市医保关于 DRG 支付系统的信息改造工作，及时完成系统接口对接。配合数据提取，以及各节点的调试工作，为医院按要求和计划推进 DRG 支付改革提供技术保障。此外 IT 中心设有 DRG 对接专员，专人负责医保相关信息对接，以及医保结算清单数据的上传工作，确保医院 DRG 数据上传及时准确。在其他管理系统支持上，根据 DRG 管理措施的执行需求，持续优化系统功能。

2. 建设医保结算清单管理平台

为满足医院管理与科室管理的需求，提升 DRG 信息系统的管理效能，开发医保结算清单管理平台。形成事中监测，即在院病例 DRG 分组预测与病历首页质控，实时预警医生，降低超支风险，全流程控制诊疗过程中资源消耗情况、费用使用情况以及病例分组情况。事后清单质控，即质控人员对负责的临床科室的医保结算清单进行审核。同时，可进行数据分析，即从超支结余、费用构成、病组构成、资源使用效率、编码质量等多个维度，层层下钻分析，精准控费、规范诊疗行为、提高资源使用效率。系统支持问题清单实时沟通留痕，支持临床、病案、医保进行跨科室协作。结算后可协同临床科室核对数据、申诉错误分组。帮助医院进行学科发展，分析医院病种覆盖度，挖掘优势病组，规划重点学科建设。

（五）优化医保结算清单管理流程，实现清单全面质控

医院对上传的医保结算清单进行全流程管理，提高清单数据质量和上传效率，提高编码准确性，在建立的信息和数据化管理平台上实现医保精细化管理的目标。

1. 多部门协同，制定医保结算清单工作流程

临床医生对病案首页进行填报，病案室对所有已归档病案进行质控管理、规范编码，并及时修订专科诊断和手术名称，并在规定时间节点完成对病案的编码工作。IT中心通过接口改造创建医保结算清单，完成医保值域映射、字典对照、缺失数据补充等，并处理特殊患者编码映射问题。医保医费办公室对清单进行审核，结合DRG病种分组，对清单数据、编码的合规合理性、异常病例、异常费用等问题进行质控，确保准确入组、合理结算。IT中心每月按照规定时间进行清单上传。所建立的清单管理系统实现自动或手动上传、补传或重传功能。最后由系统对上报后的清单进行可视化归档，满足院内管理和医保稽核需求。同时，建立医保、临床、病案、IT中心的问题反馈机制，对在质控中发现的相关问题及时反馈，快速作出修改。定期进行多发问题讨论，优化管理系统。

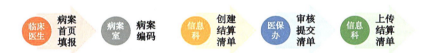

图2-31　医保结算清单上传流程

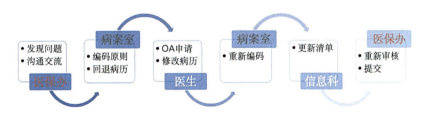

图2-32　医保结算清单质控问题反馈流程

2. 聚焦管理小组，提升质控人员能力

医保结算清单质控，需要工作人员熟知医保审核规则并了解病案编码知识，同时还能敏锐地发现临床诊疗中的问题。科室根据具体工作内容和职责划分，形成多个工作小组，而小组间工作交叉，使每个成员都能学习和应对科室各项工作，形成

互通互补。此外，质控人员专项分管各临床科室，能够深入了解科室诊疗行为，以及病种特点，有助于日常的管理。

3. 重点关注 DRG 异常病例

重点关注 DRG 高倍率病例、低倍率病例、正常病例中与均费差额较大的病例、无法入组和需要申诉的病例等。其中，高倍率病例关注总费用中占比较大的费用，分析费用构成，做好标注，总结好原因并及时向临床科室反馈，协同科主任提出管控办法。低倍率病例则对比分析同一组入正常病例和入低倍率病例在所需药品、耗材及诊疗项目等方面的差额，有无漏收费情况及其他造成进入低倍率病组的原因。同时，还要关注住院时间较长、15 日再入院等特殊病例情况，与临床科室沟通调整，避免异常病例发生。

（六）强落实重执行，关注 DRG 管理痛点

1. 效率分析与成本管控

在医保结算清单管理后，更重要的是对问题和管理要点的挖掘，进行 DRG 病种效率分析与成本管控。定期分析亏损科室、亏损医疗组、亏损病组的运营状况，对次均住院费用、次均药品费和耗材费、药品占比和耗材占比等关键指标挖掘分析，找出参照标准，动态调整。同时引入临床路径管理，与 DRG 病种管理相结合，提升同病同治程度，减少差异性治疗。

2. 注重药品、耗材管理

药品管理方面，协同药学部对高倍率病例进行药物点评，重点是辅助用药、同类药使用合理性分析，供临床参考；开展出院带药用量合理性管理，如出院带药品种、总量、费用的控制，慢性病用药设置等；对低倍率病例较多的病组药品使用分析以及提出调整建议；分析国谈药使用对 DRG 支付的影响；关注临采药品使用后其他同类药品的使用等。

耗材使用方面，对耗材申领引入 DRG 点评，在各类临时耗材申请、带量和集中采购入围耗材、其他长期采购耗材等使用中审批增加 DRG 分析，为采购提供依据。在超高值耗材的使用上，形成创新的超高值耗材管理模式，将原来由主治医师提出 10 万元以上超高值耗材使用申请，转变为临床科室从学科发展角度提出科室超高值耗材使用计划，帮助学科特色与耗材管理充分融合。

（七）数据赋能强分析，建立评价指标体系

1. 医保大数据得到应用

住院患者的 DRG 数据作为标化工具，可以实现院间、专科间、医师间医疗服务的"可比"性；在药品和耗材准入方面，可通过 DRG 数据的分析，测算病种成本消耗程度，辅助决策医院对药品和耗材的准入及管理；在科室收治病种结构方面，测算科室住院病组相关指标，对科室收治病种情况进行评估并加以引导，进一步提升医院的影响力。

通过对医院 DRG 数据的分析，为医院统筹管理、政策落实执行、临床业务开展提供数据支撑。运用大数据技术对医院医保数据进行测算，构建医院决策大数据分析平台，为医院管理者制定医院运营指标和学科发展方向提供量化分析。同时，评估医保基金支付情况给医院运营带来的影响，以便及时调整运营策略，规范不合理医疗行为，推动医院稳步向前发展。

2. 建立医保 DRG 评价指标体系

为了更好地评价医院医保精细化管理水平，持续巩固医保管理质量的改进效果，从医疗服务能力、运营效率、医疗质量、异常病例等多维度构建指标体系，通过数据监测，对比年度数据结果，形成医保精细管理质量持续改进的标尺。同时，通过病组费用结构分析，严格管控医疗成本，提升科室运营管理能力，促进学科发展。

表 2–3　医保 DRG 评价指标体系

一级指标	二级指标
服务能力	DRGs 入组率（%）
	DRGs 病组数（组）
	CMI（以医保权重计算）
	DRGs 总权重
运营效率	平均住院日（天）
	次均住院费用（元）
	费用消耗指数
	药占比（%）

续表

一级指标	二级指标
医疗质量	15 日再入院率（%）
	手术患者并发症发生率（%）
	一类切口手术部位感染率（%）
	四级手术占比（%）
异常病例	高倍率病例占比（%）
	低倍率病例占比（%）
	新技术病例占比（%）
	住院超 60 天病例（例）

（八）强规范重审核，完善医保基金监管

1. 通过自查自纠与反馈，强化医保基金安全

维护医保基金安全是医保 DRG 管理的重要目标之一，确保合理合规使用医保基金也是规范诊疗行为、节约成本等的必要条件。在科室基金监管工作上，除日常自查外，协同其他职能部门发现相关问题并参与流程梳理和制定整改措施。依据前期检查结果，开展"回头看"工作，对已落实整改问题每月进行抽查。结合杭州市医保局下发的关于医院自查自纠相关工作要求，对 DRG 审核及交叉检查的重点内容进行梳理，根据问题相应规则对医院信息系统改造，避免违规行为。

2. 建设院内基金监管平台

医院联合开发"医保基金监管平台"并于 2023 年 8 月上线，浙大邵逸夫医院成为浙江省首家上线院内基金监管系统的三级综合医院。此平台融合项目采集、实时预警、结算审核、统计分析、规则管理等功能，实现对医院使用医保基金行为的筛查和对各种不合理费用的管控，提升医疗服务行为规范性，降低医院医保基金使用的风险。依托系统建设，对 DRG 管理中发现的问题进一步做院内数据分析。

二、DRG 管理模式取得的成效

浙大邵逸夫医院以医保支付方式改革为契机，以医院内涵建设为抓手，持续推

动医院医保运营精细化、规范化、科学化管理，扎实推进医院医疗、医保服务提质增效，在中国式现代化进程中助推公立医院高质量发展，实现"医、保、患"三方共赢。

（一）临床医保 DRG 管理意识与观念有所改变

院领导及各相关部门负责人高度重视政策宣教对促进医务人员更快更好地接受 DRG 医保支付改革的作用。经过不断探索与实践，建立了以需求为核心、价值为导向的全流程宣教机制。在此影响下，医务人员作为医保支付政策的重要目标群体与直接利益相关者，他们对政策的知晓度与接受度均有所提高，并从最开始的被动服从，逐渐向更高层次的政策认同与政策内化阶段转变，同时在规范诊疗行为、患者费用管控、病历书写等方面有所改善。这种符合知信行理论的管理意识及有效干预手段，既减轻了医务人员应对不断变化的医保政策所带来的压力，也保证了医保新支付政策良好的执行效果。

2022 年年底与 2023 年年底两次问卷调查结果显示，对 DRG 基本概念的了解人数上升了 10%，对点数、点值、CMI 等相关指标的了解人数上升了 7%。医务人员对 DRG 支付政策的总体认同度由原来的 89.70% 上升到 91.40%。2023 年，九成以上的人表示临床宣教对他们尽快适应 DRG 支付政策有帮助，并对宣教内容中基础性知识及操作方法的需求仍然较大。

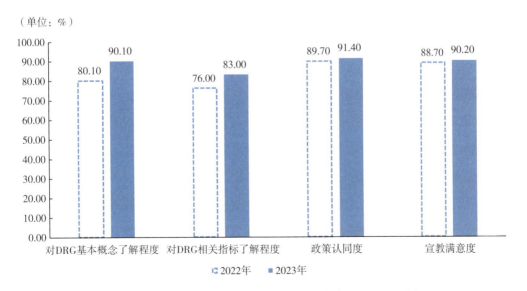

（单位：%）

图 2-33　医保 DRG 支付相关政策宣教成效（2022—2023 年）

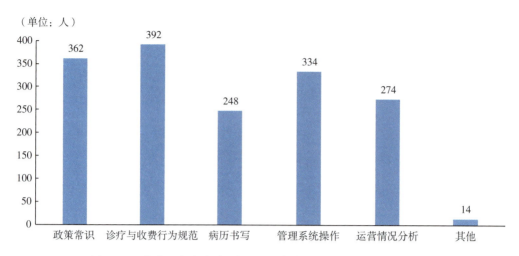

图 2-34　临床医务人员对医保 DRG 支付相关内容的宣教需求调查

（二）医保管理关键指标取得良好成效

自浙江省 DRG 点数付费改革实施以来，医院医保医费办公室从服务能力、运营效率、医疗质量、异常病例等方面取得了良好成效，实现了医院更高的运营绩效。在服务能力方面，医院医疗服务数量、病种覆盖宽度、收治疾病的疑难复杂程度和医疗服务整体技术难度有所增加。2020—2022 年，DRG 病组数增加 14 组，CMI 值（以 2022 年医保权重计算）增幅为 10%，DRG 总权重上升 32.26%，多维度体现医院服务能力持续增强。运营效率方面，相较 2020 年，2022 年医院医保患者平均住院日缩短 1.42 天，次均住院费用下降 1765 元，费用消耗指数下降 2.11%，医保住院患者药占比降低 3.88 个百分点。一定程度上减轻了患者就医负担，提高了医院运营效率。医疗质量方面，2022 年同一病组 15 日再入院率较 2020 年降幅为 10.17%，一类切口手术部位感染率持续保持较低水平，四级手术占比 2022 年较 2020 年增幅为 15.24%，医疗质量持续向好。异常病例方面，与 2020 年相比，2022 年高倍率病例和低倍率病例占比分别下降 1.61 个百分点和 6.98 个百分点，异常病例数量明显减少；医院鼓励支持新技术新项目开展，新技术病例占比增幅为 48.78%；住院超 60 天病例数减少 44.87%。体现医保和医疗质量管理水平持续优化。

浙大邵逸夫医院在效益较高的优势病组 / 病种中持续加力，在保证医疗质量的前提下，保持优势；对于超支病组进行良性管控，依靠优化配置发挥资源最大效益。医保 DRG 管理让科主任意识到不能盲目收治患者，要"抬头看路"，顺应政策；同时，也对科室整体运行有了更加清晰的认识，注重挖掘临床路径与DRG的有效结合，合理利用新技术新项目，提升进步空间，促进学科发展。浙大邵逸夫医院医保医费办公室在医保精细化管理中不断探索，通过有效手段引导临床科室转变运营模式。同时，为医院顶层决策提供指引，提高医院服务产出的社会效益和经济效益。

DRG支付制度改革为医院管理提供了中国式现代化医院管理方向，既能较好地指导医院从创收模式转变为成本控制模式，也能借势完善学科建设管理、病案管理、临床路径管理、质量管理、医保管理、信息化建设管理等管理工作，推动医院高质量发展。案例为其他要开展或已经开展DRG支付制度的医院医保管理部门提供了管理经验，在目标设定、实施路径、综合评价等方面提供参考，有助于优化管理措施，提高管理效率。

（倪志颖　宋磊　浙大邵逸夫医院医保医费办公室）

以绩效管理为抓手
提升医院高质量发展新效能

在深化医疗卫生体制改革和推进健康中国建设背景下，公立医院改革力度与健康中国战略目标密不可分。公立医院推进高质量发展，面临着发展模式从规模扩张型向质量效益型、管理模式从粗放式向精细化转变的重任，医院运营体系不仅面临着补偿渠道改变、支付方式变革、分级诊疗推进、综合监管加强等外部挑战，也对内部管理的精细化、专业化、信息化提出了更高的要求。在公立医院高质量发展的过程中，医疗质量是主线，运营管理则是重要支撑，绩效管理与激励体系则是医院运营管理的重要抓手，激励医护人员不断提升医疗质量和改善患者体验。2021年，《国务院办公厅关于推动公立医院高质量发展的意见》明确提出要"建立主要体现岗位职责和知识价值的薪酬体系，实行以岗定责、以岗定薪、责薪相适、考核兑现"，同年印发的《关于深化公立医院薪酬制度改革的指导意见》也提到"公立医院可采取多种方式自主分配，可继续完善岗位绩效工资制度，也可结合本单位实际，自主确定其他更加有效的分配模式"。通过实施科学合理且具有可操作性的绩效考核方案，进一步激发医护人员的工作积极性和主观能动性，提高工作绩效，全面提高医院的运行效率和服务水平，实现医院资源配置的优化。公立医院的绩效制度改革，如平衡计分卡（BSC）、目标管理（MBO）、关键成果法（KPI），以资源消耗为基础的相对价值比率（RBRVS）等公立医院绩效制度改变了以往按收支结余提奖的粗放型增长模式，推动医院向科学化、精细化管理模式转变。

浙大邵逸夫医院在浙江省内综合性医院中率先开展 RBRVS 绩效管理模式，取得了良好的成效。医保支付方式变革给医院运营管理带来更多的挑战，单纯以 RBRVS 为核心的绩效工具无法满足医院的发展要求，医院将 DRG 相关指标与

RBRVS 相结合，以增强医院公益性、体现医务人员技术劳务价值为导向，同时结合医院的发展目标不断创新绩效管理方案，调动医务人员积极性，不断提高医疗服务质量和水平，推动医院高质量发展。

一、引入 RBRVS 绩效分配模式，提升医疗服务效率

医院 RBRVS 绩效体系首先根据医院员工工作岗位和工作性质的差异性划分为医师、护理、医技三类分别进行核算。通过比较医疗服务中所需的技术及难度、风险程度、消耗的资源与成本等，对每一项目的价值权重用绩效点值来体现，最后将点值转换成每一项服务的劳务绩效。同时引入科室"可控成本"概念，让科室或病区对完全自主使用的可控成本有清晰的责任意识，落实到事前管理。纳入"其他成本"管理框架，使医院、科室均对医院资产设备等固定成本具有管理运营意识。作为 RBRVS 绩效体系的基础原则，工作量考核必须为临床医疗人员亲自操作的项目，药品、材料均不纳入核算体系。技术、责任、风险要求高的项目，其分配点值高，比如手术、介入治疗等；以判读、指导辅助为主的项目，其分配点值相对较低，比如检查、检验等项目；花费时间多者，分配点值高；反之，则分配点值低；使用设备贵、人员多者，分配点值低；设备便宜、人员少者，分配点值较高。

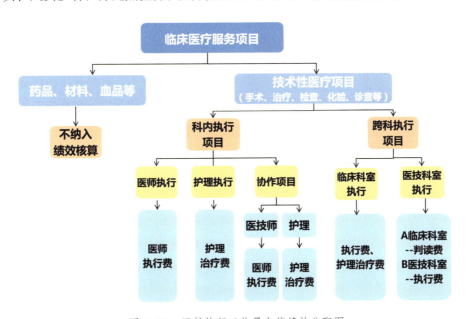

图 2-35　医护执行工作量点值绩效分配图

（一）适应医院需求调整点值

美国版 RBRVS 主要基于美国的医疗体系制定，但我国在医师薪酬、人力成本、医疗体系开放程度等方面和美国都有较大区别，直接照搬使用不合适。同时，目前的医疗服务项目价格在与 RBRVS 建立对应关系时，存在着一对多甚至无对应项目的问题，不能完全真实反映医务人员的劳务价值。邵逸夫医院在设定 RBRVS 绩效点值时，邀请各职能部门与临床科室一起参与探讨，综合考虑科室的绩效构成、诊疗项目的风险程度、技术难度和平均耗能。在确定点值的过程中，运用德尔菲法，经过多次的科室访谈、项目成本测算，最后形成适合邵逸夫医院实际发展的 RBRVS 绩效点值。

（二）细化成本管控

RBRVS 绩效管理的重点是成本管控，主要包括人员成本、可控成本、其他成本三个方面。人员成本是指职工的岗位工资及薪级工资，根据实际考勤情况核扣。可控成本是提供医疗服务过程中，产生低值的不能向患者收费的成本，是在相关范围内随业务量的增减而变化的成本，包括不可收费的卫生材料、化验试剂、维修材料、供应室消毒包等。在医院成本中，科室管控能力较弱，科室部分承担的成本作为其他成本，包括设备折旧、水费、电费等。将以上成本纳入绩效考核体系，可以从不同角度实现成本控制的目的：一是根据定岗定编合理考虑科室人员规模，提高员工工作效率，讲求科室人均效益；二是合理使用及购买科室设备，延长使用寿命，减少维保费用，必要时科室之间共同购买设备共同分摊折旧，做到设备最大化管理利用；三是关注卫生材料采购，改善流程，杜绝资源浪费。

表 2-4　RBRVS 成本项目扣减比例

成本项目	成本说明	科室承担比例（％）
人员成本	基本工资（指岗位工资、薪级工资）	50
动力消耗	水电（按照科室人数或科室实际占用面积分摊）	20
办公设备	办公设备及配件	100
低值易耗	医疗类低值易耗	100
维修材料	医疗设备维修养护的材料零件	30

成本项目	成本说明	科室承担比例（%）
卫生材料	不能直接收费的卫生材料	30—100
固定资产折旧	仪器设备的固定资产的折旧	20
供应消毒费	供应室提供的出库卫生材料与器械消毒费	30

（三）收入结构不断优化，运行效率不断提高

自 2016 年实施 RBRVS 绩效评价方法，医院收入结构不断优化，医疗成本控制成效明显，绩效考核重点引导的劳务性收入明显增长，材料收入、药品收入占比不断下降。药品支出率、卫生材料支出率都有明显降低。同时，医院运行效率不断提高，病床使用率稳步上升，病人平均住院天数缩短。

表 2-5　RBRVS 实施前后医院主要运营指标

类别	实施前一年月均	实施后一年月均	差异数量	差异比例（%）
急诊量	14597	17918	3321	22.75
门诊量（不含急诊）	184238	213847	29609	16.07
出院人次	8985	10766	1781	19.82
床位占用率（%）	94.07	94.5	0.43	0.46
平均住院日	7.19	6.77	-0.42	-5.84
住院病人手术例数	4253	5191	938	22.06
门诊病人手术例数	3065	3249	184	6.00
实际占用总床日	61989	70669	8680	14.00
总开放床日	66000	74336	8336	12.63
住院手术收入 / 例	3222	3746	524	16.26
门诊手术收入 / 例	927	1085	158	17.04
门诊收入 / 人次（不含药品）	267	279	12	4.49
住院收入 / 床日（不含药品）	1849	2095	246	13.30

二、业财融合为导向，结合 DRG
建立综合绩效分配方案

RBRVS 体系是基于收费项目的资源评估，鼓励多劳多得，但无法评估资源消

耗是否有必要，如何快速从项目视角进入更高的病种视角进行绩效管理，医院强化医保、信息、财务、病案、质管等部门协同，结合 DRG 建立综合绩效考核体系，在 RBRVS 核算的基础上，针对优势病种、核心病种、重点技术关注病种进行考核奖励，加入"病例组合指数（CMI）"考核及"国考"三、四级手术考核。

（一）调整难度绩效奖金模块

医院调整了难度绩效奖金，将 ICD-10 疾病难度系数更新为 CMI 指标，CMI 值是先根据资源消耗计算权重（RW），然后根据科室总权重与出院人数计算基于资源消耗的难度系数，一项操作的资源消耗越多，对应的难度系数越高。因此，基于 CMI 分配的难度绩效奖金不仅更具统计学说服力，还具备了病种覆盖面广、更新及时的特点。

难度系数考核模块 = 出院人数 × 科室 CMI× 等级照护费

科室 CMI=Σ（浙江省卫健委公布的某 DRG 费用权重 RW× 科室该 DRG 病例数）/ 科室总病例数

某 DRG 组 RW：相对权重，反映疾病的严重程度、诊疗难度和消耗的医疗资源。

在设计 DRG 绩效奖金时，医院考虑了以下两个问题。（1）成本不能重复考核。DRG 盈余金额为支付标准总和扣除实际发生的 DRG 成本总和。在医院的奖金公式中，成本数据已经反映在 RBRVS 的点值与以可控成本为主的后段扣除成本中，为了不重复计算，DRG 绩效奖金部分不再考虑成本控制情况。（2）CMI 采取浙江省卫健委版 DRG 分组器，反映医疗工作的质量，在该分组器中 RW 值主要由以下四个方面决定：疾病组一级护理占住院天数的比例、疾病组的死亡率、疾病组的平均住院日、疾病组的平均费用，相较于医保 DRG 的 RW 值，受到费用的影响较小。

（二）创新技术激励绩效

DRG 的实施提升了医疗效率与结余，但缺少对知识技术创新的重视，虽然短期内使用过时的技术或减少医疗服务项目可以降低患者费用水平，增加医疗结余，但长期来看，医院会失去发展的可持续性。因此，为了激发医师的创新活力和动力，医院开展的新技术新项目，采用专项经费对医师组使用创新技术进行单独激励，避免DRG-PPS下创新技术因使用成本偏高而导致医生使用意愿不强、创新动力不足等问题。同时有新技术、新项目的科室，根据医院相关管理规定向医院申报，经批准后根据业务情况限定期限内给予高于普通项目的RBRVS点值扶持。

三、深化绩效管理，助力科室绩效二次分配

目前医院的绩效管理大都局限于院科两级分配，即医院将绩效奖金总额核算到科室，再由科室自主二次分配给员工。这种分配模式给予了科室充分的自主权，但科室间绩效管理参差不齐，医院层面缺乏统一规范和监督，合理性、科学性无法求证，部分科室仍存在"吃大锅饭"现象，影响员工工作积极性。邵逸夫医院持续深化绩效管理模式改革，致力于科室绩效二次分配的探索与创新，下面以超声科为例介绍医院医技科室的二次分配实践。

邵逸夫医院超声检查在门诊、住院、健康体检、疑难患者会诊、介入诊疗等方面发挥了重要的作用，超声科的运行效率也直接关系到整个医院的运营情况。随着医院日常业务量的增加，在目前医疗空间下，超声科的日常吞吐能力已不能完全满足临床的需求，除去每天15%左右自主选择预约时间的患者之外，当日完成检查患者比例一直维持在60%—70%区间范围，仍有15%—25%的患者无法当天完成检查，影响患者就医体验，同时，跟踪数据显示预约病人中有10%的病人流失，间接减少了医院整体业务量。

为解决医院超声预约瓶颈，超声科提出开展周末加班并按周末上班天数申请周末加班费，但科室内部排班难以平衡，如何体现常规班和额外加班的劳务差异，同时又能合理体现员工超劳务工作量激励，鼓励员工工作主动性，有效刺激工作效率提高，经医院、科室讨论决定对超声科绩效按个人总工作量考核，超劳务激励。

（一）数据整合，基于项目权重核定工作量

医师工作量按个人检查项目数乘权重系数核定，每个检查项目耗时、难易程

度、成本耗能不同，初步确定项目权重系数由耗时、创伤风险、绩效系数、亚专业发展 4 个因素组成，耗时情况通过大数据统计获得，取数超声科 PACS（Picture Archiving and Communication System）系统近 3 年所有在医院完成的非急诊超声检查数据，计算完成各检查项目用时的中位数。创伤风险是指超声科开展的各类有创性操作项目所对应的风险程度。绩效系数是通过项目成本法，归集和分配各项检查的收入成本，计算出每个检查项目的单位绩效。亚专业发展即按当前超声科亚专业情况，对医院重点发展或鼓励发展项目给予权重倾斜。为了保证权重设定的公平合理，经财务科对科室权重数据和医院 RBRVS 点值数据对比验证，同时邀请兄弟医院相关专家讨论认证，最终确定科室检查项目权重系数，即不同检查项目的"含金量"：耗时（占比 50%）+ 创伤风险（占比 30%）+ 绩效系数（占比 10%）+ 亚专业发展（占比 10%）。

为什么不直接用 RBRVS 点值？财务数据是按收费项目核定，科室数据是按科室检查项目数核定，检查项目是由多条收费项目组成，科室员工清楚每一个检查项目，但往往不知该检查项目收费如何组成，按检查项目核算能让科室员工清晰知道自己每个检查工作的价值，提高奖金分配方案的公平公正性及员工认同度（权重举例见表 2-6）。

表 2-6　超声科项目权重举例

分类	项目	耗时系数值（50%）	创伤风险系数值（30%）	绩效系数值（10%）	亚专业发展系数值（10%）	综合权重
心脏	心脏超声检查申请单	6	1	6	3	1.4
	胎儿心脏彩色多普勒超声、室壁运动分析	20	1	6	3	3.7
腹部	肝、胆、胰、脾彩超检查	4	1	3	1	0.9
	左下腹彩超检查	3	1	3	1	0.7
妇产	经腹子宫、双侧附件彩超检查	4	1	3	1	0.9
	宫颈超声弹性成像 + 经阴道子宫	10	1	5	2	2.0
	产科常规超声、胎儿三维彩超检查	45	2	11	4	8.2

续表

分类	项目	耗时系数值（50%）	创伤风险系数值（30%）	绩效系数值（10%）	亚专业发展系数值（10%）	综合权重
甲乳浅表	甲状腺彩超检查	5	1	3	1	1.1
	双侧乳房彩超检查	5	1	3	1	1.1
介入	超声科B超引导下淋巴结细针穿刺活检	25	8	11	3	5.4
	超声引导肌骨系统介入诊疗	15	8.8	8	1	3.7
造影	超声造影（肝脏）	20	8	7	2	4.4
	胃超声双重造影检查	25	8	4	2	5.2

（二）框架搭建，创新超劳务激励

按岗位职责分，超声科奖金核算客体分为检查医师、医师助理及管理人员三大类别。按工作内容分，超声科奖金分为管理人员奖金及工作量奖金。管理人员奖金包括科主任管理津贴、组长管理津贴和夜班补贴等，约占科室总奖金的10%。其余90%为工作量奖金，工作量奖金包括基础工作量奖金和超劳务工作量奖金，通过检查医师和助理的工作量计算获得。

为了鼓励员工工作积极性，缩短检查预约时间，在常规工作量奖基础上设置超劳务奖金，超劳务工作量奖的关键点是超劳务标准核定：按照权重系数测算，测算期医院超声科病人量充足，日均工作量约5100权重，检查医师68人，计算可得测算期超声科每医师日均工作量为75权重。再具体看超声科检查医师的运营效率情况（见图2-36），根据工作量分布图可得，按固定基数75权重，最有可能加班的人员是目前日均70—100权重人员，共31人，如此能最大范围地激发更多员工超劳务积极性。

总体工作量核算框架：根据当月财务科RBRVS核算的科室奖金总额及科室当月完成的总权重数计算当月权重单价，并予以科内公示。个人权重数中超过75权重之后的部分作为超劳务工作量部分，超劳务工作量按基础工作量权重单价的1.5倍激励。每月个人日均（按实际工作天数计算）工作量奖金中75%为检查医师奖金，25%为医师助理（报告书写人员）奖金（见图2-37）。

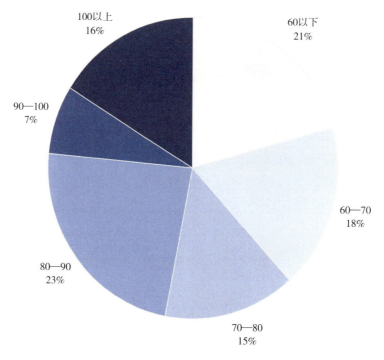

图 2-36 超声科工作量分布图

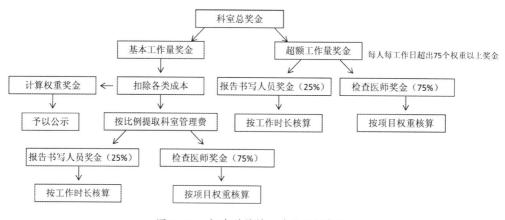

图 2-37 超声科绩效二次分配框架图

（三）科学合理二次分配，助力医院提质增效

以超声科为例的奖金二次分配，实现了绩效方案从院级到科级的深化，形成了医院—科室—个人的绩效二次分配模式，三级联动"以绩效定薪酬，以薪酬促绩效"，激活了超声科人员工作积极性和主观能动性，实现了在现有客观条件下"用时间换空间"的局面，解决了医院超声检查预约时间长的问题。同时，合理的奖金

分配方案客观反映了超声项目的工作强度、难度和风险程度，增强了员工认同感和获得感，成本管控意识真正落实到个人，员工满意度和科室运营能力得到提升。病人当天就能完成检查的就医体验也大大提高了病人的满意度，符合政府"最多跑一次"政策，有利于医院正向可持续发展。

表 2-7　超声科绩效二次分配方案实施前后数据对比

月份	当月日均总权重	检查医师人数（人）	日人均权重	达到日均75权重人数（人）	达标人员日均权重	当月权重单价
测算期月均	5096	68	75	35	93	7.29
2023 年 2 月	5592	70	80	44	99	7.48
2023 年 3 月	6492	71	91	47	98	7.83
2023 年 4 月	7137	70	102	53	102	7.56
2023 年 5 月	6748	70	97	51	101	7.87
2023 年 6 月	6588	71	93	51	97	7.09
2023 年 7 月	6995	72	97	57	101	7.88
2023 年 8 月	6707	71	94	52	95	7.97
运营至今月均	6608	71	93	51	99	7.67
增幅（%）	30	4	25	45	6	5

浙大邵逸夫医院始终坚持以患者为中心、以员工为主体的理念，积极探索医院高质量发展之路，从引入 RBRVS 工具，再到结合 DRG 和医院的战略目标，动态调整院科两级的绩效分配方案，瞄准难点、痛点问题，不断创新实践，突破了以往薪酬发放的局限性，有利于调动医务人员的积极性，提高了科室对成本的自主管控能力，推动医院向精细化、科学化、规范化管理迈进。同时，业财融合的绩效管理模式下，医院可以实时掌握各部门的运作情况，深入挖掘科室潜能，准确发挥绩效"指挥棒"作用，有利于统筹全局，科学规划，优化配置，实现医院运行效率和社会效益的统一共进。

加强医院层面监督与宏观指导。医院对整体薪酬分配有统一化的指导意见，从医院层面、学科发展层面给予科室二次分配全局统筹指导，医院可组建由财务、医务、人事、监察等部门成立的绩效监管小组，全面指导医院绩效考核和绩效二次分配工作，对科室二次分配方案进行审核存档并不定期开展抽查工作，确保科室绩效二次分配合理及程序公平，定期通过访谈、问卷、座谈会等形式了解员工对绩效分配方案的认可度，对不合理部分及时更正调整，医院可将绩效二次分配合理性纳入科室考核项目。

加强信息化建设，保障绩效管理高效精准。信息系统是实现绩效管理的重要保障。大部分三甲医院都一定程度上实现了信息化，但是各类系统软件往往各自为政，没有实现互通互融、数据共享。因此，应当借助DRGs支付改革的契机，加快医院信息化建设，建立科学高效的统一数据归集平台，比如医技科室的医院信息系统（HIS）、实验室信息系统（LIS）、影像归档和通信系统（PACS）等系统的各项数据须与医师个人信息、医院信息系统收费相关联，实现日常绩效核算中人工难以实现的数据采集与核对，使绩效管理更加高效、快捷、精准。绩效大数据不仅能够为医院运营监测提供综合支持，有助于医院战略目标数字化的拆解，也能够更为精准有效地发挥"指挥棒"作用，促进医院高质量发展。

提高运营管理全员参与度。医院应加强运营管理相关知识的培训，尤其是绩效管理体系，加强与科主任及科室管理人员的培训交流，医院可定期开展绩效管理宣讲，普及绩效考核和薪酬分配新思路、新方法，使医院运营理念、成本管控意识深入每位员工。鼓励科室设立"科室运营官"，实时了解医院最新绩效激励方案及运营发展方向，组织科室内员工共同参与商讨，创建公开透明、公平公正的绩效管理氛围，提高科室员工的团队意识和集体参与感。

公立医院绩效改革的目的是更好地体现公立医院的公益性，提升多学科整体能力及医疗服务水平，最终实现高质量发展。绩效改革是一场持久战，需要不断调整优化。没有完美的绩效方案，只有适合医院当下的绩效方案，一个合适的绩效方案需要全院员工的共同努力，共同创造医院、科室、员工三赢模式。

（许剑红　葛宁妍　浙大邵逸夫医院财务科）

"平疫结合"快速切换病房
提升综合医院应急韧性

进入新时代以来，健康上升到优先发展的战略位置，以人民健康为中心的价值理念为卫生健康工作注入了新的内涵。公共卫生体系关系人民的生命质量和健康福祉，是保障全民健康水平的重要工具，也是健康中国建设的关键组成。"十四五"规划明确提出全力推进健康中国建设，第一节就是要构建强大公共卫生体系，提升我国公共卫生应急处置能力。目前，我国的公共卫生治理结构仍存在系统性不足，医防融合不够紧密，整合型卫生健康服务体系的建设还不够完善，医院、疾控机构、基层医疗机构融合和分工协作仍然不足，医防协同机制需要进一步完善等现象。在"大健康、大卫生"的行动纲领下，中国式现代化医院应当主动衔接构建整合型卫生健康治理体系，从医院出发织牢公共卫生防护网，不仅要创新医防协同机制，加强与公共卫生机构和其他医疗机构之间的密切合作，更要提升医院自身防范化解突发公共卫生风险的能力，提升应急管理的韧性。

浙大邵逸夫医院始终坚持以创新为驱动力，率先提出了综合医院"平疫结合"快速切换病房的理念，盘活了医院现有的病区资源，提高医院在病区管理上的应急韧性，并在医院五期大楼建设中落地实践，完成由创新想法到落地实践的巨大飞跃，推动中国式现代化医院未来病房建设的发展。

一、创新理念应对时代挑战，主动作为
织牢公共卫生防护网

传染病的暴发具有偶然性和不可预知性，如何应对可能暴发的大规模烈性传染

病是全社会需要应对的重大挑战。在传染病暴发后，感染人数呈几何倍增长，现有的医疗资源并不足以满足社会的需求，存在两个突出问题：一是符合传染病隔离和救治要求的传染病医院无法应对大量的感染病人，大多数综合医院虽然具有综合诊治能力，但不具备收治呼吸道传染病病人的基本条件，并且短期内难以大量建设专业化的传染病房供收治传染病人，这就容易造成病患与医护人员大量的交叉感染；此外，也会影响其他科室的正常诊疗，使有其他疾病的患者无法得到及时救治，造成了医疗资源的挤兑。二是临时兴建的应急医院虽然能够应对暴发传染病时的需求，但是在传染病流行结束后容易空置，运维成本非常高，面临拆除的情况。从全国层面上看，兴建大量的传染病房需要占用大量空间、成本和设备资源，容易耗费大量公共社会资源。

针对传染病房建设的需求和利用在时间上存在不匹配、资源浪费的现象，浙大邵逸夫医院提出"平疫结合"可转换病房的设计理念，并在医院五期大楼建设中率先落地实践。"平疫结合"的概念是由"平战结合"衍生出的，此概念最先是毛泽东同志对我国国防工业建设提出的要求，这一重要思想被运用到我国的医疗救治体系中，《突发公共卫生事件医疗救治体系建设规划》强调了医疗救治体系的建设要统筹兼顾、平战结合，满足平时和突发重大疫情时的双重需要。大多数传统的综合医院的建筑布局并不具备收治经空气、飞沫传播疾病患者的能力。传统的病区设计采用单一通道及流向，即患者和医护人员共用同一通道，这种设计很难避免患者与医护人员之间以及患者与患者之间的交叉感染，在空间布局上清洁区与污染区无明确分界，不便于病区内的感染防控。这种病房改造成传染病房时难度大，需要改变基本结构，且工程量大、速度慢，赶不上疫情的发展，而疫情结束，难以变回普通病房。因此，在这样的痛点问题上，浙大邵逸夫医院以创新为动力，充分考虑"战时"快速反应、集中救治和物资保障需要，"平时"职责任务和运行成本，设计出"平疫结合"可切换病房。在重大疫情发生时，相关病区能够马上进入隔离状态，做到有效防护，没有疫情时，能够转换为普通病房，相关单元能够各司其职。这种可转换的病房结构设计不仅推动了医院病房建筑建设的发展，也提升了综合医院在突发公共卫生事件中的主动应急管理能力。

二、落地实践推动标准发展，盘活病区资源提升应急韧性

浙大邵逸夫医院在原有的五期大楼图纸的基础上，创造性设计"平疫结合"快速切换病房模式，策划出新病区平疫切换前后多种方案，并最终定下一个最巧妙的方案——在不改变病区原设计的基础上，几乎不增加任何建设成本，仅通过加装"隔离门""正负压装置"和两套新风系统，调整各区域功能布局，实现普通病房与隔离病区的快速切换、无缝衔接。"平疫结合"快速切换病房的原理，是以气流组织管理为出发点，病房楼各楼层的新风系统设置两套，办公区和治疗区（病房、护士站、三级缓冲区、治疗室、换药室等）两区独立设置，顶层病房在病房区域增加一套排风系统，"平时"停用，"战时"使用，实现楼层各病房排风量的适当加大，确保病房区适度负压，屋顶排风机出口加装高效空气过滤设施。通过简单改造普通病房，实现普通病房与隔离病区之间的快速切换。该模式重新定义了隔离病区"三区"（清洁区、半污染区、污染区）三通道的分区概念，提出"两区"（污染区、清

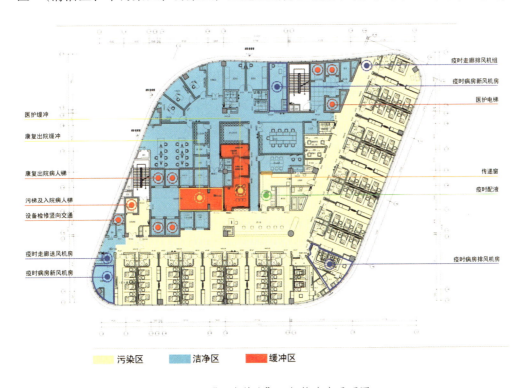

图 2-38　"平疫结合"可切换病房平面图

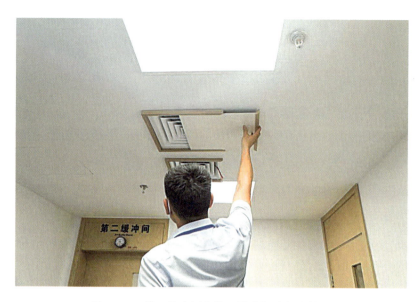

图 2-39　第一缓冲间和第二缓冲间的气流转换

洁区）、"一带"（缓冲带）的新分区理念。该理念是指满足医学隔离救治的清洁区和污染区，以及位于这两区之间的缓冲地带，该方案取消传统的隔离病房污染区的病人通道来保证正常使用情况下病区的病床数量。

该设计首次在全国医疗新建医疗大楼内实现了"一方三赢"。一是，在没有重大传染病暴发时，作为普通病房供日常医疗使用；二是，一旦出现疑似或确诊个例，可通过单独的污染电梯转送患者至过渡病室隔离，关闭隔离门，形成微负压状态，不影响其他病房正常使用；三是，如果传染病大规模蔓延，则将在短时间内将整个病区切换为隔离病区，使原有的病人谈话间、设备间、库房等同步转换成有压力梯度差的第一、第二、第三缓冲区，满足传染病隔离的需要。此种病房的切换成本较低，能够通过极少的改装应对突发传染病的应急隔离状态，既满足突发公共卫生事件时快速反应、集中救治、院感防控和物资保障等需要，又充分考虑综合医院日常的运维成本，彰显了高水平综合医院的责任担当。

三、主动孵化标准扩大影响，推广可切换病房模式复制辐射

"平疫结合"快速切换的病房结构式设计为全国综合医院病区建设提供鲜活可

复制样板，实现公共卫生服务与医疗服务的高效协同、无缝衔接，提升医疗空间利用率。该方案在 2021 年全国政协双周协商座谈会上得到全国政协委员们的高度认可，同时，病房模型作为"中国疫情应急分级诊疗模式沙盘馆"的重要组成部分在中国智慧健康创新中心北京总部展览，向世界展示中国成果。

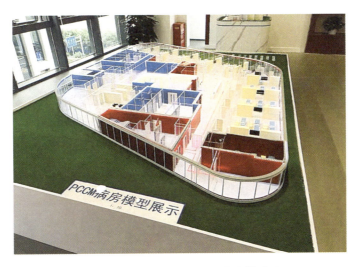

图 2-40　"平疫结合"可切换病房模型展示

浙大邵逸夫医院不遗余力地分享和推广这一经验。"可快速转变为传染病房的普通病房"不仅获得国家知识产权局发明专利，并且荣获 2022 年度浙江省改革突破奖。同时，医院还牵头编制《综合医院病区平疫切换技术导则（试行）》。医院召开专家评审会，会上明确了该导则适用于指导新建综合医院短期收治隔离患者而进行病区平疫切换的建设，充分讨论了"二区一通过（Two area one through）"等创新概念的科学性、可行性，2023 年 6 月 6 日，由浙江省住房和城乡建设厅负责管理，浙大邵逸夫医院负责具体技术内容的编写和解释的《综合医院病区平疫切换技术导则（试行）》颁布，在建筑、给水排水、电气、通风及空调、智能化、医

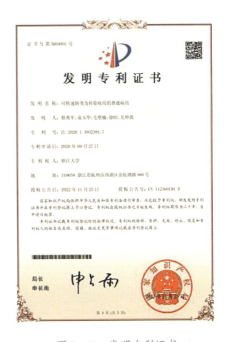

图 2-41　发明专利证书

用气体等技术层面，对综合医院病区平疫切换工作作出标准规范，提供依据与参照，为切实完善综合医院应急防控体系作出重要贡献。浙大邵逸夫医院"平疫结合"快速切换病房模式从点子到实践、从盆景到风景，为全社会树立公共卫生领域创新的榜样，鼓励更多有识之士关注和参与到医疗建设领域的创新工作中来，为进一步推动我国医疗事业发展、提升综合医院应对突发公共卫生事件的能力作出了先行示范。

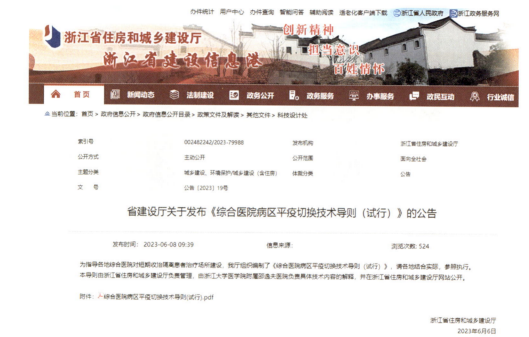

图 2-42　浙江省建设厅关于发布《综合医院病区平疫切换技术导则（试行）》的公告

该模式为"疫时床位供不应求、平时资源无辜浪费"的尴尬局面提供了可行可复制的解决思路，实现公共卫生服务与医疗服务的高效协同、无缝衔接，提升医疗空间利用率，盘活和节约社会资源，增强了中国式现代化医院的应急韧性。

中国式现代化医院服务于国家战略，践行"大健康、大卫生"理念，主动担当、作为，以最大限度保障人民生命安全和健康为目标，除了提供优质高效医疗卫生服务，还坚持提升突发公共卫生风险防范化解能力。因此，中国式现代化医院建设不光要注重数智化转型、提质增效等重点内容，更要以创新性、前瞻性的思维优化医院传统的资源要素管理，将"平战结合"理念充分融入中国式现代化医院建设和管理的各个环节中，把握大局观，主动担当和协同医疗、公共卫生服务机制，推动强大公共卫生体系的构建。

"平疫结合"可切换病房结构的创新设计突破传统的隔离病区"三区两通道"的分区概念，利用气流组织管理原理，创新提出"两区一带"的概念，仅通过加装"隔离门""正负压装置"和两套新风系统调整各区域功能布局，通过关闭隔离门、新风系统的运行等措施使病区转换成有压力梯度差的第一、第二、第三缓冲区，实现普通病房和隔离病区的快速切换，满足传染病房和普通病房的双重要求，并且切换成本较低，有利于在综合性医院建设中复制推广，提升了医院应急管理的韧性。

从全社会角度上看，在重大疫情发生时，新建符合传染病隔离、救治的病房存在时间滞后性，容易赶不上疫情发展的速度，此种可切换的病房结构有利于综合医院在传染病发生初期快速切换满足隔离病区的需求，避免了医患交叉感染从而造成医疗资源的挤兑。另外，盘活了现有的综合医院病区资源，避免新建过多的传染病房，并且在疫情后空置，运维成本高，面临拆除的问题，有效地节约了社会公共资源，通过管理切换空间，提高了综合医院病区资源的利用率，实现公共卫生服务与医疗服务的高效协同、无缝衔接。

在未来，浙大邵逸夫医院将继续以"平疫结合"可切换病房为基础，以打造一所"平时用得好，疫时用得快"的中国式现代化医院为目标，将"平疫结合"的理念融入中国式现代化医院建设的各个环节，结合医院现有的管理制度、流程，形成一系列的建筑建设标准、院感控制标准、平疫切换流程标准、标准化的管理制度，从而提升医院面对突发公共卫生事件的应急管理能力，为提升综合医院应对突发公共卫生事件能力作出先行示范。

（袁玉华　浙大邵逸夫医院院感科）

跳出医院发展医院
拓展全球视野

"5G+AR"数字赋能
打造山区海岛医疗服务新模式

党的十八大以来,党中央高度重视建设健康中国,明确指出人民健康是民族昌盛和国家富强的重要标志。习近平总书记强调,"健康是幸福生活最重要的指标,健康是1,其他是后面的0"[①]。健康是促进人的全面发展的必然要求,是经济社会发展的基础条件,党的二十大报告将"健康中国"作为我国2035年发展总体目标的一个重要方面,提出"把保障人民健康放在优先发展的战略位置,完善人民健康促进政策",并对"推进健康中国建设"作出全面部署,从统筹推动新冠疫情防控和卫生健康高质量发展到构建更加安全的公共卫生体系和更高水平的健康服务体系,以更多惠民生、暖民心的举措,全方位、全周期保障人民群众健康,都充分体现了对人民健康的高度重视。建立中国式现代化医院,就要深刻领会"人民至上、生命至上"的理论内涵,不断将健康中国的理念内延外拓,全面推进健康中国建设。

近年来,浙大邵逸夫医院按照浙江省山区海岛32县跨越式高质量发展的总体要求,以建立城市医院与县级医院紧密合作新机制为核心,高效结合信息平台和医疗技术,全国首创地将省级、县级医院优质稀缺的医疗服务资源精准扩展到偏远山区海岛,加快县域优质医疗卫生资源扩容和均衡布局,推动重心下移、资源下沉,以数字化改革为支撑,依托4K、5G、大数据、云计算、物联网、人工智能、区块链等前沿信息技术,运用数字化手段推动建立多学科联合诊疗模式,创新研发"5G+AR"数字化远程诊疗技术,打破了医疗服务时空限制,构建更加紧密的医联体、医共体联合体系,着力解决山区海岛县医院服务能力短板,提升县域危急重症

---

① 当代中国研究所:《新时代这十年(2012—2022)》,人民出版社2023年版,第45页。

救治能力和抢救成功率，联合打造多级联动海上急救中心，用先进技术和服务实现优质医疗服务偏远海岛全覆盖，让广大农民群众能够就近获得更加公平可及、系统连续的医疗卫生服务，有力支撑共同富裕示范区建设，为建设浙江省高水平县域"医联体＋医共体"提供了模范样板。

浙大邵逸夫医院始终锚定健康中国发展理念，深入推进医疗体系建设助力共同富裕，坚定不移走数字化发展之路，通过"5G+AR"手段，不断创新互联网医疗服务模式，撬动优质医疗公共服务共享新机制，从而延伸优质服务共享的时空边界。

一、管理思路与政策支持深度匹配，实现管理创新与效能提升

中共中央办公厅和国务院办公厅印发的《关于进一步深化改革促进乡村医疗卫生体系健康发展的意见》提出，完善乡村医疗卫生体系，是全面推进健康中国建设的迫切要求，也是全面推进乡村振兴的应有之义。浙大邵逸夫医院深入贯彻党中央和国务院指示精神，牢固树立"共同富裕是公立医院义不容辞的责任"工作宗旨，聚焦"为实现共同富裕提供浙江示范"的目标要求，加大倾斜支持乡村地区医疗卫生机构基础设施建设，在政策指引下打造山区海岛医疗服务新模式，综合运用大数据、人工智能等先进技术，加快构建农村数字化、精准化、个性化的远程医疗信息服务体系，以"5G+AR"数字赋能，促进城市与山区海岛医疗水平安全有序共享，弥补地区间医疗资源分配差距，有力有效改善乡村群众看病就医条件，疏导缓解社会医疗体系压力，真正实现了管理思路与政策支持深度匹配，加快打造公立医院助力共同富裕的标志性成果，让全省人民在迈向共同富裕中体验更多实实在在的健康获得感。

二、数字赋能创新医疗服务模式，解决群众看病难题

长期以来，由于人口逐渐向中心城区集聚，山区海岛居住人口老龄化比例持续攀升，另外，舟山海岛特殊的地理环境限制了人口流动，医疗服务供需矛盾日

显突出，山区海岛群众看病难、配药难、急救难等痛点难点问题亟待解决。浙大邵逸夫医院普陀分院针对海岛群众看病难问题开设"5G+AR"智慧远程门诊，由普陀医院和邵逸夫医院专家定期坐诊，为海岛群众提供线上高质量医疗服务，至今已实现"5G+AR"智慧远程治疗病人达 65 例，总时长达 16 小时 30 分，平均每例 15.2 分钟，病例遍及急诊、重症监护室、心内科、普外科、肿瘤内科等病种，规范有效救治达 100%。浙大邵逸夫医院龙游分院组织医共体各分院首诊医师会诊专家根据具体需求邀请县级或省级专家，利用 AR 智能眼镜实现的远程会诊，可以打破时间和空间的限制，不再受限于具体的时间和地点，可以大量节省会诊专家的时间和精力成本，相较传统的"固定"的远程会诊模式，这种"不受束缚"的方式无论对于患者或会诊专家而言，都具有更高的可接受程度。浙大邵逸夫医院龙游分院还在"5G+AR"技术应用的基础上进行深化探索，为乡村医生、家庭医生以及基层卫生院创新设计"智赋山海"助诊背包，背包内配备 AR 眼镜、掌上超声、远程心电以及包括心肌标志物、D- 二聚体和凝血酶时间 /INR 等在内的近十项 POC 检测仪器，通过 AR 眼镜可以快速联通县、省专家团队，在远程专家"第一视角"的指导下，基层医生可以利用掌上超声、远程心电图、POC 检测等对患者进行快速评估、处置，将急救关口前移至患者家中。"5G+AR"远程智慧诊疗还改变了传统单一的医疗模式，以数字化手段贯穿实现医疗体系的闭环管理，让更多的患者享受到家门口的省级医院医疗服务，打通省市县医疗服务的最后一步距离，实现健康共同富裕。

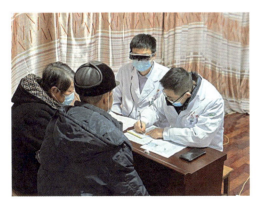

图 2-43　浙大邵逸夫医院首创"5G+AR"远程
智慧诊疗　百姓与省级专家"面对面"

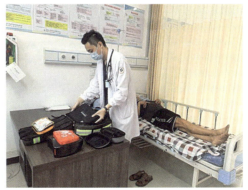

图 2-44　浙大邵逸夫医院医生打开
"智赋山海"助诊背包

三、打破县域医共体急救"壁垒"，
分级诊疗政策得到落实

随着打造医共体逐步深入推进，基本医疗已实现了密切、安全、有序的共享模式，但在急救方面，由于医疗技术水平差距，县域医共体之间仍存在"壁垒"，如何进一步削弱存在于县域医共体之间的急救服务障碍和限制，整合县、乡、村三级医疗卫生资源，实现合理利用医疗资源和提高医疗服务效率的目标，仍需要进行深入探索。浙大邵逸夫医院有机融合"5G+AR"远程智慧诊疗项目，扎实推进以普陀分院和龙游分院为锚点，向下覆盖主要山区海岛，链接多家医共体医疗单位，向上链接邵逸夫医院专家，形成以县域医共体为主、省级医院随时支援的紧密医疗保障、精准化分级诊疗网络，在需要急救时，第一时间启动急救流程，运用布设在小岛基层医共体单位的"5G+AR"远程智慧诊疗系统，基层卫生院的医务人员、村医可通过AR眼镜随时随地连线普陀医院或邵逸夫医院的急救团队，大大缩短患者从发病到得到救治的间隔时间。远程急诊还可以用于指导严重创伤患者的院前急救和转运，有利于早期损伤控制和院前到院内救治衔接，针对部分非医疗场所的突发事件，尝试利用无人机投送AR眼镜和AED设备，在等待院前急救到达前，通过AR眼镜，远程专业指导目击群众进行现场急救、复苏，以期提高患者的救治成功率，切实解决了原先因运输

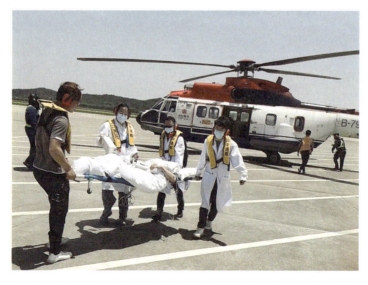

图2-45　浙大邵逸夫医院派驻普陀分院专家义诊途中抢救危重心梗患者，
空陆联动护送至普陀分院

问题不能及时获取急救资源的困境，实现了海岛居民能够及时获取最有效的危重症诊断、紧急处理以及现场处置的具体步骤和方法。同时，依托数字化手段打造"医疗防控圈"，有机融合医警联动系统，预先获取患者定位和现场情况，通过"5G+AR"实时远程会诊直击转运危重患者中的直升飞机、包船运输以及120急救车，为偏远海岛群众、出海渔民、海上作业团队提供有效的全方位的精准的医疗保障和紧缺的医疗急救资源。在科技创新助力医共体建设新方法的影响下，推进分级诊疗进一步落地，实现了以医共体和信息化手段整合全省医疗资源，使各个医共体成员单位可以上接省内三级医院、县内龙头医院和远程智慧医疗的"三根天线"，顺应了山区海岛群众对高品质生活的期待，浙大邵逸夫医院优质高效的医疗健康服务理念得以深化细化。

四、"5G+AR"数字赋能对医疗体系建设具有重要意义

浙大邵逸夫医院推出的"5G+AR"数字赋能医疗服务，进一步优化了山区海岛医疗场景，彻底打破基层医疗服务时间限制和空间壁垒，有效提升基层医疗服务能力，充分发挥保障群众健康、促进共同富裕的积极作用，在共享医疗技术、促进医患关系、抢救危急重症患者等方面具有深远意义。一是创新载体、集聚资源，为基层医疗提供先进技术。基于云计算、5G高速网络、智能可穿戴式AR眼镜应用方案和技术、音视频等技术，实现"5G+AR"医疗运用，通过设备屏幕就能以"第一视角"作出判断，身临其境地实施专科问诊与协同诊疗，省市专家通过"5G+AR"手段从手术、教学查房、诊疗技术等多方面对基层医生进行全方位指导。二是智慧医疗为医患互动搭建高速公路。借助"5G+AR"技术，同步高清传输共享患者一般信息、体格检查和辅助检查结果，省级专家医师当即对患者诊疗作出判断或利用床旁超声技术指导诊疗，并在带教过程中，积极拓宽思路，提高诊疗水平，针对疑难病症，基层医生可以为患者申请多学科专家会诊，通过影像检查资料互联互通，医患互动不再受就诊时间和地点限制，基层医疗机构对确需上转治疗的患者，在云查房与云会诊后可开通转诊"绿色通道"，减少患者与家属来回奔波和重复开单检查，缩短就诊时间，减轻患者负担。三是科技赋能、高效联动，为危急重症患者保驾护航。在5G通信下，利用AR眼镜（本端）＋手机或电脑（远端）实现交互通信，将患者情况上传，由专家及时提供急救指导，统一急救药品、设备配备标准，实现

县乡医疗机构急危重病救治信息互联互通，让医疗急救资源向县域动态延伸。

"5G+AR"数字赋能医疗服务为中国式现代化医疗体系建设提供了更多可能，传统的医疗资源实现了云端再升级再提升再优化，为解决医疗领域群众"急难愁盼"的难点堵点问题提供了多样性解决方案，浙大邵逸夫医院的创新举措也为自身医疗体系建设注入了新活力，得到了各级单位、宣传媒体、群众百姓的一致认可，实现了医疗水平和风评口碑的双提升。

数字经济是全球未来的发展方向，逐渐成为我国经济发展的主形态，在这一形势下，医疗场景也迎来一次前所未有的技术变革，数字化医疗是把现代计算机技术、信息技术应用于整个医疗过程的一种新型的现代化医疗方式，是公共医疗的发展方向和管理目标。"5G+AR"数字赋能医疗技术无疑是数字化医疗探索的必由之路，也是一条快速实现医疗资源共享的捷径。目前"5G+AR"数字赋能医疗体系还存在项目推广、扩面成本高，标准与评价体系不统一，可行性、安全性研究有待完善，AR眼镜设备和网络的技术限制等一系列问题。浙大邵逸夫医院一如既往秉承数字赋能医疗体系建设的发展方向，不断深化技术体系革新、追加高新医疗体系建设成本、完善管理制度等措施，进一步密切信息平台和医疗技术的结合，将省级医院优质稀缺的医疗服务资源更深入扩展到偏远山区海岛，打破以区域跨部门联动、多层级协同的数字化诊疗体系，破除急救第一现场信息壁垒，同步贯通省、市级和县级医院的胸痛、卒中、创伤中心数据，确保诊疗活动的及时性和同一性。同时，也要以"5G+AR"数字赋能医疗技术为契机，进一步探索数字化发展的更多可能性，全方位打造包括电子病历、远程医疗、移动医疗应用程序、医疗物联网在内的一体化数字建设格局，通过大数据和人工智能的应用，不断优化数字医疗为每位患者提供个性化、标准化、高效化的医疗服务，打造涵盖健康管理、预防保健、诊疗急救的整体服务，进一步助力健康中国落地落实。

让健康为共富加分，是浙大邵逸夫医院一直在探索也会继续努力的方向，5G技术赋能经济社会数字化转型，也为浙江高质量发展建设共同富裕示范区和迈向中国式现代化提供了重要助力。浙大邵逸夫医院将继续推动5G远程医疗的技术创新和临床应用，促进其常态化发展，力争实现5G远程诊疗项目全覆盖，塑造崭新的未来医疗格局。

（陈文军　储子涵　浙大邵逸夫医院地方合作与交流办公室）

构建"三共享""三通道"
打造智慧医联体省市县网络生态圈

党中央始终坚持以人民为中心的发展思想，作出全面实施健康中国战略的重大决策部署，确立新时代卫生与健康工作方针，印发实施《"健康中国 2030"规划纲要》。全国人大常委会颁布的《中华人民共和国基本医疗卫生与健康促进法》，吹响了建设健康中国、增进人民健康福祉的进军号角，开启了全民健康的新时代。

2017 年 4 月，国务院办公厅印发《关于推进医疗联合体建设和发展的指导意见》；2018 年 7 月，国家卫生健康委员会、国家中医药管理局下发《关于印发医疗联合体综合绩效考核工作方案（试行）的通知》；2019 年 5 月，国家卫生健康委员会印发《关于开展城市医疗联合体建设试点工作的通知》。党的二十大作出了推进健康中国建设，促进优质医疗资源扩容和区域均衡布局等重要部署。其中把加强医联体医共体建设作为实施健康优先发展战略的重要举措。

一直以来，浙大邵逸夫医院在浙江省委、省政府和浙江省卫健委的支持下，把加强全民全生命周期健康服务，打造"浙里健康"名片放在了医院医联体发展的战略地位，深刻领会浙江省卫健委主任来院调研时提出的"深刻领会高质量发展的内涵，正确把握数量规模与质量效益的关系、自身发展与辐射带动的要求，聚焦山区海岛县，推动优质资源精准下沉，合力打造高水平县级医院"的指示精神，把构建智慧医联体省市县医院高质量协同发展作为"一把手"工程，以民生和医疗卫生体制改革为导向，着力打造中国式现代化医院，坚持担当公立医院的社会责任，建立总院—分院同质化管理机制，双方共同制定议事协调、人才培养、管理巡查、专家考核等方面工作机制，始终持续创新完善"互联网＋医疗健康"服务体系，加快构建"三共享""三通道"医联体网格化布局，实现人员共享、资源共享、平台共享，充分利用云计算、移动互联网技术、5G 技术，借助物联网与人工智能技术，打通跨区域患者就诊通道、医生转诊通道、医院管理通道，运用先进的管理理念、方法和工具，以自由联盟的方式整合区域内各类医疗资源和健康资源，建设区域协同的智慧医疗平台，推进分级诊疗和医疗资源下沉，将管理经验全方位平移到基层。合作的近 5 年里紧密型合作医院的县域就诊率逐年提升，近 2 年超过 90%，合作的县级医院门诊量、住院量、手术量提升显著，"医联体＋医共体"协同更加紧密，医疗服务水平更加均衡。

浙大邵逸夫医院不断领会高质量发展的内涵，始终坚持医疗为民理念，锚定医疗资源扩容和区域均衡布局的目标，积极探索智慧医联体高质量协同发展的实施路径，全力构建智慧医联体省市县网络生态圈，从以治病为中心向以健康为中心转变，助力推动健康中国建设。

一、以政策为导向，走医联体共建之路，促进优质医疗资源扩容和区域均衡布局

为进一步推进分级诊疗制度建设，构建优质高效的医疗卫生服务体系，按照《国务院办公厅关于推进医疗联合体建设和发展的指导意见》等有关要求，在充分总结各地医疗联合体建设试点工作经验基础上，国家卫生健康委、国家中医药管理局制定了《医疗联合体管理办法（试行）》，加快推进医联体建设，逐步实现医联体网格化布局管理。

浙大邵逸夫医院始终坚持以政策为导向，对医疗形势进行科学研判，对发展理念和思路作出及时调整，充分发挥作为医联体牵头医院的区域协调发展统筹协调职能，坚持规划纲要的战略引领功能，加强组织领导和调查研究，加强协调共商和督促检查，医联体医院认真贯彻牵头医院决策部署，加强基础建设和层层落实，推动解决新路径问题，推动新路径改革落地，推动重点任务落实。

浙大邵逸夫医院始终坚定不移走医联体共建之路，始终坚持把社会效益放在第一位，其中新发展理念是最重要、最主要的，具有鲜明的实践性和时代性。作为"中西方医院管理文化交流碰撞的试验田"，浙大邵逸夫医院找准彰显特色、优势互补、资源共享、协同发展的原则，探索研究出一套适合目前医疗大环境下的医联体

工作新模式,运用互联网医疗技术、数字技术等,逐步构建山区海岛、边疆地区远程医疗资源服务平台,积极推进带动式管理、平台联动、分级诊疗、远程医疗,缩短医联体提升技术水平时间与空间距离,不断提升医联体管理能力,拓展医联体服务范围,提高区域间服务质量。依托院际协作互联的邵医健康云平台,率先实现"互联网+医联体建设与健康扶贫项目"落地,联合新疆兵团第一师医院、喀什地区第一人民医院、阿克苏地区第二人民医院、阿拉尔医院等,共同打造基于互联网的邵医&新疆远程医疗协作平台。目前,浙大邵逸夫医院已与浙江、福建、新疆、江苏、陕西等地30多家医院形成共建格局,在管理、学科、技术方面实施全方位带动式立体式精准帮扶,通过管理平移、技术上"云"、人才下沉多措并举,统筹龙头带动和各扬所长,以"输血"带动"造血",进一步提升创新能力、产业竞争力、发展能级,打造出更为和谐、高效、优质的区域医疗服务体系,拉动医联体医疗技术水平整体提高,更好地服务基层百姓,全方位助力医疗共富。

二、全力搭建"三共享"平台,实现区域医疗资源利用最大化

浙大邵逸夫医院积极搭建人员共享、资源共享、平台共享的"三共享"平台,为区域医疗资源利用最大化提供了多种可能。在人员共享方面,医院积极响应浙江省委、省政府实施的省编县用、常驻专家、柔性专家等人才政策,创新实施了导师制育才方式,在基层建立了多个专家工作站,真正推动医疗资源下沉到山区海岛。创新试行医院人才"省编县用",浙大邵逸夫医院急诊科下沉专家秦医生带领龙游县人民医院急诊科团队为急性双侧肺动脉主干栓塞致心脏骤停患者实施了静脉溶栓治疗,成功及时挽救患者生命,在当地属首例。浙大邵逸夫医院地方合作交流办公室因地制宜定期遴选常驻专家和柔性专家到医联体医院工作,建立上下联动、齐抓共管的工作机制,通过确定指标、实施计划、定期汇报、及时沟通、严格考核的方式,使基层医院在技术提升、服务质量等方面发展呈现良好态势,得到患者们的一致称赞。导师制育才模式,医联体医院选派潜力人才到浙大邵逸夫医院跟随导师沉浸式学习技术和理念,同时也受到基层医院的一致好评。人员共享不仅在医疗技术、医疗流程、管理和理念上带来了积极的改变,也为当地医护人员提供了宝贵的

经验和指导，实现了在急危重症救治、科研创新、继续教育、远程医疗和医共体能力提升等方面的卓越突破。

在资源共享方面，浙大邵逸夫医院建设了医疗人才培训基地，全国首创医共体下省—县—镇一体化基层全科医生级联培养新模式，形成教学同质化、标准化的"分层带教、循环提升"，夯实了分级诊疗专科联盟的基础。以浙大邵逸夫医院各专科为首，牵头基层医院专科参与的大联盟体系初步形成。循序渐进与帮扶的基层医院形成共建管理体系，浙大邵逸夫医院协助基层医院新建制度和流程264项，共享设施设备，向硬件条件不足的基层医院提供硬件支持，确保当地医疗软硬件基础强起来，通过8年帮扶，在贵州大山深处打造出健康扶贫"道真样本"。

在平台共享方面，浙大邵逸夫医院建院初期就非常重视医疗信息系统的建设，2014年，就启动了"未来医院"建设计划，智慧医疗系统是其中的核心内容。搭建智慧医疗区域共享协作平台，如互联网健康云平台、云影像、云病理、自主研发"5G+AR"远程急救系统、超远程5G机器人手术等，为跨区域就诊提供了更大的可能性，逐步打破区域间的时间、空间、人员、系统的壁垒，形成以浙大邵逸夫医院为核心的一批专科联盟，推动分级诊疗建设取得突破，切实降低死亡率和外转率，减少跨省和跨区域就医，发挥"龙头"作用，带动全省医疗水平整体迈上新台阶。

三、多措并举升级"三通道"，为现代化
医疗搭建桥梁、铺平道路

浙大邵逸夫医院的发展愿景是打造国际化、现代化的医疗体系，为此，医院立足实际，不断升级改造就诊、转诊、管理等环节的医疗"通道"，破解患者就医和医生诊疗过程中的"急难愁盼"的难点、堵点问题。患者就医通道更便捷，患者在当地医院预约付费后跑一次就可享受浙大邵逸夫医院诊疗服务、空中应急救援通道通畅、医保起付线可连续计算、自助线上付费线上预约等。医生转诊通道更顺畅，互联网转诊会诊渠道便捷可操作性强、辅助检验检查互联互通、病患数据自动监测预警系统等。通过互联网医疗平台通道的逐步完善，基层医院医生可以协助患者线上实现跨区域上下转诊住院，已实现当地医院线上开具住院证可办理完成浙大邵逸夫医院住院登记、排号等流程，真正实现患者跑一次满足跨区域跨级别个性就医需

求。转变传统观念，医生配合患者化"被动就医"为"主动就医"，大大缩短了就诊时间，打破了跨区域就诊的信息壁垒。医院管理通道更精准，设置专人对接优化简化智慧医疗流程，增加患者就医黏性，实现尽可能把患者留在当地，让疑难危重患者无障碍转至浙大邵逸夫医院，让术后康复稳定的患者再转回当地医院的区域联动性分级诊疗的愿景。

四、数字创新赋能，畅想未来医院建设，智慧医疗体系初具规模

浙大邵逸夫医院医疗领域高新技术研发始终在路上，不断运用大数据、5G 传输、AI 智能、AR 显示等现代手段与传统医学技术紧密结合，创新研发了无人执考远程教学培训平台，数字化医学教学 AI 督导辅助省级医院医生考核评估和远程指导规培生、基层医生模拟操作考试，使执考、练习、教学更加智能化、简便化、标准化。

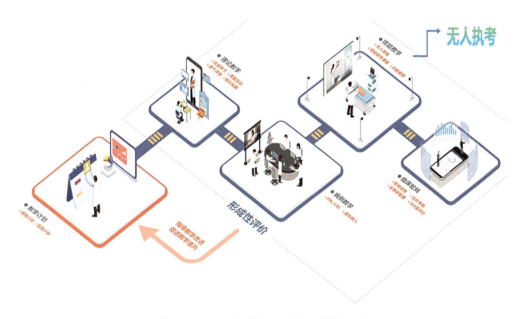

图 2-46 无人执考在线评价实训考核系统

超远程智慧手术平台在远程医疗方面发挥了重要作用，跨越 5 千公里与新疆医院通过使用超远程 5G 网络和国产手术机器人，成功实现我国 5G 超远程机器人人

体肝胆手术零的突破，全球首例超远程 5G 手术机器人肝脏切除手术、首例扩大根治性淋巴清扫术、首例腹腔镜下左半肝切除术等，进一步填补依托医院 96 项医疗技术空白，并受到中央电视台的报道与肯定，患者无论在山区、海岛，还是在新疆边远地区，都能打破时间和空间的壁垒，零距离零时间差地在家门口享受到全国顶级专家的医疗服务，双向避免医生和患者的舟车劳顿，节省救治时间。

针对放射设备价格高昂、高年资医生储备不足、办公空间有限等问题，推出了远程放射医疗服务平台，目前已有 13 家省市县医院联入浙大邵逸夫医院平台，自 2014 年起至今，浙大邵逸夫医院放射科医生已为 31024 多人提供放射远程会诊，并呈逐年上升的态势。我们设想未来医院里放射科医生居家办公的场景指日可待。

早在 2014 年开始搭建的"未来医院"互联网健康云平台为患者提供一站式就医服务，患者只需一部手机就能完成就诊、转诊、住院、转院、缴费、预约就医全流程。借助互联网医疗云平台自动提供院内导航、AI 医助预问诊、就诊提醒、缴费提醒等全流程信息实现引导便民惠民服务，改革传统的挂号、付费、面诊、付费、检查、返诊挂号、付费、检查、付费、住院、付费的旧模式，摒弃付费与等待的周折，让就诊回归到医疗服务的核心环节，据统计，该平台服务以来已让患者的门诊就诊时间从原来的 4—5 小时降低至 1.7 小时，患者满意度大于 95%。

邵医人乐于发现问题、善于发现新契机、勇于创新的精神，让浙大邵逸夫医院能够更快突破传统区域医疗模式，推进智慧医联体省市县医院协同发展的良性生态圈的构建，为实现高质量医疗服务提供有力支撑。

浙大邵逸夫医院利用构建"三共享""三通道"智慧医联体省市县网络生态圈，通过布局建设协同管理与医疗新模式，整合优化区域医疗资源的平衡布局与优化配置，探索为群众提供一休化、连续的医疗卫生服务。但在构建过程中，仍存在管理理念渗透周期长、信息壁垒、资源不均、发展不均衡等问题，智慧医联体建设还需要进一步扩面提质，特别是在山区海岛等边远地区还存有空白领域。浙大邵逸夫医院将持续扩大与优化智慧医联体的服务内涵，扩充优质临床专科资源，均衡专科资源布局，深入应用医疗信息化技术，研发信息网络新功能，提供专科管理、学科共建、人才培养、技术支持、项目培训、资源共享、分级诊疗、技术推广、科研教学等项目共建，提高基层医院医疗服务的质量与可及性，提升基层医院医疗管理和决策水平，从而更好地满足人民群众的健康和就医需求。

推进中国式现代化医院建设，是党和国家对公立医院提出的明确要求与重要使命。浙大邵逸夫医院将牢牢把握时代发展契机，全力投入优质医疗资源扩容和均衡布局工作中，加快发展智慧医疗体系，打破边远地区基层医疗发展壁垒，进一步助力医疗资源下沉并发挥引领促进作用，实现智慧医联体省市县网络生态圈的全面覆盖，为健康中国和共同富裕作出更大贡献。

（陈文军　周超君　浙大邵逸夫医院地方合作与交流办公室）

以中国式现代化成就为世界卫生事业高质量发展提供新机遇

近年来，我国医疗事业取得了巨大的发展，而"健康中国"战略更是引领着卫生健康现代化的新方向。推进健康中国建设，不仅是基本实现中国式现代化的重要基础，也是积极参与全球健康治理履行 2030 年可持续发展议程国际承诺的重大举措。构建人类卫生健康共同体，是中国在卫生健康领域的全球倡议，也是走和平发展道路现代化的重要路径，强调通过合作共赢、共同发展的方式，推动全球公共卫生事业的进步，实现人类共同福祉。公立医院作为卫生服务的重要提供者，其高质量发展意味着更高水平的医疗技术、更先进的医疗设备、更专业的医务人员，对于构建人类卫生健康共同体具有重要意义。公立医院的高质量发展有利于提供优质医疗服务提高全球医疗水平，加强国际医疗合作促进医疗技术创新与共享，倡导公平可及的医疗服务促进卫生资源的合理分配，从而推动全球卫生事业的进步和人类健康福祉的实现。

浙大邵逸夫医院以国际化建设医院知名管理品牌、以国际化打造领先国际医疗服务、以国际化助力科研创新发展、以国际化塑造世界一流教育品质、以国际化引育学科顶尖人才，以国际化文化打造开放包容的氛围，实现医院综合竞争力和国际影响力的节节攀升。

一、创新管理：中西融合试验田
独创可复制的"邵医模式"

30 年求索创新，笃行不怠。浙江大学医学院附属邵逸夫医院始终将国际化建设作为医院高质量跨越式发展的重要抓手。在建院初期（1994—1999年），美国罗马琳达大学健康机构曾全面主持和参与医院管理工作，数十位美方专家长期扎根医院。在其全面输出管理的助力下，浙大邵逸夫医院一建院便处于与国际接轨的高起点，是一家拥有"国际化"基因的省级公立医院。以此为机遇，医院通过不断的实践开辟了一条适合中国公立医院的"现代化""国际化"高质量发展道路、探索了一块中西融合的医院管理试验田、开创了一系列烙印着"邵医"标记的创新管理模式。结合西方先进的管理理念，医院在管理机制和运行机制等方面进行了深度探索，建立了一整套适合中国国情的管理架构和方法：法人治理机构、全员聘用制、

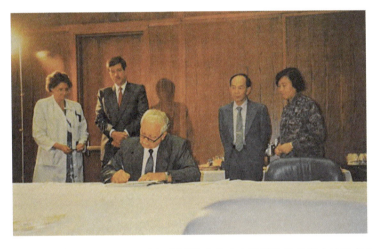

图2-47　1988年11月15日，时任美国罗马琳达大学副校长欣肖在协议书上签字

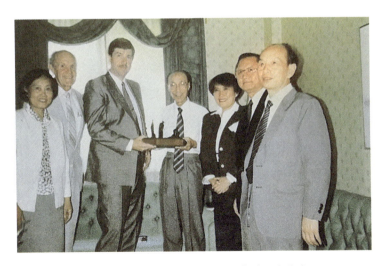

图2-48　邵逸夫先生亲切会见中美双方代表

董事会和委员会制度、国内首家主治医师负责制、与国际接轨的全人照护理念……
这些独特的现代化医院管理理念扎根在医院的沃土之中。经过30年的实践与完善，
医院积累了丰富经验，获得了超常规的持续高速发展，同时管理模式深得业界认
同，被誉为"邵医模式"。

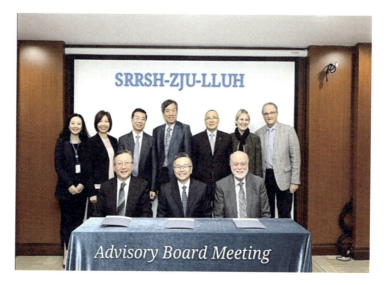

图2-49　咨询委员会

二、战略发展：建立健全的现代
医院国际化管理体系

致广大而尽精微。为更好地树立医院国际视野、统筹管理国际事务，医院于
2009年成立"国际交流与合作办公室"，于2018年更名为"国际合作交流办公室、
港澳台事务办公室"（以下简称"邵医国合办"），办公室主要负责医院与国外合作
机构的双向交流与合作事务。为确保国际化进程持续且高效地发展，医院每年制
定国际化发展规划、目标任务和年度计划并组织实施和定期评价。邵医国合办坚
持以五个维度发展国际化战略（4S+IHP理论）：战略性（Strategical）、实质性（Sub-
stantial）、持续性（Sustainable）、服务性（Service）及国际医疗专业度（International
Healthcare Professionalism）。

邵医国合办直属医院院长，并在多年的发展中逐步建立并完善多项国际化管理
制度，包括《外事注意事项》《邵医国际交流与合作章程》《医院外事工作制度》《浙

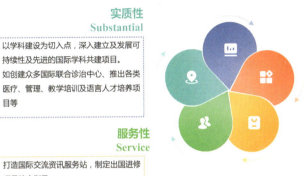

医院国际化发展 五大维度 4S+IHP理论

战略性 Strategical
- 组织医院、罗马琳达大学、浙江大学及香港邵氏基金会召开咨询委员会会议，会议制定并审议医院发展成果及规划
- 海外宣传，助力医院品牌建设，提升国际影响力
- 促进医院高品质多元化国际交流与合作

实质性 Substantial
- 以学科建设为切入点，深入建立及发展可持续性及先进的国际学科共建项目。
- 如创建众多国际联合诊治中心、推出各类医疗、管理、教学培训及语言人才培养项目等

持续性 Sustainable
- 设定出国成效追踪改进项目，强化出国进修人员回国后的追踪系统
- 持续管理、追踪及评估各国际合作项目的品质及成效

服务性 Service
- 打造国际交流资讯服务站，制定出国进修项目综合指导
- 成立"浙大邵逸夫医院国际学生学者综合服务中心"
- 设立"邵医语言培训和跨文化交流学院"

国际医疗专业度 International Healthcare Professionalism
- 支持医院国际医疗中心的建设与发展，管理非医疗性事务
- 与美国Mayo Clinic顶尖医疗机构展开合作，开设多元化国际远程医疗咨询会诊服务
- 协助医院顺利完成G20、B20、亚运会等医疗保障任务

图 2-50 医院国际化发展战略

大邵逸夫医院申报涉外交流、涉外会议报批程序及相关规定》等多项医院章程、工作流程以及《突发事件应急预案处理流程》《医院涉外安全应急处理工作组织架构》《涉外应急预案》等。

三、强强联合：携手世界顶尖医疗机构
搭建多元国际合作网络

近年来，浙大邵逸夫医院不断优化高层次国际合作的格局，规划多元化的国际合作布局。医院现有两位紧密型全面合作伙伴，分别是妙佑医疗国际及美国罗马琳达大学健康机构。自 2017 年医院作为中国首家公立医院加入妙佑医疗联盟后，两机构就涉及临床、科研、教育、管理等 123 个子项目进行深度合作。双方联合协作推出邵医健康知识宣教中心，成为国内首个推出英文版健康信息知识库的公立三甲医院。2023 年，两机构不仅合力打造多元化的"IMDT 会诊合作体系"，而且创立"重大疑难疾病、罕见病患者公益基金"帮扶项目，为更多看病困难的病人带去了

世界顶尖的医疗服务，也进一步提升了医院国际远程会诊项目影响力。而美国罗马琳达大学健康机构一直与医院保持着全方位合作，近年来双方在教育领域的合作更是取得了显著成果。2018年，医院与美国罗马琳达大学携手浙大城市学院共建国际健康科学中心，开展口腔卫生特色班及呼吸治疗特色班，推动了洁牙师与呼吸治疗师在中国的职业发展之路，也标志着具有邵医特点的医学创新教育迈出了坚实的一步。2023年，两机构合作成立的国际健康培训学院也顺利揭牌，成为医学教育发展新的里程碑。

除紧密型合作机构，医院还与斯坦福大学医学院医院、宾夕法尼亚大学医学中

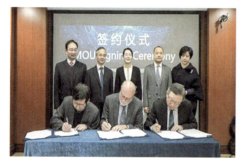
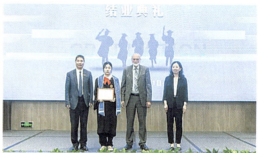

图 2-51　共建国际健康科学中心，2023 年首批牙洁士已毕业

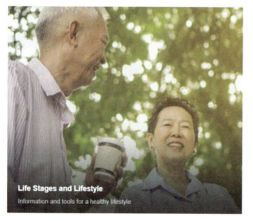
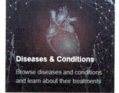
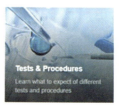
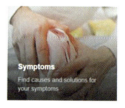

图 2-52　邵医健康知识英文宣教中心

心、约翰·霍普金斯大学医院、英国剑桥大学、英国伦敦大学圣乔治医学院医院、英国皇家外科学院、英国皇家全科学院、澳大利亚 Alfred 医院、澳大利亚皇家外科学院、澳大利亚卡布里尼医疗中心、日本静冈综合病院、马来亚大学等国外多个顶尖医疗机构及学科建立交流与合作关系。1994 年至今，共接待近 4000 名海外专家来院访问、交流、指导，并派出近 3000 人次出国参访及学术交流。随着医院国际影响力不断提升，包括美国驻中国大使馆、英国驻中国大使馆、捷克国家代表团、蒙古国家代表团、世界卫生组织西太区代表团等在内的越来越多国外政府及联合国相关机构的参观访问团来院交流学习，共商合作项目。

四、提质增效：国际医疗服务

2021 年，国务院办公厅印发的《关于推动公立医院高质量发展的意见》明确指出要推动公立医院高质量发展就要满足群众多层次、多样化医疗需求。随着我国已转向高质量发展阶段，人民群众多层次多样化医疗健康服务需求持续快速增长，加快提高医疗健康供给质量和服务水平，是满足人民美好生活需要的要求。在此背景下，医院不断提升医疗服务质量，同时搭建多层次医疗服务体系。医院拥有独立的国际医疗中心，是全国最早开展 24 小时全方位国际医疗照护的医疗中心之一签约众多知名国际保险机构，建立公立医院构架下整合完善的国际医疗服务体系，拥有全流程专业的国际商业保险管理系统，是浙江省外籍病人首选就诊目的地、浙江省市级主管部门及使领馆指定的医疗保健机构。截至 2023 年，浙大邵逸夫医院已为来自全世界 168 个不同国家和地区 6 万余名外籍病人提供了高水准的国际医疗服务。医院现有签约合作的商业保险公司共 30 家。2023 年，在直付模式已经高度成熟的情况下，医院创新突破，成功与中国人寿、千信雅创新出"医疗＋保险＋健康"合作新模式，合力打造"确诊保（2023 版）"项目，推动高质量医疗服务走向普惠。

医院的国际化优质医疗服务也得到了广泛认可。近年来，浙大邵逸夫医院已成为国外领事馆以及世界知名协会和赛事机构指定在浙江的首选医疗合作医院，参与并完成了涉外医疗保障及国际大型会议保障任务 30 余项。医院曾是 G20 峰会指定的医疗保障机构之一，B20 主会场的唯一医疗保障机构。因在国际医疗保障工作中的优异表现，医院受到浙江省卫健委的荣誉表彰，获得国外政府颁发的荣誉纪

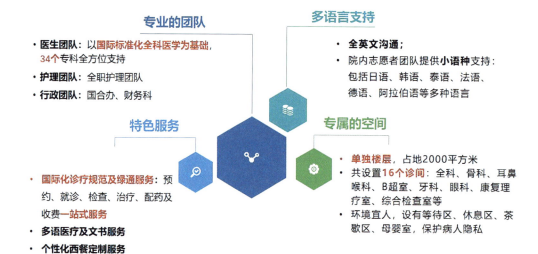

专业的团队

- **医生团队：** 以**国际标准化全科医学为基础**，**34个**专科全方位支持
- **护理团队：** 全职护理团队
- **行政团队：** 国合办、财务科

多语言支持

- **全英文沟通；**
- 院内志愿者团队提供**小语种**支持：包括日语、韩语、泰语、法语、德语、阿拉伯语等多种语言

特色服务

- **国际化诊疗规范及绿通服务：** 预约、就诊、检查、治疗、配药及收费**一站式**服务
- **多语医疗及文书服务**
- **个性化西餐定制服务**

专属的空间

- **单独楼层**，占地2000平方米
- 共设置**16个诊间**：全科、骨科、耳鼻喉科、B超室、牙科、眼科、康复理疗室、综合检查室等
- 环境宜人，设有等待区、休息区、茶歇区、母婴室，保护病人隐私

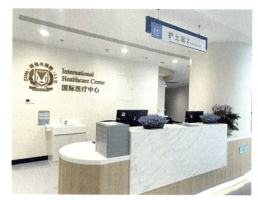

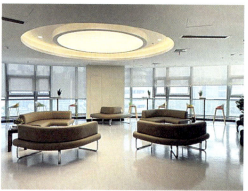

图 2-53　医院国际医疗中心环境

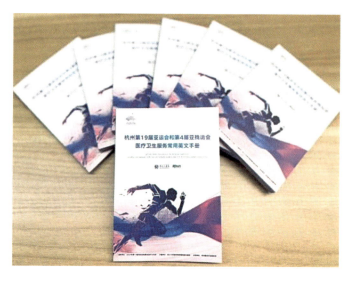

图 2-54　2022亚运医疗卫生服务常用英文手册

念奖章。2018 年 12 月，医院圆满完成世界短道游泳锦标赛在杭期间的医疗保障工作，得到 FINA 组委会主席、患者以及境外国际合作保险公司的一致称赞。2022 年，医院是第 19 届亚运会、第 4 届亚残运会医疗保障定点医院，也是第 19 届亚运会、第 4 届亚残运会贵宾医疗保障定点医院，钱塘院区还承担空中医疗应急救援保障定点医院的工作。医院积极打造一体化、全流程高质量国际医疗保障体系。由第 19 届亚运会组委会医疗卫生部指导、浙大邵逸夫医院主编的《2022 亚运医疗卫生服务常用英文手册》也已正式对外发布。2021 年，医院在省市级公立医院范围内以最优异成绩获得首批杭州市"国际化医院"称号，并于 2023 年当选杭州市唯一一家"国际化优质医院"。

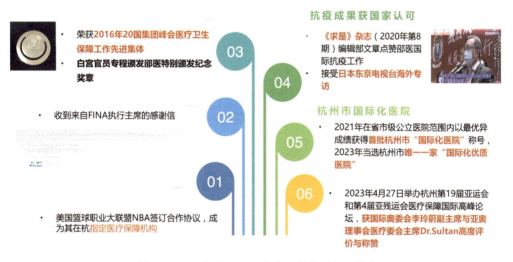

图 2-55　高质量国际医疗水平屡获国内外赞誉

五、十年征程：推动共建"一带一路"高质量发展

正如习近平主席在第三届"一带一路"国际合作高峰论坛开幕式上的主旨演讲提到的："10 年来，我们坚守初心、携手同行，推动'一带一路'国际合作从无到有，蓬勃发展，取得丰硕成果。"①10 年来，医院积极参与构建人类健康命运共同体，领衔成为"一带一路"医学人才培养联盟副理事长单位，并加入"中国—上海合作组织"

---

① 习近平：《建设开放包容、互联互通、共同发展的世界——在第三届"一带一路"国际合作高峰论坛开幕式上的主旨演讲》，人民出版社 2023 年版，第 2 页。

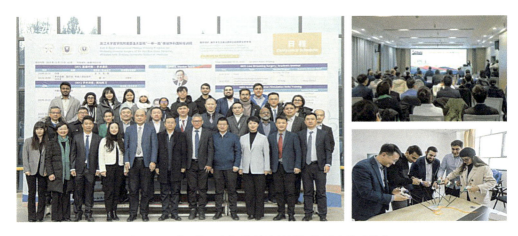

图 2-56 "一带一路"微创外科国际培训班腹腔镜肝、
胰手术及支架法肠吻合和肠转流术专场

医院联盟。2020 年，医院携手阿拉伯语区 22 个国家成立"一带一路"微创医学学院，开展泌尿外科国际医学人才线上培训项目。2021 年起连续 3 年，面向全球开展"一带一路"微创外科全英文国际交流培训班，共吸引了来自五大洲超过 20 个国家 150 多位外籍医生参与培训，获得了国家卫生健康委员会相关部门的高度肯定。2023 年，医院创建中国首家以医院为基地的卓越"中国—以色列医学科创中心"，实现中以顶尖医疗技术的对接、孵化与落地，造福世界人民，也让中国的老百姓在家门口与国际顶尖医学服务零距离"面对面"。同年，医院拓展了与马来亚大学医学中心的合作，共同开展"中国和马来西亚医疗人员交流和联合培养"项目，该项目入选浙江省推进"一带一路"建设 20 个重大项目。未来，双方将以分子病理为起点，在微创医学的学科共建、临床远程会诊、创新转化医学及联合人才培养等领域展开深入合作。

六、学科发展：深耕厚植　特色发展

浙大邵逸夫医院紧扣"健康浙江"战略要求和浙江大学"双一流"建设目标，坚持"错位发展、精准微创、问题导向、交叉融合"的发展方针，借助国际合作手段、潜心钻研医疗高新技术，推动国家医学进步，努力攀登医学高峰。近年来，医院以建设全球微创医学中心、国家呼吸疾病区域医疗中心为主线，以转化医学研究为主要科研方向，按照国际标准，大力促进学科国际化；设立国际化人才培养项目，重点加强复合型人才培养；积极建立国际联合研究平台，对国际国内学术交流给予充分重视。创建多元化的国际联合诊治中心，例如与罗马琳达医学中心开展中美牙种植中心、中美头颈颌面肿瘤中心、中美质子治疗中心；与澳大利亚 Alfred 医院合作开展中澳急慢性疼痛管理中心；与美国妙佑医疗机构建立多学科诊治中心以及国际罕见病联合诊治中心；等等。

至今，医院已举办了 17 期邵逸夫医院国际学术周，举办约 200 场管理及专科学术论坛，邀请了大批国际知名专家学者来院交流，一次又一次地呈现了高品质的学术和管理实力。未来，随着邵逸夫医院不断加强与世界顶尖高等院校和医疗机构的合作，通过进一步提升临床诊疗、科研创新以及国际医学教育工作，医院的综合学科实力必将更上一层楼。

七、人才引育：落实国际顶尖人才队伍建设，引进国际知名学者

医院开设多样化的专项中长期国际人才培养项目，建立科学化出国管理体系，助力多元化人才培育工程，共派遣 2900 人次到国际高水平医疗中心学习进修。医

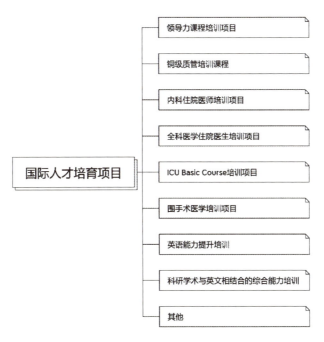

图 2-57 国际人才培育项目

院长期开设多样化的专项国际人才培育项目，特别是海外专科培训项目（2111 项目），该项目全面提升该专科人才在医疗技术、科学研究、教学水平及职业化行医等方面的综合能力。

2022 年，医院成功引进约翰·霍普金斯大学终身教授 1 名，该教授规划 3—5年在医院建立一个具有世界领先水平的，以多组学大数据分析、基因编辑、三维成像和多种生物医学工程技术（新型生物纳米材料、电磁场、激光刺激）为核心技术的神经损伤和修复再生医学创新研究中心，并在此过程中培养一批有学术竞争力的青年科学家。

浙大邵逸夫医院立足全球视野，响应国家政策，医院更好地适应时代的需求，积极参与构建人类卫生健康共同体，打造开放包容的现代化公立医院，让国际邵医成为中国医疗界的一张金名片，以中国式现代化新成就为世界发展提供新机遇，为我国甚至世界卫生健康事业的高质量发展贡献力量。

三十而立之年，立足新发展阶段，浙大邵逸夫医院必将贯彻新发展理念，构建新的国际合作发展格局。在未来，医院将不断突破创新，以国际合作项目为抓手、以国际合作平台为依托、以国际化人才为引领、以国际化管理为保障，不断提高医疗服务能力、精进管理方式，高质量大力建设和发展国际化现代医院，为中国医疗卫生行业注入新的动力。

（詹一蕾　胡羽孜　浙大邵逸夫医院国际合作交流办公室、港澳台事务办公室）

"浙阿同心"

——奋力共谱中国式现代化国家区域医疗中心实践新篇章

    健康是促进人的全面发展的必然要求，是经济社会发展的基础条件，是民族昌盛和国家富强的重要标志，也是广大人民群众的共同追求。党的十八大以来，以习近平同志为核心的党中央始终坚持以人民为中心的发展思想，把维护人民健康摆上更加突出的位置。党的二十大报告更是指出，推进健康中国建设，要"把保障人民健康放在优先发展的战略位置，完善人民健康促进政策"。

    新疆地处中国西北，位于亚欧大陆腹地，内联西北五省区，外接欧亚八国，是丝绸之路经济带的核心区。新疆生产建设兵团是新疆维吾尔自治区的重要组成部分，承担着国家赋予的屯垦戍边职责和使命。第一师阿拉尔市由新疆生产建设兵团管理，地处南疆地理中心、北依天山、南接昆仑，下辖 16 个团镇、乡，师市周边 200 公里范围内人口达 300 余万，区位优势明显，战略地位突出，既是丝绸之路经济带和中巴经济走廊的重要节点，也是兵团在南疆地区履行维稳戍边职责使命的重要力量，更是党中央安边固疆的战略举措。随着兵团服务南疆高质量发展战略的深入推进，兵团南疆区域人口数不断增加，同时兵地融合发展对就近便捷地为兵地各族群众提供高质量的卫生服务提出了新的要求。目前，兵团国家区域医疗中心周边 200 公里范围服务人口达到 300 多万。人口老龄化、疾病谱变化客观上决定了医疗服务需求将持续释放，特别是人民群众对就近享受到优质医疗服务的需求更加突出，患者跨区域就诊的问题更加凸显。据初步统计，2020 年新疆维吾尔自治区南疆兵团职工群众域外就诊达 127938 人次，域外住院达 121206 人次。其中，肿瘤、呼吸系统疾病、脑血管疾病、肾脏疾病占前四位。南疆兵团职工群众严重肿瘤、重症呼吸系统疾病患者的死亡率、转诊率、异地就医率依然居高不下，医疗机构疑难危重症的诊疗水平不高，群众看病难、看病贵的问题没有得到有效解决。为深入贯彻落实党的二十大精神和第三次中央新疆工作座谈会精神，加快推动优质医疗资源向边疆地区扩容下沉和均衡布局，新疆生产建设兵团以新时代国家大力推进区域医疗中心建设为契机，在党中央的关心支持下，在浙江省委、省政府的鼎力支持下，在各级部门的不懈努力下，新疆生产建设兵团与浙江大学医学院附属邵逸夫医院深化交流，并于 2021 年 11 月正式签署国家区域医疗中心合作共建协议。浙大邵逸夫医院作为输出医院对依托医院第一师阿拉尔医院进行全面接管，标志着浙阿两院合作共建国家区域医疗中心正式拉开了帷幕。

浙大邵逸夫医院阿拉尔医院围绕"一个战略"，加强三方联动，以"三个真"推进落实"三平移"，全力打造具有邵医特色的兵团医疗高地。

一、各方在"真"字上下功夫

（一）地方政府真支持

新疆生产建设兵团和第一师阿拉尔市高度重视国家区域医疗中心建设，自 2021 年 7 月启动相关工作以来，多方推进与浙江大学、浙大邵逸夫医院的合作，成立兵师推进国家区域医疗中心建设工作领导小组。兵师党委编办、发展改革委、卫生健康委、财政局、医疗保障局等相关部门通力合作，对标对表国家区域医疗中心建设要求，制定"两张清单"，全力保障各项支持政策落地。第一师阿拉尔市坚决履行属地责任，有效配置辖区各类医疗资源，全力支持、服务、保障兵团国家区域医疗中心项目建设。2022 年 10 月，兵团国家区域医疗中心成功入选第四批国家区域医疗中心项目名单；2023 年 2 月，国家区域医疗中心盛大揭牌，标志着兵团首个国家区域医疗中心建设取得突破性进展。

（二）输出医院真心干

浙大邵逸夫医院积极响应国家号召，以长远的眼光和更高的站位对待这次输出建设任务，将国家区域医疗中心建设项目定位为自己的永久性医院，真情投入，真诚付出。采取30（常驻专家）+2（每月选派1名专家轮流支援重点学科）+N（柔性专家）的方式，全面派出专家投入依托医院学科建设。首批常驻30名管理人员、医护骨干已进驻依托医院常态化开展工作，涵盖普外科、耳鼻喉科、护理等21个重点学科。浙大邵逸夫医院在自身人员不足的情况下，毅然抽调107名精兵强将通过柔性帮扶的形式强力驰援依托医院，通过交流、融合，切实将邵逸夫医院管理、技术和品牌先进理念和经验"平移"到了阿拉尔医院，助推了依托医院与输出医院同质化发展。

（三）依托医院真配合

第一师阿拉尔医院作为依托医院，全体员工增强思想自觉和行动自觉，迅速转变角色，主动融合。院党委更是给予输出医院派驻领导和专家充分授权和高度信任，充分赋予其经营管理自主权和人财物统筹调度权，7名班子成员中邵逸夫医院占4名，聘请输出医院医护骨干担任特聘主任、特聘护士长、学术主任，依托医院科室主任担任"执行主任"，全力配合输出医院履行主营职责。同时在生活、子女入学入托、休假、节日慰问等方面给予关心和支持，解除专家后顾之忧，确保了高层次人才引得进、留得住、用得好。

二、对标浙大邵逸夫医院，全面引入管理、技术、品牌优质资源，快速提升边疆地区医疗服务能力

（一）实施"管理"平移

推行邵逸夫医院"以人为本"的管理理念，将"以患者为中心，以员工为主体"理念贯穿于医院管理和医疗服务各环节。一是健全管理制度，促进长效发展。推行邵医委员会管理制度，新成立手术管理、信息化管理等委员会9个，将原先的8大质量管理委员会调整为17个。结合邵医管理模式，对医院现有管理制度进行全面梳理和修订，通过"留、废、改、立"，形成医疗、护理、院感、药事、行政等制度400余项、流程110余项、预案50余项，建立起权责清晰、管理科学、治理完善、运行高效、监督有力的现代医院管理制度体系，与浙大邵逸夫医院同频共振，

逐步推进精细化和同质化管理。二是完善管理机制，加快内涵建设。在人事考评方面，探索实施"邵医模式"下的院内职称和档案职称"评聘双轨制"，打破内部职称终身制，实现"高职低聘，低职高聘"。以目标为导向，制定科室考核指标，编制员工岗位说明书，采取定性与定量、年度与日常考核相结合的方式，逐步由身份管理向岗位管理进行转变，进一步激发了员工干事创业的热情和动力。在科室管理方面，探索推行"三主任制"，聘任邵医派驻专家为科室特聘主任，本土科室主任为执行主任，邵医后方专家为学术主任，"三主任"各司其职，各尽其责，合力推动医院专科能力水平不断提升。在员工管理方面，借鉴"邵医模式"，建立员工激励机制和合理的奖金分配机制，定期开展潜力人才选拔和后备干部遴选，每季度组织开展优秀员工评选和座谈，给优秀员工提供更多的培训和晋职机会，同时设置院长接待日和院长信箱，畅通基层员工意见反馈渠道，鼓励员工积极建言献策，提升员工的主人翁意识。在目标管理方面，以"锚定目标、问题导向、文化交融、精准微创、守正创新"20字方针作为医院发展的行动指南，针对科室设置个性化考核目标，借助激励措施、绩效管理等各项机制，推动各科室业务能力和服务水平跨越式提升。三是创新医疗模式，提升服务质量。尝试推行邵医主诊医师负责制，充分保证了患者就诊期间医疗的连续性和治疗的及时性。推行多学科诊疗（MDT）、快速康复（ERAS）、TNM分期、静脉血栓栓塞症（VTE）管理、日间诊疗、无痛诊疗、快速反应团队（RRT）急救等新型服务模式，进一步提升疑难杂症和急危重症患者的诊疗能力。推行"全院一张床"管理模式，打通科室之间的床位界限，实现医生跟着患者走的全周期诊疗服务，满足了患者对床位需求的同时，有效缩短了患者入院等候时间。在护理模式方面，组建南疆"康乃馨"护理团队，设立疼痛专职护士，开设助产士、中医科护理、血管通路等特色门诊，满足不同患者的就医需求，促进护理工作向专业化发展。逐步开展具备生理、心理、精神、社会和文化整体观的人性化护理，强化全科护理和专科护理水平，同时兼顾做好健康促进工作。四是优化门诊布局，提高服务效率。借鉴邵医检验检查一体化的"医疗街"模式，以疾病为纽带科学设置专科门诊就诊区域，增设17个邵医专家门诊和特色专科门诊，设立门诊综合服务部和电话咨询预约中心，将就诊预约时间提前至14天，开通"线上＋线下"自助挂号服务，成立肿瘤患者日间化疗病房，制作门诊诊疗导引单，便于患者"一站式"完成各项检验和检查，有效缓解了患者就诊时就医体验差、挂号时间长、等候时间久等问题。五是强化信息支撑，简化就医流程。学习邵医智慧医院建设成果，将数字技术逐步应用到门诊、住院、后勤等环节，推出"一站式床旁结算""医保移动支付"等线上自动化应用程序，开通线上互联网诊疗问诊服务，实现移动端自助办理医保登记查询、出院结算、检验结果查询、诊疗问题咨询等业务，同时在不同的楼层区域增设自助服务机、胶片打印机、常用商品及医疗用品自助售卖机等各项便民惠民设施，尽量让信息多跑路、患者少跑路，有效提升了患者就医的便捷性和满意度。

（二）实施"技术"平移

一是学科体系不断优化。在邵医专家的指导下，完成神经泌尿外科、妇产科、内三科等5个临床科室分科，13个学科专业分组，确保患者就诊"专病专治"。将普外科、神经外科、泌尿外科、临床护理等20个学科列入重点学科发展规划，2022年10月，普外科等10个专科通过师市重点专科评审，2023年8月，心血管内科等5个专科通过兵团重点专科评审，医院学科体系进一步健全。二是微创手术引领外科发展方向。依托浙大邵逸夫医院微创技术优势，积极开展以腹腔镜技术为代表的新技术新项目，在该领域实现了弯道超车，获批兵团微创外科临床医学研究中心，挂牌兵团南疆机器人手术中心、兵团子宫腔疾病微创诊疗中心、腹腔感染和重症胰腺炎诊治联盟新疆兵团核心单位，开展全球首例超远程5G机器人手术，开启了阿拉尔医院微创引领医疗高质量发展新篇章。三是急诊急救服务能力持续提升。优化院前急救流程，配备"5G+AR"眼镜，积极推进应急救援队和沙漠急救体系建设，不定期进行实战演练。加快推进"五大中心"规范化建设，创伤中心成为中国创伤救治联盟成员单位。成立RRT小组，完善院前、院内急救衔接机制，2023年，建成兵团级紧急医学救援队，医院"救"在眼前志愿者服务队入选兵团新时代文明实践中心建设先进典型。四是全力践行"以患者为中心"理念，2023年推行"全院一张床"和"一站式"床旁结算新模式，首次开设助产士门诊，首次成立男护士协会，新设疼痛专职护士岗。成功开展首例"经股静脉TCC长期透析导管置入术"、自体动静脉内瘘"扣眼"穿刺新技术。五是推进医教研协同发展。加强院、校合作，挂牌塔里木大学医学院第二附属医院、塔里木职业技术学院教学医院和河南科技大学教学医院，签订教学协议，强化师资培养，开展河南科技大学同等学力申硕报名。39 位医护专家担任塔里木大学"客座教授""特聘教师"，21 名护士被聘为塔职院教师，选派 26 人参加国家级师资培训，开创"医、教、研"融合新模式。突破兵团级重点课题，挂牌省部共建中亚高发病成因与防治国家重点实验室阿拉尔医院工作站，立项国家重点实验室项目 15 项、兵团级科研项目 2 项，成功备案医疗器械临床试验机构和药物临床试验机构，加快推动科研创新成果的转化和应用。

（三）实施"品牌"平移

一是发挥"邵医"医学创新人才、学术技术带头人的领军作用，以名医示范带动打造专业品牌。二是在邵医专家的指导下，举办"一带一路"微创外科国际培训班、美国心脏协会基础生命支持（BLS）导师培训班、国家级继续教育项目"中医针灸适宜技术培训班"等 10 余个国家级学术交流及培训项目，参培学员近 5000 人，其中外籍学员 21 人，医院的学术影响力持续扩大。三是将"邵医"优质医疗资源扩容下沉到南疆兵团周边地区，与沙雅县人民医院、解放军部队医院、喀什第一人民医院等周边多所医院签订框架协议。不定期组织专家团队深入连队、社区开展巡回义诊活动，不仅提升了医院品牌影响力，促进了兵地融合，也让优质医疗资源惠及了基层群众。四是围绕国家区域医疗中心建设主题发声，在国家级、省部级、地市级等媒体刊发新闻稿件 610 篇，同比增长 75.3%，原创短视频同比增长 242%，直播累计观看 150 万余人次，在健康兵团公众号刊发新闻占据兵团报道医院推送榜一，持续保持兵团唯一一家集传统媒体、新兴媒体、社会宣传资源于一体的新型主流新闻宣传单位。

三、将邵医"DNA"贯穿各项工作之中，加速双方文化、理念快速融合，为推动两院同质化管理打下坚实基础

（一）推进两院文化深度融合

将浙江省"干在实处、走在前列、勇立潮头"时代精神与新疆兵团"热爱祖国、无私奉献、艰苦创业、开拓进取"的兵团精神、三五九旅精神相结合，将浙大

邵逸夫医院"以患者为中心、以员工为主体""给您信心、真诚和爱"服务理念与阿拉尔医院"赓续红色血脉、行医戍边为民"精神充分融合，在交流与碰撞中，促进了两院文化交往融合，形成了兵团国家区域医疗中心独特的愿景、使命、核心价值观、管理理念等核心价值体系。

（二）将邵医"DNA"贯穿工作始终

与浙大邵逸夫医院建立联合住培工作机制，选派 102 人赴浙大邵逸夫医院进行为期 3—6 个月的轮训，自觉接受邵医文化、理念熏陶，为两院同质化管理打牢思想基础。组织开展优秀员工评比，举办"我是邵医文化推荐官"、阅读·悦读·越读系列活动等，传承邵医"DNA"，在交往交流中互学互鉴、互助互融，营造了"一家人、一盘棋、一条心"的良好文化氛围。

（三）推进两院服务理念融合发展

秉承和对标邵医文化服务理念，在邵医派驻专家的指导下，设计兵团国家区域医疗中心新 Logo，制作更新院区标志、标识，设立院长接待日、优秀员工评比墙、季度优秀员工风采展，激发了员工抢抓机遇、踔厉奋发、勇毅前行的工作热情。统一全院医疗、护理、后勤人员工作服，院区面貌、员工精神面貌焕然一新。通过优化就诊流程、规范医疗质量、改善便民服务设施等系列措施，努力用"同理心"打造一所有"温度"的现代医院。2023 年患者满意度较 2022 年同期提升 1.89%。

征途如虹，蓝图绘就，奋斗正当其时。浙大邵逸夫医院阿拉尔医院将围绕"一体多翼"规划布局、医疗服务能力提升、重点专科建设、"人才兴院"战略、文化深度融合等方面持续发力，为推进中国式现代化医院添砖加瓦。

按照国家区域医疗中心建设实施方案，重点围绕"1+5+N"发展战略，分批分期推进基础建设，2024 年新老院区剥离搬迁后，将老院区逐步打造成为以中医和康复为主体的专科医院，和兵团南疆心血管优质医疗资源扩容建设项目、阿拉尔市公共卫生临床中心、兵团南疆精神卫生中心、待建设的兵团南疆肿瘤治疗中心和浙大邵逸夫阿拉尔医院转化医学中心一起形成联动发展体系，初步形成"一体多翼"规划布局，全力将国家区域医疗中心打造成为一所具备邵医特色的"平战结合、平疫结合、平急结合"的南疆医学新高地。

围绕医疗服务能力提升，加速"邵医模式"下的同质化、精细化、智慧化、人性化管理平移。一是通过加强医学教育、推进医师继续教育、优化绩效考核机制、培养医疗团队精神等方式提升医护人员整体素质；二是通过加强医疗设施建设、规范医疗服务流程、健全医疗安全管理体系、加强医疗信息化建设等途径完善医疗设施及设备；三是通过推广电子病历、优化医疗信息平台、智能化医疗设备等方式加强医院信息化建设；四是通过简化挂号流程、优化门急诊布局、加强医患沟通等方式进一步优化医疗服务流程；五是通过加强医疗风险管理、推广医疗质量认证、健全医疗质量管理体系等方式强化医院医疗质量管理，进一步减少患者跨区域就诊，提高群众就医获得感和满意度。

围绕现有的 13 个师市级重点专科和 6 个兵团级重点专科，以微创外科为引领，加速打造特色品牌专科"拳头产品"，做到院有强项，科有特色，技有专长。加快推进胸痛、卒中、创伤、危重孕产妇、危重新生儿急诊急救"五大中心"建设。

围绕"人才兴院"战略，挂牌成为浙江大学医学院非直属的附属医院，建立国家住院医师规范化培训基地，和地方高校建立联合住培机制，多渠道引进骨干人才，完善高层次人才引进政策，鼓励员工积极提升学历教育，力争到 2025 年引进并招录各类人才 300 余名，在院内树立 20 位名医，引进 2—3 个在兵团具有影响的专家或技术团队。培养兵团级学科带头人 4—5 人，师市拔尖人才 7—8 人，院级学科带头人达到 80%。培养 5—10 名在兵团乃至新疆领先的特色技术人才。全方位做好人才引进和培养工作。

加速两院文化深度融合，始终坚持"给您真诚、信心和爱""以患者为中心、以员工为主体"的管理服务理念，立足打造"有温度的医院"，将邵医文化、兵团精神融会贯通医院各项发展中，凝练符合特色的文化建设模式，提升医院品牌成熟度。针对性开展精神文化建设举措，强化院区间文化整体同质性，增强员工集体归属感和荣誉感，加快"邵医模式"下的品牌文化平移。

（孟鸿楷　张海林　浙大邵逸夫医院阿拉尔院区）

结　语

卅载风华，卓尔不群。2024 年是中华人民共和国成立 75 周年，也是医院落实"十四五"规划的关键一年。医院要继续以"六个化""十六字学科发展方针"为抓手，围绕增强科学管理水平、改善患者就医体验、提升医疗服务质量等方面迭代创新，特别是不断发挥示范作用，与国家经济发展方向同向而行，在中国式现代化医院建设中担当作为，努力做到政府信任、社会公认、同行肯定、员工幸福、患者满意。

——蔡秀军院长

责任编辑：张　燕

封面设计：胡欣欣

图书在版编目（CIP）数据

中国式现代化医院高质量发展的探索之路：浙江大学医学院附属邵逸夫医院创新发展
　三十年 / 蔡秀军 主编 . — 北京：人民出版社，2024.12（2025.6 重印）
ISBN 978 - 7 - 01 - 026529 - 2

I.①中…　II.①蔡…　III.①浙江大学医学院附属邵逸夫医院 - 概况　IV.① R199.2

中国国家版本馆 CIP 数据核字（2024）第 084935 号

中国式现代化医院高质量发展的探索之路

ZHONGGUOSHI XIANDAIHUA YIYUAN GAO ZHILIANG FAZHAN DE TANSUO ZHI LU

——浙江大学医学院附属邵逸夫医院创新发展三十年

蔡秀军　主编

人民出版社 出版发行

（100706　北京市东城区隆福寺街 99 号）

北京中科印刷有限公司印刷　新华书店经销

2024 年 12 月第 1 版　2025 年 6 月北京第 2 次印刷
开本：787 毫米 ×1092 毫米 1/16　印张：22　插页：1
字数：429 千字

ISBN 978 - 7 - 01 - 026529 - 2　定价：189.00 元

邮购地址 100706　北京市东城区隆福寺街 99 号
人民东方图书销售中心　电话（010）65250042　65289539